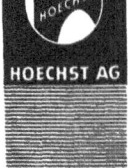

Vierzehnte
Österreichische
Ärztetagung Wien

Van Swieten-Kongreß

17. Oktober bis 22. Oktober 1960

Tagungsbericht

Herausgegeben für die

Van Swieten-Gesellschaft

von

Prof. Dr. E. Domanig

Salzburg

Mit 43 Textabbildungen

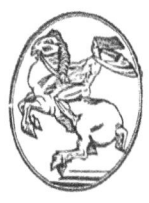

Springer-Verlag Wien GmbH 1961

ISBN 978-3-7091-4546-3   ISBN 978-3-7091-4694-1 (eBook)
DOI 10.1007/978-3-7091-4694-1

Manzsche Buchdruckerei, Wien IX

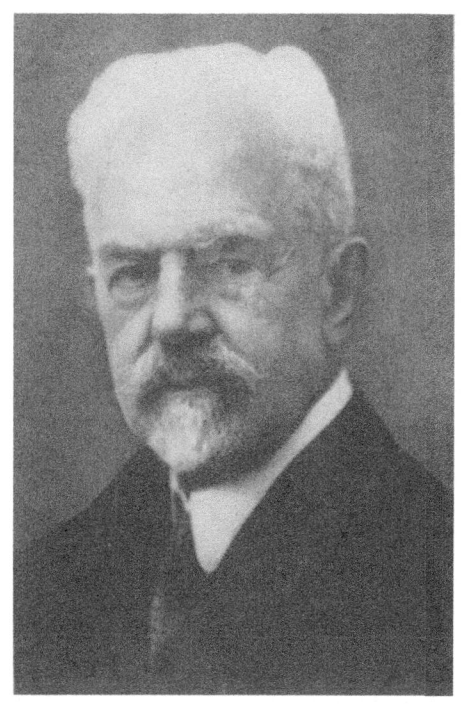

Anton von Eiselsberg

Vorwort

Die entscheidende Aufgabe der Van Swieten-Gesellschaft
ist die Förderung der wissenschaftlichen Forschung auf medi-
zinischem Gebiet in Oesterreich. Dieser Aufgabe dienen ihre
alljährlichen Kongresse und auch die Kongreßberichte. Die
Intensivierung der wissenschaftlichen Forschung ist ein so
dringliches, so lebenswichtiges Anliegen, das den Fleiß, die
Tatkraft und den ganzen Einsatz aller dazu Geeigneten erfordert. Es ist unzulänglich, die Forschung den Universitäts-
Instituten zu überlassen. Es ist unbedingt notwendig, auch
die größeren Spitäler in Wien und den Bundesländern einzu-
beziehen. Der Ruhm der Vorrangstellung der Wiener Schule
ist verblaßt. Nur durch harte Arbeit aller Geeigneten ist das
Aufholen möglich.

Immer wieder wird die Van Swieten-Gesellschaft mit
diesem und den künftigen Kongreßberichten die Probleme
der medizinischen Forschung zu formulieren suchen, um an-
zuregen, zu befruchten und zur Arbeit anzuspornen.

Dieser Aufgabe dient auch der vorliegende Band über
den 14. Oesterreichischen Aerztekongreß.

E. Domanig, Salzburg

Inhaltsverzeichnis

Tagungsbericht

17. Oktober 1960

Festvortrag

I. Hauptthema

Erkrankungen des Blutbildes und blutbildenden Systems

18. Oktober 1960

Fortsetzung des I. Hauptthemas

Thrombose und Embolie

Kunz, H., Wien: Thrombose und Embolie vom Standpunkt des
Chirurgen. (Ko-Referat zu W. Dick, Tübingen.)
Hueber, E. F., Wien: Ueber die prophylaktische Behandlung
mit Antikoagulantien.
Rappert, E., Wien: 5 Jahre generelle Thrombo-Embolie-
Prophylaxe mit PH 203.
Theinl, K., Villach: Weitere Beobachtungen über die Behand-
lung des Myokardinfarktes im höheren Lebensalter mit Pan-
thesin + Hydergin (PH 203).
Boller, R. und H. Partilla, Wien: Die Prognose der Leber-
zirrhose im Lichte der biorhythmischen Leberfunktionsprobe.
Boller, R. und E. Deimer, Wien: Cholecystektomie und
Diabetes.

Retikuläre Erkrankungen

Chiari, H., Wien: Die pathologische Anatomie der Erkrankun-
gen des retikulären Systems.
Schulten, H., Köln: Klinik und Therapie der Erkrankungen
des retikulären Systems.
Auerswald, W., Wien: Möglichkeiten der elektrophoreti-
schen und sedimentationsanalytischen Charakterisierung von
Paraproteinen.
Gabl, F. und H. Wachter, Innsbruck: Charakterisierung von
Paraproteinen durch Papier- und Immunelektrophorese.
Wewalka, F. und B. Schobel, Wien: Zur klinischen Ab-
klärung von Paraproteinämien.
Felsenreich, G., Wien: Klinik und Frühdiagnose der Säug-
lingsretikulose.
Kanther, R., Berlin: Osteoporose beim Plasmozytom.

19. Oktober 1960

II. Hauptthema

Wandlungen im Bilde der akuten Infektionskrankheiten

Bieling, R., Bonn: Die Pathogenese der virusbedingten Infek-
tionskrankheiten.
Lauda, E., Wien: Klinik und Therapie der virusbedingten Infek-
tionen.
Spitzy, K. H., Wien: Pathogene Staphylokokkeninfektionen in
der inneren Medizin.
Moritz, E., Klagenfurt: Ueber die Bedeutung der Salmonellen-
infektion für das geänderte Krankheitsbild der typhösen
Erkrankungen.
Zischinsky, H., Wien: Wandlungen im Bilde der akuten
Infektionskrankheiten des Kindes. (Anderweitig veröffentlicht.)
Krauter, St., Mistelbach: Beitrag zur Wirkung des Chlor-
amphenicols auf die Immunitätslage typhöser Erkrankungen.

VIII

S c h e i b n e r, M., Villach: Die intralumbale Solu-Dacortinbehandlung der schweren Pneumokokkenmeningitis.
H u b e r, E. G. und H. L u z e, Innsbruck: Die pH-Werte des
kindlichen Magensaftes und ihre Beeinflussung durch Prednisolon.
B i r k m a y e r, W. und E. N e u m a y e r, Wien: Die Sprachstimme als Maß des Biotonus.

III. Hauptthema
Entzündliche unspezifische Gelenkserkrankungen

F e l l i n g e r, K., Wien: Einige Hinweise zur Diagnostik und
Therapie rheumatischer Erkrankungen.
L e b, A., Graz: Der röntgendiagnostische Beitrag zur Diagnose
der Periarthrose und unspezifischen Periarthritis.
B ö n i, A., Zürich: Frühdiagnose und Therapie des beginnenden
Morbus Bechterew.
S t o l o w s k y, R. B., Berlin: Der Erythematodes visceralis im
Kindesalter und seine Behandlung mit Prednison und Anti-
malariamitteln (Resochin). (Anderweitig veröffentlicht.)
H e n n, O., Innsbruck: Beitrag zur Therapie des Morbus
Bechterew.
K a i n b e r g e r, F., Salzburg: Ergebnisse der Darstellung des
Gelenksraumes, insbesondere des Kniegelenkes, mit Hilfe der
Doppelkontrastmethode.

Durch Eisenstoffwechselstörungen bedingte Anämien

Von L. Heilmeyer

Mit 13 Abbildungen

Ich habe die große Ehre, zur Eröffnung der Van
Swieten-Tagung die Festvorlesung halten zu dürfen. Es mag
sein, daß den Herrn Vorsitzenden bei meiner Wahl zu diesem
festlichen Tun auch ein wenig historischer Sinn geleitet hat;
denn die Professoren der Freiburger Fakultät fühlen sich
unter dem Zeichen Van Swietens aufs engste den Wiener
Kollegen verbunden. Hat doch der Leibarzt Ihrer großen
Kaiserin Maria Theresia nicht nur für die Wiener Fakultät,
sondern auch für die vorderösterreichische Fakultät im Breis-
gau bahnbrechend gewirkt. Die neue Lehrordnung der Freiburger Fakultät vom Jahre 1755 geht auf die Reform dieses
großen Meisters der Medizin und auf die Dekrete Ihrer
Kaiserin zurück. Denn zum erstenmal werden von diesem
Datum an in Freiburg m o d e r n e Autoren gelesen, zum
erstenmal wird der vom Prof. P r a x e o s gegebene Unterricht
am Krankenbett gelehrt, wobei der Kommentar Van Swietens
zu den „Aphorismi de cognoscendis et curandis morbis in
usum doctrinae medicae" seines großen Lehrers B o e r h a a v e
dem Unterricht zugrunde gelegt wurde.

So stehe ich heute vor Ihnen als der direkte Nachfolger
des von Wien kommenden Prof. Johann Lambertus B a a d e r,
der durch ein Dekret der Kaiserin Maria Theresia das erste
Nosocomium in Freiburg, d. h. die erste Universitätsklinik
errichtet hat, getreu der Anordnung Van S w i e t e n s, welche
besagte: „Da die Zuhörer der Universität von den Lehren des
Professoris P r a x e o s nicht allen möglichen Nutzen schaffen
können, wenn nicht ein Klinicum vorhanden ist, in welchem
der Lehrer seinen Schülern jenes, was er ihnen mündlich vor-

getragen, in der Tat und in der Natur selbsten darzeichen kann."

Meine Damen und Herren! So erfülle ich heute als Mitglied der vor 200 Jahren von Van S w i e t e n reformierten Freiburger Fakultät in Ehrfurcht vor diesem Genie, ebenso aber auch in Ehrfurcht vor der Kaiserin, die dieses Genie erkannt und seine Vorschläge dekretiert hat, meine Dankespflicht, die darin bestehen möge, die Van Swieten-Festvorlesung vor Ihnen zu halten. Damit will ich den Schritt von der Medizin des 18. Jahrhunderts zur Medizin der Gegenwart tun.

Meine Damen und Herren! Der Eisenstoffwechsel ist auf das engste mit der Bildung der roten Blutkörperchen verknüpft. Denn für die Blutbildung werden 80 bis 90% des resorbierten Eisens verwendet. Nur 10 bis 20% dienen anderen Zwecken. Daraus geht zwangsläufig hervor, daß Störungen des Eisenstoffwechsels sich in allererster Linie an der Blutbildung auswirken müssen. Auf jede Störung des Eisenstoffwechsels wird deshalb die Blutbildung auf das empfindlichste reagieren. Diejenige Störung des Eisenstoffwechsels, die am häufigsten und intensivsten die Störung der Blutbildung hemmt, ist der E i s e n m a n g e l. Die Folge des Eisenmangels ist eine hypochrome Anämie, d. h. eine Anämie, bei welcher die Zellbildung weniger Not leidet als die Blutfarbstoffbildung. Deshalb ist der Farbstoffgehalt der einzelnen Zelle sehr erniedrigt; statt normalerweise 30 bis 34 $\mu\mu$g Hb besitzen die Einsenmangelerythrozyten nur einen Hb-Gehalt von 15 bis 25 $\mu\mu$g Hb. Bereits im gewöhnlichen gefärbten Blutausstrich wird das dadurch sichtbar, daß die einzelnen Erythrozyten nur mangelhaft sich anfärben, so daß sie große weiße Dellen enthalten. Oft ist nur der Rand schwach gefärbt. Wir sprechen dann von Ringzellen oder Anulozyten. Manchmal findet sich in der Mitte noch ein kleines Häufchen Hämoglobin. Man spricht dann von Schießscheibenzellen oder Targetzellen, die durchaus nicht für die Thalassämie charakteristisch sind, wie man einige Zeit lang geglaubt hat. Sie kommen vielmehr bei jeder schweren Einsenmangelanämie vor. Neben diesem typischen Verhalten der Erythrozyten ist ein weiteres Merkmal die Serumfarbe, die wir bei Betrachtung der Blutsenkung sehen können. Sie ist bei Eisenmangelanämien außerordentlich hell, fest wasserhell, da infolge der Gesamtverminderung des Hämoglobinbestandes auch die Bildung seines Endproduktes, nämlich des Gallenfarbstoffes, der aus dem Hämoglobinmolekül entsteht, nur sehr gering ist. Auch der Zelldurchmesser und das Zellvolumen sind vermindert, so daß man von einer mikrozytären Anämie spricht. Jedoch ist das nicht in allen Fällen so. Die Verminderung der Serumfarbe geht Hand in Hand mit der Verminderung der

Harnfarbe, da große Teile der Harnfärbung von Abbauprodukten des Blutfarbstoffes herstammen. Im Knochenmark
finden sich zahlreiche unreife Vorstufen und oft eine fehler-
hafte Erythroblastenbildung. Stärkste Störungen zeigen sich
natürlich im Eisenstoffwechsel ab. Das Serumeisen, normaler-
weise bei der Frau 80 bis 90 $\gamma^0/_0$, beim Mann 90 bis 110 $\gamma^0/_0$, ist
stark vermindert, und zwar in der Regel auf unter die Hälfte
des Normalen. In schweren Fällen findet man nur mehr
Spuren von Eisen im Plasma. Ein weiteres Charakteristikum

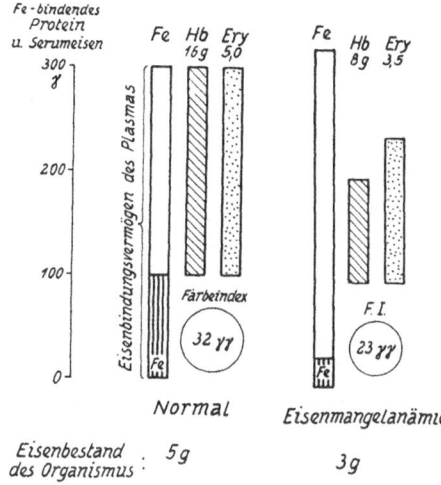

Abb. 1. Schematische Uebersicht über die Blut- und Eisenstoff-
wechselverhältnisse bei: Normalen und Eisenmangelanämie

des Eisenstoffwechsels ist die stark vermehrte Eisenbindungs-
kapazität im Plasma. Das eisenbindende Protein, Transferrin
oder Siderophyllin genannt, ist nur zum kleinen Teile abge-
sättigt. Während es normalerweise zu einem Drittel durch
Eisen besetzt ist, ist es bei Eisenmangelanämien nur zu 10 bis
20% besetzt, so daß das zirkulierende Transferrin sehr viel
mehr Eisen aufzunehmen vermag als normal, wie sie aus bei-
stehender Abbildung ersehen (Abb. 1).

Die Eisenresorption aus dem Magen-Darmkanal ist bei
Eisenmangelzuständen enorm gesteigert. Der Organismus
sucht den Mangel durch bessere Ausnützung des Nahrungs-
eisens auszugleichen. Das kann man in einem einfachen
Versuch nachweisen, indem man ein Eisenpräparat oral gibt
und nun zweistündlich das Serumeisen bestimmt. Man sieht
dann einen außerordentlich steilen Anstieg der Resorptionskurve.

4

Für den Praktiker ist es wichtig zu wissen, daß man einen chronischen schweren Eisenmangel auch an klinisch grob sichtbaren Symptomen erkennen kann. Solche treten vor allem an sich mausernden Organen auf, weil die Erneuerung der Zellen Eisen erfordert. Wenn es nicht genügend vorhanden ist, wird die Zellneubildung geschädigt. Deshalb sehen wir Störungen der Nagelbildung in Form von Plattnägeln und Hohlnägeln (Abb. 2). Wir finden Rhagaden

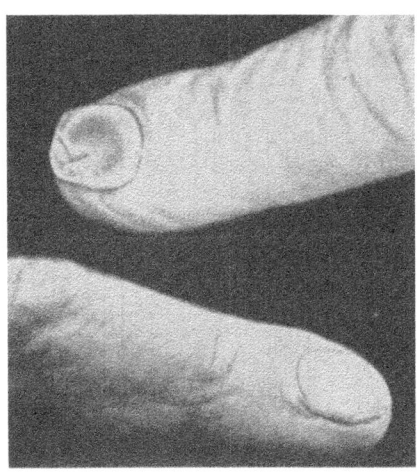

Abb. 2

Hohlnagelbildung bei achylischer Chloranämie vor Behandlung.
(Eigene Beobachtung)
Derselbe Nagel wie oben nach fünfmonatiger Behandlung mit Fe.
(Eigene Beobachtung)

an den Mundwinkeln und beobachten in schweren Fällen auch eine glatte atrophische Zunge, was zu Verwechslungen mit perniziöser Anämie Anlaß gibt. Auch die Oesophagusschleimhaut ist atrophisch und führt nicht selten zu Rhagadenbildungen, die sich dann in Form von Spasmen äußern (Plummer-Vinson-Syndrom) (Abb. 3). Ferner sind die Menschen im ganzen kraftlos und mehr müde als man es bei anderen Anämien sieht. Man spricht von Eisenmangeladynamie. Schwere Eisenmangelzustände führen auch zu Temperatursteigerungen (Eisenmangelfieber), und endlich sehen wir bei eisenarmen Müttern oft Kinder zur Welt kommen, welche Mißbildungen zeigen, was vor allem in Ländern mit endemischem Eisenmangel, wie in Anatolien,

vorkommt, wo dies Herr R e i m a n n sehr eingehend studiert
hat. Am Nervensystem sehen wir nur selten stärkere
Störungen, im Gegensatz zur perniziösen Anämie. Doch
kommen leichte Parästhesien und Sensibilitätsstörungen vor.
Auch das Herz ist mitbeteiligt; das Myokard kann
geschwächt und dilatiert sein, wobei nicht nur die Anämie,
sondern auch der Mangel an Katalyseeisen der Herzmuskel-
zellen eine Rolle spielt.

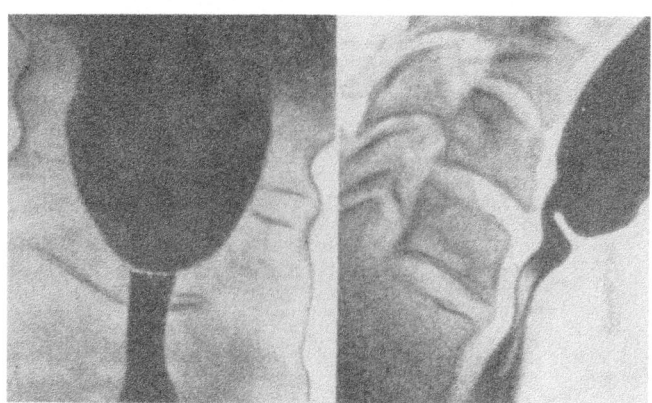

Abb. 3. Röntgendarstellung des Plummer-Vinson-Syndroms bei
einem Fall von schwerer Eisenmangelerkrankung einer 52jährigen
Frau (Hb 110%, Serumeisen 57 γ%). (Nach W a l d e n s t r ö m)

Unter den U r s a c h e n d e s E i s e n m a n g e l s stehen an
allererster Stelle Blutverluste nach außen, denn mit dem Blut
geht sehr viel Eisen verloren. Bei einer a k u t e n Blutung kann
der höchstmögliche Blutverlust von 2 bis 3 Litern durch die
normalen Eisendepots in Leber, Milz und anderen Organen
glatt ersetzt werden. Wird aber mehr Blut abgegeben, wie das
bei c h r o n i s c h e n Blutverlusten, die oft über Monate und
Jahre gehen, der Fall ist, so erschöpfen sich die Eisendepots,
und der Eisenmangelzustand tritt in Erscheinung. Der Hauptsitz der Blutverluste ist der Verdauungstrakt. Man kann
sagen, daß in 50% aller Eisenmangelanämien es sich um
Blutverluste im Verdauungstrakt handelt, wobei der Hauptsitz wiederum der Magen ist. Die Ursachen sind ein Magen-
karzinom, ein Ulkus und vor allem die vielfach verborgenen
und oft schwer nachweisbaren Hiatushernien, sowie auch
Verlagerungen des Magens, die zu Stauungen, Abschnürungen
und dadurch zu Schleimhautblutungen führen können. Eine
zweite häufige Quelle sind Oesophagusblutungen, sei es durch
eine arrosive Oesophagitis oder durch Varizenblutungen bei

portaler Hypertension. Wichtig ist auch, zu wissen, daß die modernen Medikamente, vor allem Butazolidin, Salicylsäure, Cortison und seine Derivate, zu schweren Magen-Darmblutungen führen können, die eine Eisenmangelanämie hervorrufen. Im Dünndarm sind es gewöhnlich Tumoren. Angiome, Divertikel, die durch eine Divertikulitis — wenn auch selten — zu Blutungen Anlaß geben können. Sind die Blutungen klein, so entgehen sie der Röntgenuntersuchung. In solchen Fällen kann die Seidenfadenmethode lebens-

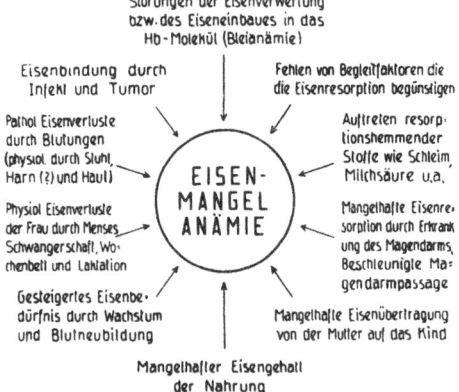

Abb. 4. Die zum Eisenmangel führenden Faktoren
(nach Heilmeyer)

rettend wirken. Man läßt einen mit einem Bleiknopf versehenen Seidenfaden schlucken, der 1 bis 2 m in den Dünndarm hinunterwandern kann und zieht ihn dann vorsichtig nach 12 Stunden wieder heraus, legt ihn in Benzidinlösung, und man wird erkennen, in welchem Abstand von der Zahnreihe die Blutung sitzt. Im Colon sind es vor allem die Colitis ulcerosa, aber natürlich auch Karzinome, blutende Polypen, Varizen, welche zu Blutungen führen. Man vergesse auch nicht die Darmparasiten: Ankylostoma und Trichocephalus dispar, welche dauernde Mikroblutungen veranlassen. 20% der Blutverluste liegen auf gynäkologischem Gebiet (Menorrhagien und Metrorhagien), 10% betreffen das Gebiet der Bronchien und der Lungen. Es handelt sich hier meistens um einen Morbus Osler, um Hämangiektasien, Bronchialkarzinome oder um gutartige blutende Tumoren, um Bronchiektasen, auch um eine hämorrhagische Pleuritis und ähnliches.

Es darf auch nicht vergessen werden, daß Blutungen aus den Harnwegen bei chronischer Nephritis, Pyelitis,

Cystitis und Geschwülsten zu Eisenmangelanämien führen
können. Besonders disponiert zu Eisenmangelanämien sind
auch die Blutspender, namentlich wenn es Frauen sind, die
an sich eine viel größere Gefährdung für Eisenmangel aufweisen. Deshalb sollten die Spender regelmäßig auf ihren
Eisengehalt im Plasma überprüft werden. Daß auch einmal
der Besitzer eines Flohzirkus, der seine kostbaren Tierchen
selbst Jahr um Jahr ernährt, an Eisenmangel erkranken kann.
ist in der Literatur belegt. Sie mögen aus all dem ersehen,
daß es bei der Feststellung eines Eisenmangels wesentlich ist,
sorgfältig nach Blutungen in den verschiedensten Organ-
gebieten zu suchen. Wenn keine Blutverluste gefunden werden, so kann es sich um sogenannte essentielle oder idiopathische Eisenmangelzustände handeln. Sie machen nur
10% der Eisenmangelanämien aus. Es handelt sich dabei entweder um Nahrungseinflüsse, die allerdings in Mitteleuropa
unter den derzeitigen Verhältnissen kaum eine Rolle spielen,
wenigstens beim Erwachsenen. Beim Kind ist es bekannt, daß
es im ersten Jahr eine Eisenmangelphase physiologisch
durchmacht. Aber es gibt auch Länder, in denen der Nah-
rungseisenmangel endemisch ist. Dazu gehören Anatolien,
Schweden und Schottland. Viel häufiger kommt es zu Eisenmangel infolge Fehlens von Salzsäure im Magen oder anderweitigen Resorptionsstörungen, wie wir sie bei Sprue und
Steatorhoe finden. Häufig entwickelt sich eine Eisenmangelanämie auch in der Schwangerschaft infolge des gesteigerten
Eisenverbrauches. Nach vorsichtigen Schätzungen sind 30 bis
60% der graviden Frauen sideropenisch. Hier kann eine Eisen-
prophylaxe sehr wichtig sein. Die primären essentiellen Eisenmangelanämien entwickeln sich unter zwei Formen: der
Chlorose als dem typischen Eisenmangelzustand der jungen
Frau und der essentiellen hypochromen Anämie, der
typischen Eisenmangelanämie der älteren Frau. Chlorosen
sind heute durchaus noch nicht verschwunden. Ich sehe jedes
Jahr 3 bis 5 Chlorosefälle, die gewöhnlich nicht diagnostiziert
werden, weil man nicht mehr daran denkt. Notwendig ist
natürlich eine sehr sorgfältige Durchuntersuchung dieser
jungen Mädchen, vor allem der Ausschluß eines Infektes.
Denn es kann eine Chlorose durch eine hypochrome Infektanämie vorgetäuscht werden. Die normale Zusammensetzung
der Plasmakolloide und ein normales Serumkupfer sichern
den Ausschluß eines chronischen Infektes. Die Blutsenkung
ist bei schweren Eisenmangelanämien zum Ausschluß eines
Infektes nicht brauchbar, da sie infolge der starken Blut-
verdünnung häufig erhöhte Werte, auch in Fällen ohne jede
Infektion, ergibt. Natürlich müssen für die Diagnose einer
Chlorose auch alle Blutverluste ausgeschlossen werden. Die
Entstehung der Chlorose ist heute noch völlig ungeklärt. Die

Krankheit ist verschwunden, bevor die Wissenschaft sie vollkommen geklärt hat. Man ist geneigt, dem Korsett und der Einengung des Magens durch Schnürung wieder eine Rolle zuzuschreiben, da man auch bei anderweitigen Magenverlagerungen die Entstehung von Eisenmangelanämien sieht. Die essentielle hypochrome Anämie, auch achylische Chloranämie genannt, entwickelt sich im Gegensatz zur Chlorose erst im höheren Alter der Frau, nämlich dann, wenn durch zahlreiche Geburten und durch Laktation und Wochenbett die Eisenreserven im Laufe des dritten und vierten Dezenninums erschöpft sind. Dann bildet sich meistens, kombiniert mit einer Störung der Salzsäureabscheidung des Magens, ein Eisenmangelzustand heraus, der durch alle die eingangs erwähnten klinischen Erscheinungen, wie Rhagadenbildung, glatte Zunge, Hohlnagelbildung, charakterisiert ist. Die große Anfälligkeit der Frau im Gegensatz zum Manne ist durch die dauernden starken Eisenverluste der Frau infolge Menstruation, Gravidität und Laktation bedingt.

Meine Damen und Herren! Die Therapie des Eisenmangels ist im Grundprinzip klar: Wo Eisen fehlt, kann nur Eisen helfen und nichts anderes. Leberextrakte und B_{12} sind völlig wirkungslos. Leider werden sie immer wieder bei solchen Fällen nutzlos gegeben, und das nicht nur bei uns, sondern auch in Frankreich. André B e l, der soeben ein hervorragendes Werk über die hypochromen Anämien des Erwachsenen geschrieben hat, schreibt in seiner Einleitung: „La découverte des antipernicieux a été une catastrophe pour la connaissance des anémies hypochromes." Ein Trost für uns, daß die französischen Aerzte in dieser Frage offenbar noch mehr Fehler machen als die Aerzte in unserem Lande. Die praktische Methode der Wahl ist die orale Gabe von Ferro-Eisenverbindungen in einer Menge von 300 mg Eisen täglich. Nur wenn die orale Behandlung wegen Nebenwirkungen oder Resorptionsstörungen nicht zum Ziele führt, gibt man intravenöses Eisen in Form der heute allgemein gebrauchten Eisenkomplexverbindungen, die im allgemeinen gut vertragen werden; jedoch kommen immer wieder vereinzelt Schockzustände, ja sogar Todesfälle vor, weshalb man vorsichtig mit intravenöser Eisenanwendung sein soll. Die Menge der intravenös zu verabreichenden Eisengabe richtet sich nach der Schwere der Anämie. Für jedes fehlende Gramm Hämoglobin gibt man 200 mg Eisen, oder für jedes fehlende Prozent Hämoglobin 30 mg Eisen und zur Auffüllung der Depots noch etwas darüber hinaus. Wegen der Gefahr der intravenösen Eisengaben hat man neuerdings eine intramuskuläre Eisentherapie ersonnen. Es handelt sich dabei um eine Eisendextranverbindung, wie sie in dem deutschen Präparat Myofer vorliegt. Man kann mehrere 100 mg Eisen mit einer Spritze intra-

muskulär verabreichen, so daß man mit 1 bis 3 Injektionen
im allgemeinen das gesamte Eisendefizit beseitigt. Man sieht
allerdings danach manchmal braune Landkarten auf der
injizierten Körpergegend. Neuerdings wurde im Tierversuch
von Richmond und Haddow nachgewiesen, daß an der
injizierten Stelle im Tierversuch Sarkome entstanden sind,
eine Mahnung, auch mit dieser Therapie sehr vorsichtig zu
sein, wenn auch die Uebertragung des Tierexperiments auf
den Menschen nicht ohne weiteres geschehen kann. Die Eisentherapie ist bei Eisenmangelanämien immer wirksam. Wenn

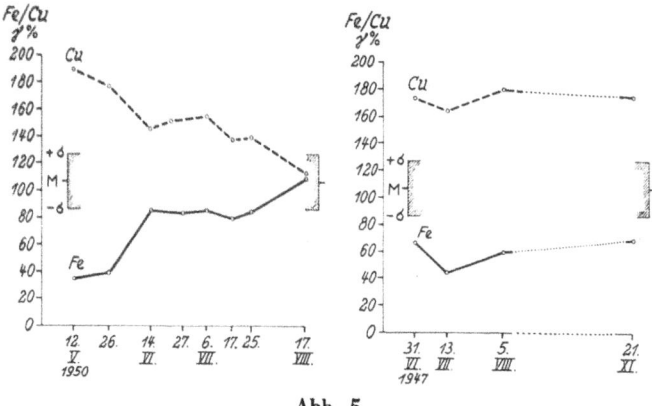

Abb. 5

H. E., 27 Jahre, ♂, Exsudativ-kavernöse Lungentuberkulose
M. F., 57 Jahre, ♂, Bronchialkarzinom (nach Keiderling)

sie versagt, so handelt es sich entweder um unwirksame
Präparate oder um eine Fortdauer von Blutungen, die natürlich als erster Akt einer Therapie gestillt werden müssen, soweit das möglich ist, oder aber es liegt eine falsche Diagnose
vor bzw. eine jener Eisenstoffwechselstörungen, welche auch
hypochrome Anämien machen, aber auf Eisen refraktär sind
und die wir anschließend besprechen wollen. Bei einer erfolgreichen Eisentherapie bei Eisenmangelzuständen wird etwa
1⁰/₀ Hämoglobin täglich neu gebildet. Wichtig ist die Prophylaxe bei Zuständen, die mit gesteigertem Eisenverbrauch
einhergehen, also bei Blutspendern, bei Ammen, im Wochenbett, bei Schwangeren, aber auch bei Gastrektomierten und
nach Operationen mit größeren Blutverlusten. Damit darf ich
den Eisenmangel abschließen und zu den neuen interessanten
Forschungen über die eisenrefraktären hypochromen
Anämien kommen.
   Es sei hier zunächst die Eisenstoffwechselstörung
beim Infekt und bei malignen Tumoren besprochen.

Bei jeder Entzündung, bei jedem Infektionszustand, aber auch
bei schweren allergischen Entzündungen abakterieller Art,
oder bei Bestehen umfangreicher Tumoren mit Gewebsein-
schmelzung mit Nekrosen sehen wir ganz bestimmte gesetz-
mäßige Veränderungen im Eisenhaushalt (angeregter Zustand
des Fe-Stoffwechsels). Sie bestehen zunächst darin, daß das
Serumeisen absinkt, wofür ich Ihnen hier einige Beispiele im
Bilde vorführen will, nämlich bei einer Tuberkulose und
einem Lungenkarzinom (Abb. 5). Die Lungentuberkulose

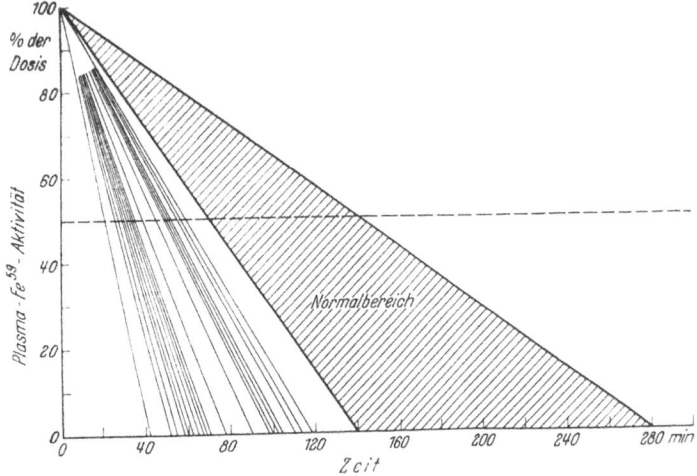

Abb. 6. **Beschleunigte Abwanderung von Radioeisen aus dem
Plasma beim Infekt.** (Nach H e i l m e y e r - K e i d e r l i n g)

wurde chemotherapeutisch behandelt, und man sieht, wie im
Gefolge der Behandlung die Veränderungen des Serumeisens
und auch des Serumkupfers sich normalisieren, während beim
Lungenkarzinom diese Veränderungen bestehen bleiben, da
wir keine kausale Behandlungsmethode haben, um den Zustand zu ändern, wenn wir nicht operieren können. Die Verminderung des Serumeisens erfolgt so gesetzmäßig und verläuft so exakt, daß wir umgekehrt aus dem verminderten
Serumeisen — falls nicht ein allgemeiner Eisenmangel vorliegt — auf einen bestehenden Infekt oder einen Entzündungszustand schließen können. Diese Serumeisenverminderung
geht mit einer beschleunigten Abwanderung des Eisens aus
der Blutbahn einher. Auch hierfür darf ich Ihnen ein Bild
meines Mitarbeiters K e i d e r l i n g zeigen, wie es durch Einverleibung von radioaktivem Eisen gewonnen wird, wobei
man sehr genau die Abwanderung des Eisens aus dem Blutplasma beobachten kann (Abb. 6).

Neben der beschleunigten Abwanderung aus dem Blutplasma sehen wir auch einen verminderten Eiseneinbau in
die Erythroblasten des Knochenmarks. Während normalerweise 80⁰/o einer verabreichten Dosis von radioaktivem Eisen
in den Erythrozyten nach etwa 6 bis 8 Tagen erscheint, sehen
wir bei einem Infektzustand, daß viel weniger Eisen in den
Erythrozyten wieder erscheint, wie Ihnen Abb. 7 zeigt.

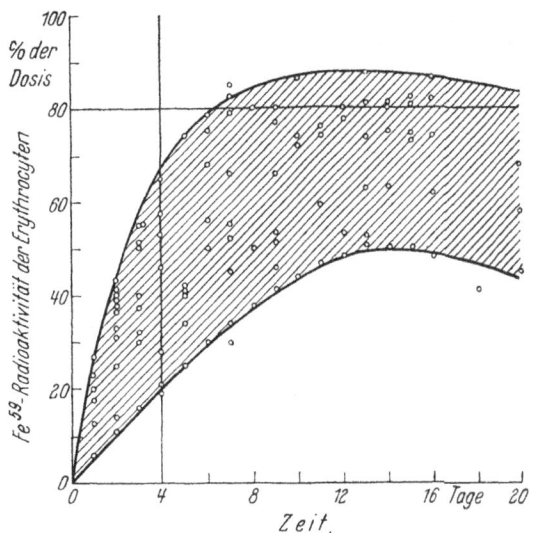

Abb. 7. Verminderter Eiseneinbau in die Erythrozyten beim Infekt
(bei 80% untere Normalgrenze). (Nach K e i d e r l i n g)

In schweren Fällen kommen nur 50⁰/o des verabreichten
Eisens oder noch weniger in den Erythrozyten als Hämoglobin zum Vorschein. Gleichzeitig ist der Abbau der Erythrozyten beschleunigt, d. h. also die Lebensdauer der Erythrozyten verkürzt; während diese normalerweise 100 bis 120 Tage
beträgt, finden wir beim Infektzustand die Lebensdauer auf
die Hälfte oder noch weniger verkürzt. Es besteht nun die
Frage, wohin das Eisen wandert, wenn es nicht normal in die
Erythrozyten geht. Berechnet man die absoluten Eisenmengen,
die normalerweise für den Erythrozytenaufbau gebraucht
werden, so wird beim Infektzustand — trotz der prozentual
verminderten Einbauquote — mehr Eisen für den absoluten
Erythrozytenaufbau gebraucht, da infolge der verkürzten
Lebensdauer das Knochenmark bestrebt ist, den gesteigerten
Untergang zu kompensieren. Aber die Quote des Nichthämo-
globineisens, oder jedenfalls des n i c h t e f f e k t i v e n Hämo-

globineisens ist außerordentlich erhöht. Es besteht nun die
Frage, wohin dieses überflüssige Eisen, das nicht zum Hb-
Aufbau verwendet wird, gelangt. Ein Teil geht bei der
sogenannten ineffektiven Erythropoese verloren, wobei im
Knochenmark sehr lädierbare Zellen gebildet und vor der
Entlassung oder sofort darnach wieder zerstört werden. Es
ließ sich ferner zeigen, daß ein großer Teil des Eisens beim
Infekt in das retikuloendotheliale Gewebe wandert. Ich darf
Ihnen dafür Bilder zeigen, die schon vor vielen Jahren von

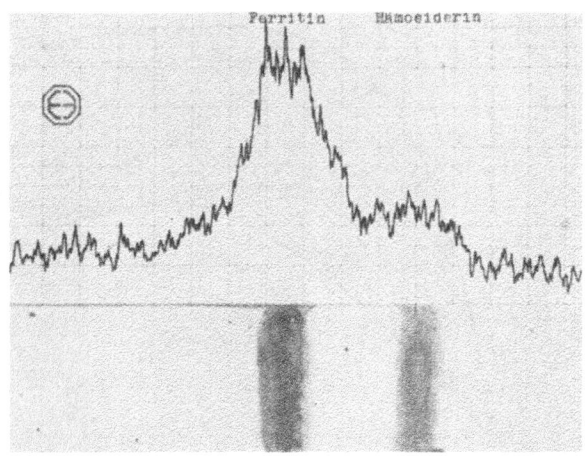

Abb. 8. Verteilung von Radioeisen in der Ferritin- und Hämoside-
rinfraktion eines Abszesses 15 Minuten nach Gabe von 20 μC Fe⁵⁹

mir und meinen Mitarbeitern gewonnen worden sind. Sie
sehen eine Kaninchenmilz nach intravenöser Eiseninjektion
und nun dieselbe Kaninchenmilz nach vorheriger Gabe von
Diphtherietoxin oder Tuberkelbakterien, oder irgend einem
anderen Entzündungsstoff. Sie sehen, welch eine gewaltige
Menge von Eisen sich in der Milz anreichert. Neuerdings hat
mein Mitarbeiter W ö h l e r mit mir zusammen zeigen können,
daß das Eisen nicht nur in das RES beim Entzündungszustand
eingelagert wird, sondern auch in die Umgebung lokaler Entzündungsherde wandert. Bei Terpentinabszessen findet man
in der Umgebung der Abszesse einen starken Eisenwall.
Ebenso sieht man bei tuberkulösen Kavernen eine starke
Einlagerung in der Wand der Kaverne. Gewöhnlich wurde
von den Pathologen das Hämosidereineisen als Folge von
Blutungen betrachtet, jedoch konnten wir in neuen Versuchen
zeigen, daß radioaktiv gegebenes Eisen außerordentlich rasch

in die Umgebung von Entzündungsherden wandert, so daß es
unmöglich ist, daß das Eisen aus Blutungen stammt. Die
folgenden Abbildungen werden Ihnen das zeigen. Dabei wird
das Eisen schon in den Histiozyten des Entzündungsgewebes
sehr rasch in Form von Ferritin und Hämosiderin aufgenommen. Wir wissen heute, daß dies Eisenproteinverbin-
dungen sind und daß ein spezifisches Protein für den Aufbau
von Ferritin und Hämosiderin zu diesem Zwecke von der
Zelle synthetisiert wird. Es handelt sich um das Apoferritin,
wie Abb. 8 zeigt. Fragen wir uns nach dem Sinn dieses Vor-
ganges, so dürften Modellversuche, die ich mit meinem Mitarbeiter Wöhler in den letzten Jahren durchführte, die

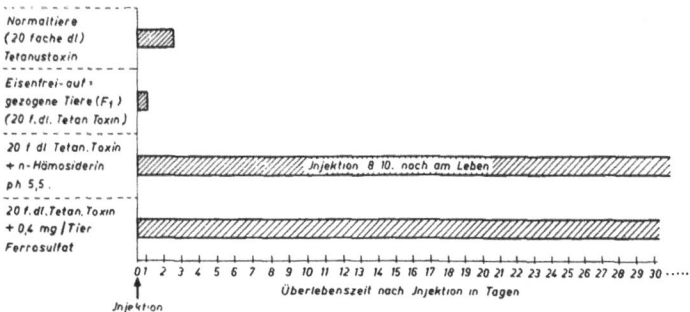

Abb. 9. Beeinflussung der Tetanus-Toxin-Wirkung durch Hämosiderin und Ferrosulfat

Hypothese nahelegen, daß das Hämosiderin, ebenso wie
Ferritin in den Zellen die Fähigkeit hat, durch Abspaltung
von Eisenionen Bakteriengifte und körpereigene Zerfallsgifte
zu entgiften. Ich darf Ihnen dafür einige Belege zeigen
(Abb. 9).

Gibt man Diphtherie- oder Tetanustoxin mit Hämosiderin zusammen und spritzt es nachher den Tieren in einer
zwanzigfach tödlichen Dosis ein, so bleiben die Tiere sämtliche am Leben, weil das Toxin durch das Eisen zerstört oder
jedenfalls unwirksam gemacht worden ist. Umgekehrt sind
eisenfrei aufgezogene Tiere gegenüber Tetanustoxin sehr
viel empfindlicher (Abb. 9). Da die retikulären Zellen
der Milz, der Leber, des Knochenmarks, ebenso wie die
retikulären Zellen im Entzündungsgebiet Toxine aufnehmen,
so ist es sehr wahrscheinlich, daß sie die Entgiftung mit Hilfe
des gespeicherten Hämosiderineisens durchführen. Die
gewaltige Umstellung im Eisenstoffwechsel beim Entzün-
dungsgeschehen würde also teleologisch betrachtet den Sinn
eines primitiven Schutzmechanismus haben, der so lange

wirksam ist, bis die besseren spezifischen Schutzmechanismen durch Bildung von Antikörpern eintreten.

Die Folge dieser Umstellung des Eisenstoffwechsels ist aber verknüpft mit der Entwicklung einer Anämie. Sie ist meist normochrom, da nicht nur das Eisen für den Einbau fehlt, sondern auch die Hämoglobinsynthese — wie wir neuerdings wissen — gestört ist. Zusammen mit meinem Mitarbeiter Clotten konnten wir zeigen, daß beim schweren Infekt die Synthese des Hämoglobins an verschiedenen Stellen empfindlich gestört ist. Die Infektanämie kommt also nicht nur dadurch zustande, daß es an Eisen mangelt, sondern sie kommt auch dadurch zustande, daß die Synthese des Hämmoleküls ebenfalls an verschiedenen Stellen blockiert ist. Das sind völlig neue Erkenntnisse. Deshalb ist auch die Eisentherapie bei der Infektanämie so gut wie immer wertlos, da das einverleibte Eisen — solange die Entzündung besteht — in das RES und die Entzündungsherde abwandert und außerdem durch das Eisen die Störung der Hämoglobinsynthese nicht beseitigt werden kann. Die Therapie der Infektanämie kann also nur darin bestehen, den Infekt zu beseitigen, was sinngemäß durch Chemotherapeutika, Antibiotika, oder operative Ausschaltung des Entzündungsherdes bzw. der Tumorherde geschehen kann. Die rheumatische Entzündung und damit auch die rheumatische Anämie ist im Grunde nichts anderes als eine Infektanämie, die wir am besten durch Nebennierenrindensteroide oder Butazolidin behandeln. Eine besonders interessante Variante der Eisenstoffwechselstörung, die zur Anämie führt, findet sich bei der essentiellen Lungenhämosiderose. Es handelt sich um ein sehr interessantes Krankheitsbild, bei welchem dauernd kleine Blutaustritte in das Lungengewebe stattfinden, die über Jahre gehen, zum Teil anfallsweise auftreten, wobei noch als Besonderheit im Eisenstoffwechsel hinzukommt, daß im befallenen Lungengewebe der Blutfarbstoff zwar aufgespalten, und das Eisen frei wird; aber es ist in einer solchen Form im Interstitium der Lunge abgelagert, daß es für die Blutneubildung nicht mehr zur Verfügung steht. Dadurch kommt es zu erheblichen Anhäufungen von Eisen im Lungengewebe, die manchmal 1 Gramm und mehr betragen können. Sie können so stark sein, daß sie röntgenologisch sichtbar werden, oder daß post mortem bei der Veraschung der Lunge das Eisen sichtbar wird. Die Krankheit ist chronisch und konnte bisher kaum beeinflußt werden. Ihre Ursache und ihre Pathogenese sind völlig unklar. Vielleicht handelt es sich, wofür manche neue Befunde sprechen, um eine Antigen-Antikörper-Reaktion im Bereich des Lungen gewebes (Steiner), wodurch es für uns verständlich würde, daß das Eisen nicht freigegeben wird, weil im entzündlichen

Gebiet sich das Eisen ansammelt und festgehalten wird. Es resultiert bei diesen Kranken eine Eisenmangelanämie, obwohl die Lunge mit Eisen überladen ist. Neuerdings hat man beobachtet, daß durch Milzexstirpation eine Besserung des Krankheitsbildes zu erzielen ist. Vielleicht wird durch die Milzexstirpation die Antikörperbildung unterdrückt und dadurch eine Besserung des Zustandes erreicht. Das ist jedoch vorläufig nur eine Hypothese.

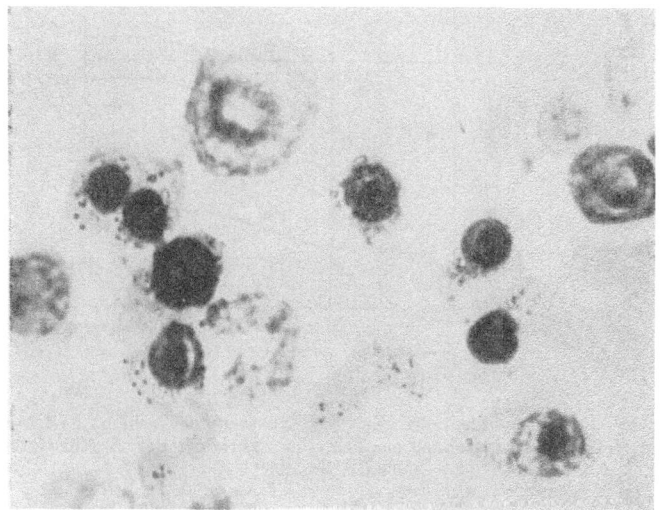

Abb. 10. Knochenmark bei sideroachrestischer Anämie. Die schwarzen Punkte im Protoplasma der Normoblasten und einiger Erythrozyten sind Eiseneinlagerungen

Nun darf ich Sie mit einer dritten Gruppe von Eisenstoffwechselstörungen bekanntmachen, die erst in den letzten Jahren, vor allem durch die Arbeiten meiner Klinik, erkannt worden sind. Es handelt sich dabei um Anämien, die oft hämatologisch das Bild einer Eisenmangelanämie bieten, also hypochrome Zellen haben, häufig auch Target-Zellen oder Anulozyten. Das Serumeisen ist aber dabei keineswegs vermindert, sondern im Gegenteil stark erhöht. Auch sind diese Anämien gegen Eisentherapie völlig refraktär. Im Knochenmark findet man in den Erythroblasten und Normoblasten bei Anwendung einer Eisenfärbung große Mengen freien Eisens (Sideroblasten) (Abb. 10). Auch läßt sich mit radioaktivem Eisen zeigen, daß der Eiseneinbau der Erythrozyten

stark gestört ist (Abb. 11). Das in großer Menge angebotene
Eisen kann nicht genügend zur Hämoglobinbildung herangezogen werden. Das Wesen dieser Erkrankung liegt also in
einer Verwertungsstörung des Eisens durch die Erythroblasten. Wir haben deshalb diese Anämien als sideroachrestische Anämien von dem griechischen Wort
χρησθαι (= gebrauchen und alpha privativum) bezeichnet.
Wir können diese sideroachrestischen Anämien, deren es eine
ganze Gruppe gibt, in idiopathische und symptomatische

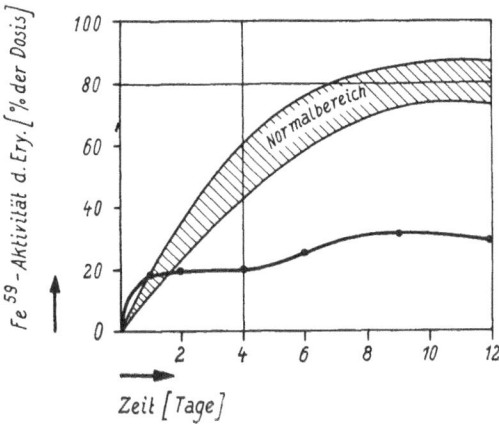

Abb. 11. Eiseneinbau in die Erythrozyten bei einem Fall von
A. refractoria sideroblastica. Fe[59]-Radioaktivität der Erythrozyten.
(Fall: So., M.)

Formen einteilen. Darf ich zunächst auf die symptomatischen Formen, die also bei bekannter Grundkrankheit
auftreten und natürlich schon längst als Anämie beobachtet
und bekannt sind, aber in ihrer Pathogenese unklar waren,
zu sprechen kommen. Wie finden eine solche symptomatische
sideroachrestische Anämie bei der Thalassämie, einer
Anämieform, die vor allem im Mittelmeergebiet häufig vorkommt, aber auch in Deutschland und in Mitteleuropa mehrfach beobachtet worden ist. An meiner Klinik und ebenso bei
Schulten in Köln sind mehrere Fälle auch in der deutschen
Bevölkerung bekannt geworden. Dieser Erkrankung liegt eine
Störung der normalen Hämoglobinbildung zugrunde. Man
findet in den Erythrozyten neben dem normalen Hämoglobin A
fötales Hämoglobin F und die langsam wandernde Komponente des normalen Hämoglobins, die man mit Hb A₂ bezeichnet, vermehrt. Herr Betke an der Kinderklinik in Freiburg
hat zahlreiche Thalassämiefälle auf diese beiden abnormen
Hämoglobine untersucht. Es ist in allen Fällen des Hb A₂, und

in der überwiegenden Mehrzahl der Fälle auch das HbF deutlich vermehrt. Diese Hb-Bildungsstörung ist also ein charakteristisches Zeichen dieser Erkrankung, die im übrigen das Bild einer sideroachrestischen Anämie bietet mit Hypochromie, Target-Zellen, Anulozyten, Sideroblastenvermehrung und verzögertem Eiseneinbau, natürlich auch mit erhöhtem Serumeisen. Ein ähnliches Anämiebild kann durch Blei hervorgerufen werden, wobei sich natürlich kein pathologisches Hämoglobin findet. Auch die schwere chronische Bleivergiftung geht mit einer hypochromen Anämie einher, wobei man im Knochenmark eine vermehrte Eiseneinlagerung in den Erythroblasten sieht. Auch erscheinen dabei Erythrozyten in der Peripherie, welche Eisen eingelagert haben und noch freies Eisen enthalten, das nicht für die Hämoglobinsynthese verwertet worden ist. Im Tierexperiment geht nach Bleigaben die Zunahme der Siderozyten der Zunahme der basophil granulierten Zellen völlig parallel, so daß man denken könnte, daß die basophilen Granula irgendwie mit der Eiseneinlagerung zusammenhängen.

Eine weitere sideroachrestische Anämieform ist die Vitamin B$_6$-Mangelanämie oder Pyridoxinmangelanämie. Sie führt ebenfalls zu einer Eiseneinbaustörung mit hyopochromer Anämie und hohem Serumeisen. Gehrmann an der Klinik von Schulten hat solche Fälle auch in Deutschland gefunden. Sie sind vielleicht häufiger als man denkt. Es ist wichtig, sie zu kennen, da eine Behandlung mit Vitamin B$_6$ zu einer völligen Ausheilung führt. Ferner sieht man symptomatische sideroachrestische Störungen bei verschiedenen Leukosen und Paramyelopathien. Neben diesen symptomatischen Fällen stehen nun die idiopathischen Anämien, die auf einer solchen Eisenverwertungsstörung beruhen. Wir kennen grundsätzlich zwei Formen, nämlich eine hereditäre Form, welche angeboren ist und vererbt wird, und eine erworbene Form, die meist erst im höheren Alter auftritt und unter dem Bilde einer aplastischen Anämie verläuft, jedoch meist mit normalen Thrombozytenzahlen und nur geringer Depression der Leukozyten einhergeht. In beiden Fällen findet man im Knochenmark über 80% Sideroblasten.

Abb. 10 zeigt Ihnen die ungewöhnlich starke Eiseneinlagerung in das Protoplasma der Erythroblasten und besonders der Normoblasten, von denen fast alle Eisengranula im Protoplasma haben, in solchen Fällen. Diese erworbenen Fälle, die wir als Anaemia refractoria sideroblastica bezeichnen, weil sie eben völlig therapierefraktär sind, gehen oft nach jahrelangem Verlauf in eine Erythroleukämie oder akute Leukämie über. Es scheint eben, daß die neoplastische Entgleisung frühzeitig zu solchen Fermentdefekten führt,

18

welche die Eisenverwertung erschweren. Bei all diesen Fällen
erhebt sich nun die interessante und wichtige Frage, warum
das Eisen bei diesen Anämien nicht verwertet werden kann.
Hierfür gibt es grundsätzlich zwei Möglichkeiten:

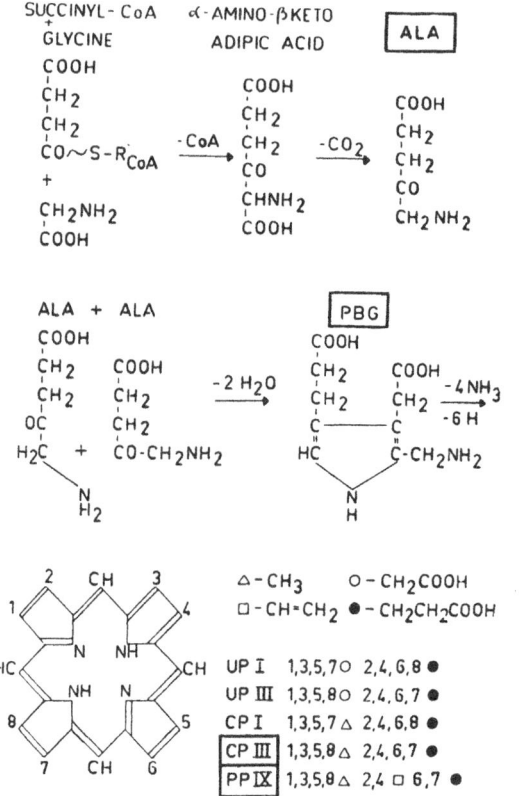

Abb. 12. Schema der Porphyrinsynthese (nach Haeger-Aronson)

1. der Einbau des Eisens in das Protoporphyrinmolekül
ist gestört. Dazu ist ein besonderes, von Goldberg ent-
decktes Ferment notwendig, das man als Hämsynthetase bezeichnet hat. Dabei kann es sich um einen angeborenen
Defekt oder eine erworbene Schädigung dieses Ferments
handeln. Liegt eine solche Störung vor, dann müßte sich eine
Vermehrung von Protoporphyrin in den Erythrozyten nachweisen lassen; oder

2. es wird nicht genügend Protoporphyrin angeliefert, weil eine Störung der Porphyrinsynthese vorliegt. Dieses müßte sich durch eine Anhäufung von Zwischenprodukten dieser Synthese kundtun. Zur Entscheidung dieser Fragen wurden an meiner Klinik im letzten Jahr — gemeinsam mit Herrn Dr. Clotten — systematische Untersuchungen des Porphyrinstoffwechsels bei diesen Anämieformen durch-

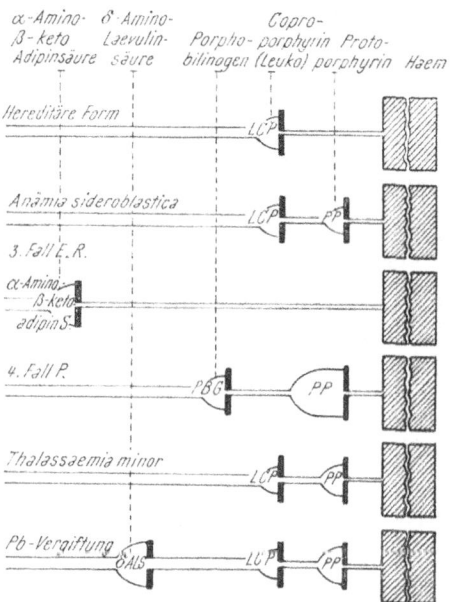

Abb. 13. Darstellung der Stopstellen der Haemsynthese bei idiopathischen und symptomatischen sideroachrestischen Anämien (nach Heilmeyer und Clotten)

geführt. Es wurde dabei der Koproporphyringehalt der Erythrozyten quantitativ bestimmt. Ferner wurden im 24-Stunden-Harn der Kranken die ausgeschiedene Tagesmenge an anderen Vorstufen des Porphyrinmoleküls untersucht, nämlich an Deltaaminolävulinsäure und Porphobilinogen. Einen Ueberblick über die Zwischenglieder der Porphyrinsynthese zeigt ihnen Abb. 12. Das Ergebnis der Untersuchungen ist in der letzten Abb. 13 dargestellt. Sie sehen oben die verschiedenen Zwischenglieder im Aufbau des Hämoglobinmoleküls und sehen nun, daß bei den verschiedenen Anämieformen, die wir untersucht haben, bestimmte Zwischenglieder eine starke Vermehrung erfahren haben. So können wir bei

der hereditären Form eine Vermehrung des Koproporphyrins
finden. Das bedeutet, daß der Uebergang von Koproporphyrin
in Protoporphyrin erschwert ist. Dieser Uebergang wird
durch ein Ferment besorgt, das bei diesen Fällen defekt ist.
Dadurch der Anstau des Koproporphyrins.

Bei der erworbenen Form der Anaemia sideroblastica
finden wir zusätzlich eine Vermehrung des Protoporphyrins.
Auch hier ist neben dem Ferment, das für den Uebergang von
Koproporphyrin in Protoporphyrin verantwortlich ist, das
eiseneinbauende Ferment lädiert, also die Hämsynthetase oder
das Goldberg-Ferment. Deshalb kann das Eisen nicht verwertet werden. Es ist aber interessant, daß wir bei den verschiedenen Fällen weitere Störungen gefunden haben. Besonders interessant ist der dritte Fall. Es handelt sich um eine
30jährige Verwaltungsangestellte, welche im Anschluß an
eine Schwangerschaft mit normaler Geburt und anschließender Mastitis vor 3 Jahren erstmals an einer Anämie erkrankte.
Die Anämie war leicht hypochrom mit einem Hb-Gehalt
von 10 g%. Alle Behandlungen mit Eisen und Leberpräparaten
waren ohne jeden Erfolg. Sie fühlte sich erheblich leistungs-
gemindert und konnte ihre berufliche Tätigkeit nicht mehr
ausüben, wurde auch den Anforderungen ihres Dreipersonen-
haushaltes nicht mehr gerecht. Seit 2 Jahren invalidisiert. Sie
klagt über starke Müdigkeit, Schwächegefühl, Kopfschmerzen,
Leistungsunfähigkeit und Nachlassen des Appetits. Die Untersuchung ergab — außer der genannten Anämie mit 9˙0 g% Hb
und 3 Millionen Erythrozyten bei normalen Leukozyten- und
Thrombozytenwerten und 28%/₀₀ Retikulozyten — normale
Blutsenkungswerte. Eine gesteigerte Hämolyse konnte ausgeschlossen werden. Im Knochenmark fand sich eine Vermehrung der roten Vorstufen auf 89 auf 100 Weiße mit
Zeichen der Reifungsstörung und 96% Sideroblasten mit
klumpigen Eisengranulis. Dazu 250%/₀₀ Siderozyten. Das
Serumeisen war mit 154 bis 206 γ% deutlich erhöht. Schilling-
Test normal, Coombs-Test negativ. Die Untersuchung der
Vorstufen des Hämmoleküls ergab sämtliche Vorstufen stark
vermindert. Nur die α-Amino-β-Keto-Adipinsäure wurde in
großen Mengen wahrscheinlich als Monoester ausgeschieden.
Diese Säure stellt das erste Zwischenprodukt der Porphyrin-
synthese dar. Es ist also in diesen Fällen die Porphyrinsyn-
these schon beim Uebergang der Adipinsäure in die ϑ-Amino-
Laevulinsäure gestört. An dieser Stelle muß also ein schwerer
Fermentdefekt vorliegen.

In einem anderen Fall — Fall 4 — erwies sich das
Prophobilinogen stark vermehrt neben dem Protoporphyrin.
Hier liegt also der Stop an anderer Stelle. Da diese Störung
für die Allyl-isopropylacetamid-Vergiftung charakteristisch
ist, möchten wir diesen Typ als den AiA-Typ bezeichnen.

Bei der Bleivergiftung ist nach neueren Untersuchungen von S t i c h, von H ä g e r - A r o n s o n, wie auch nach eigenen Untersuchungen, die ϑ-Amino-Laevulinsäure stark vermehrt. Wir sprechen deshalb vom B l e i t y p, den wir auch bei einem Fall von sideroachrestischer Anämie auffinden konnten. Die Ergebnisse bei der Thalassämie sehen Sie ebenfalls hier verzeichnet. Hier ist sowohl das Kopro- wie das Protoporphyrin vermehrt. Diese Befunde zeigen also, daß die verschiedenen sideroachrestischen Anämien hervorgerufen werden durch Störungen der Hämsynthese, wobei die Störung an den verschiedensten Stellen der Porphyrinsynthese sitzen kann. Es wird dann nicht genügend Protoporphyrin angeliefert, oder das angelieferte Protoporphyrin kann infolge der Hämsynthetasestörung nicht mit dem Eisen vereinigt werden, und so entsteht die verminderte Hämoglobinbildung, und das Eisen bleibt in großen Klumpen im Protoplasma der Sideroblasten liegen. Bei der Entkernung findet man das freie Eisen noch in den Erythrozyten. Wir wissen heute durch die Arbeiten von C r o s b y, daß — nachdem die Erythrozyten ins periphere Blut ausgestoßen sind — durch eine interessante Funktion der Milz dieses freie Eisen herausgenommen wird, um für den Neuaufbau wieder zur Verfügung zu stehen. Diese Störung des Eiseneinbaues hat aber noch eine weitere, ganz neuartige Folge. Wir finden nämlich bei allen sideroachrestischen Anämien eine starke Eisenvermehrung nicht nur in den Erythroblasten des Knochenmarks, sondern auch in anderen Organen, ganz besonders in der Leber. Wir haben systematisch die Leber unserer Fälle auf Eisen untersucht. Dabei zeigte sich bei allen bisher untersuchten Fällen eine ganz erhebliche Siderose der Leber.

In manchen Fällen geht diese Eiseneinlagerung in die Organe soweit, daß das Bild der Hämochromatose entsteht mit Eiseneinlagerungen in Leber, Pankreas, Lymphdrüsen und Haut.

Natürlich entstehen nicht alle Hämochromatosen auf diese Weise, sondern nur diejenigen, die mit einer sideroachrestischen Anämie einhergehen. In der Literatur sind bereits verschiedene solcher Fälle mitgeteilt. Das Eisen, das von den Erythroblasten nicht verwertet werden kann, wird eben im Uebermaß in den verschiedensten Organen abgelagert, so daß es zur Eisenspeicherkrankheit, der Hämochromatose, kommen kann.

Die Therapie der sideroachrestischen Anämien ist noch schwierig. Eisen ist völlig wirkungslos, ja im Gegenteil schädlich, denn es vermehrt ja die Eisenablagerungen, also die Hämosiderose. Bluttransfusionen fördern ebenfalls die Eisenüberflutung des Organismus. Man muß also in jedem Fall versuchen, die S t ö r u n g zu beseitigen. Manchmal gelingt das durch Gaben von V i t a m i n B_6, vor allem in solchen Fällen, bei denen ein B_6-Mangel vorliegt. Man sollte aber versuchen, durch übermäßig große Dosen von B_6 vielleicht die Fermentstörung zu überwinden. In manchen Fällen erwies sich auch M e t h i o n i n als wirksam, oder w ä ß r i g e L e b e r e x t r a k t e konnten in vereinzelten Fällen eine Besserung herbeiführen. Jedoch haben wir keinerlei Sicherungen für den Erfolg, und in manchen Fällen müssen wir leider resignieren. Jedoch wird die wissenschaftliche Arbeit der Zukunft vielleicht auch diesen Fällen helfen können.

Anschrift des Verfassers: Prof. Dr. L. H e i l m e y e r, Freiburg/Breisgau, Deutschland.

Aus dem Pharmakologischen Laboratorium der Sandoz A. G., Basel

Experimentelle Eisenstoffwechseluntersuchungen und ihre Bedeutung für die Praxis

Von E. Undritz

Vorliegende Ausführungen behandeln tierexperimentelle Untersuchungen zu einigen Aspekten des Eisen- und des untrennbar mit ihm verbundenen Kupferstoffwechsels bezüglich der Hämoglobinbildung unter normalen Bedingungen und bei Anämien verschiedener Art. Auch auf die pharmakodynamische Wirkung des Kobalts als die Hämoglobinbildung normalisierenden Elementes bei bestimmten Anämien wird eingegangen.

Es handelt sich um die Ergebnisse einer bald 20jährigen experimentellen Betätigung auf diesem Gebiet, wobei die Versuche für die verschiedenen Fragestellungen meistens doppelt, wenn nicht mehrfach durchgeführt wurden. Die gewonnenen Resultate sind durchwegs reproduzierbar. Als früherem Kliniker und seit Jahrzehnten hämatologischem Konsultanten im In- und Ausland lag es dem Autor besonders nahe, diese Versuche im Hinblick auf die Therapie der Anämien beim Menschen durchzuführen und gerade dieser Vergleich der Verhältnisse beim Tier zu denjenigen des Menschen wird sich wie ein roter Faden durch die Ausführungen ziehen. Auf die Methodik der Versuche — sie wurden meistens an Ratten und Kaninchen ausgeführt — und die ausführliche Behandlung einzelner Fragestellungen sei auf unsere bisherigen Publikationen[1, 4, 16, 20, 28-36, 42, 44-46, 51-54] hingewiesen, da ich im Rahmen, der mir gestellt wurde, nur eine allgemeine Uebersicht geben kann. Manche Befunde sind lediglich eine Bestätigung oder Erweiterung von anderen Untersuchern erhobener Verhältnisse, anderes hat sich nicht bestätigen können und mußte revidiert werden. Wir lassen hier die Dokumente unserer, wie schon betont, jederzeit reproduzierbaren Versuche sprechen und enthalten uns jeglicher Polemik, welche der Sache an sich niemals dienlich ist. Gelegentlich haben wir auch am Menschen Spezialfragen durch Serienuntersuchungen[16], [54] abzuklären versucht. Der Autor dankt auch an dieser Stelle für die Hilfe und Hingabe allen Kolleginnen und Kollegen, welche ihm bei den Erhebungen behilflich waren, vor allem aber den Laborantinnen, Laboranten und den Tierwärtern, ohne deren Gewissenhaftigkeit und Einfühlungsvermögen solche Versuche, die sich zum Teil über Jahre hinziehen, gar nicht durchführbar gewesen wären.

Es sei mir gestattet — bevor ich auf die Befunde eingehe — die sich immer wieder stellende Frage zu diskutieren, ob die Verhältnisse bei den Tieren auf diejenigen beim Menschen zu übertragen sind. Ich muß das bezüglich des Eisen- und Kupferstoffwechsels und der damit zusammenhängenden Hämoglobinbildung unbedingt bejahen. Es handelt sich um einen ganz primitiven Grundmechanismus der tierischen und menschlichen Organisation mit gemeinsamem anatomischem Substrat, der allen Wirbeltieren — den Nichtsäugern, Säugern und dem Menschen — gemeinsam ist, der darüber hinaus auf gewisse Wirbellose übergreift und ebenso alt ist wie die Geschichte dieser Tiere selbst. Ich will auf die Verbreitung der den Sauerstoff aus der Außenwelt in den Organismus übertragenden Atmungspigmente (Chromoproteide), zu denen die Hämoglobine gehören, im Tierreich kurz eingehen und zudem einige Naturdokumente anführen, welche das Vorkommen der Hämoglobin- und Erythrozytenbildung direkt und indirekt zeitlich weit zurück verfolgen lassen.

Atmungspigmente

Verbreitung. Tab. 1 zeigt die Verbreitung und Zusammensetzung der Atmungspigmente oder Chromoproteide im Tierreich.

Die Hämoglobine kommen bei allen Vertebraten und beim Menschen vor, und zwar ausschließlich in eigens dazu bestimmten Zellen, den Erythrozyten. Aehnliche Verbindungen, die Erythrocruorine, sind gelöst, nicht zellgebunden, im Blutplasma bestimmter Evertebraten, u. a. auch im Regenwurm, enthalten. Die prosthetische Gruppe, das Häm, ist bei den Hämoglobinen und Erythrocruorinen die gleiche und enthält Eisen; das Proteid ist artspezifisch. Gewisse andere Evertebraten, wie der Borstenwurm Notomastus lateritius, können, wiederum in Erythrozyten, als Atmungspigmente die sogenannten Chloro-

Tab. 1. Chromoproteide
(Atmungspigmente)

Pigmente	Vorkommen	Zustand
I. Chromoproteide: Haem (Fe-haltig) + Proteid		
a) Haematine Hämoglobine (und Myoglobine) .... Erythrocruorine	alle Vertebraten Evertebraten Mollusca Crustaceae Vermes	in Erythrozyten gelöst (z. B. Regenwurm)
b) Chlorocruorine (modif. Haem)	Evertebraten	in Erythrozyten (z. B. bei Notomastus lateritius) oder gelöst
II. Chromoproteide: Metall + Proteid		
a) Haemerythrine (Fe + Proteid)	Evertebraten Gephyreae	gelöst
b) Haemocyanine (Cu + Proteid)	Evertebraten Mollusca Crustaceae Arachnoideae	gelöst (z. B. Cephalopoden)

cruorine aufweisen. Ihr Häm ist leicht modifiziert und ihre Proteide sind denjenigen der Erythrocruorine sehr ähnlich.

Das Vorkommen von echten Erythrozyten bei Evertebraten durchbricht die frühere Auffassung, daß die Erythrozyten nur auf die Vertebraten beschränkt seien und damit eines der wichtigsten Unterscheidungsmerkmale zu den Evertebraten darstellen würden.

Alle eisenhaltigen Chromoproteide geben eine positive Lepehne-Reaktion[42], die recht spezifisch ist und die uns in der Hämatologie stets gute Dienste geleistet hat. Die geringgradigen chemischen Unterschiede, die arteigenen Proteide und das modifizierte Häm, haben nur eine sekundäre Bedeutung. Die Atmungspigmente sind im Tierreich einander im Prinzip homolog und die sie enthaltenden Erythrozyten können morphologisch bei den verschiedensten Arten derselben Tierklasse voneinander oft nicht unterschieden werden, im Gegensatz zu den Leukozyten, die sehr verschiedenartig gestaltet sein können.

Auffällig ist, daß einige Evertebraten in ihrem Chromoproteid nicht das Schwermetall Eisen, sondern das Schwermetall K u p f e r enthalten. Es ist auch auffällig, daß bei den Säugetieren das Kupfer eine bedeutende indirekte Rolle für die Synthese des eisenhaltigen Hämoglobins spielt. Es wurde ferner angenommen, daß das V a n a d i u m, das in den sogenannten Vanadozyten des Aszidienblutes vorkommt, ein Atmungspigment sei. Prof. B i e l i g, Heidelberg[5], konnte hingegen nachweisen, daß diese Zellen den Sauerstoff nicht übertragen, und wir haben an den uns liebenswürdigerweise von Prof. B i e l i g und Dr. A l l m a n n zur Verfügung gestellten Aszidien (Phallusia mammilata, Ciona, Ascidia mentula) feststellen können, daß die Vanadozyten Leukozyten, höchstwahrscheinlich Pseudoeosinophile (Neutrophile) sind, die von einer vanadiumhaltigen Hülle umgeben werden, die septenmäßig in das Innere zwischen die Granulationen dringt, wie es beim Granatapfel die Schale tut. Vielleicht bietet diese Hülle einen Schutz gegenüber dem stark hypertonen Meerwasser, das sich im Blut dieser Tiere befindet.

E n t w i c k l u n g s g e s c h i c h t l i c h e D o k u m e n t e. Zeitlich, in der vierten Dimension, lassen sich Erythrozyten auf Grund paläontologischer Dokumente weit zurückverfolgen. Erythrozyten konnten beim 1901 an der Beresowka gefundenen Mammut im geronnenen und vereisten Blut einer großen Blutung von H e r z[19], P f i z e n m a y e r[25], S a l e n s k i[38] und im Sediment des Alkohols, in welchem ein Stück der Muskulatur dieses Tieres in Basel aufbewahrt wird, vom Vortragenden nachgewiesen werden. Das Alter des Kadavers wird auf 30.000 Jahre geschätzt. Bei einer Eidechse in der Braunkohle des Geiseltales wurden gut erhaltene verkieselte Erythrozyten von V o i g t[56] gefunden; das Alter dieses Fossils wird auf 30 Millionen Jahre geschätzt. Der Eisenstoffwechsel der hämoglobinproduzierenden Tiere ist bekanntlich äußerst ökonomisch: im Laufe des Lebens wird wohl Eisen vom Organismus für den allgemeinen Eisenbedarf, speziell die Hämoglobinbildung, aufgenommen, aber nur in sehr geringem Maße abgegeben. So enthalten diese Tiere oft mehr Eisen als ihre Umgebung. Beim terrestrischen Fossil Telerpeton, einem Reptil, das vor zirka 165 Millionen Jahren lebte, das mir von Prof. F. F r e i h e r r n v o n H u e n e im paläontologischen Museum von Tübingen gezeigt wurde, fiel mir auf, daß die Gegend, wo sich das Skelett befunden hatte, dunkelbraun war. Nach der dankenswerten chemischen Analyse von Dr. Z e h n d e r enthielt sie 18˙3% Fe, wohingegen der umgebende hellfarbige Sandstein nur 0˙13% Fe aufwies. Die seltenen terrestrischen Fossilien unterscheiden sich von der häufigen maritimen dadurch, daß sie von festen Erdbestand-

teilen und nicht von Wasser luftdicht zugedeckt und dadurch konserviert werden, was offenbar ein Herausdiffun-
dieren der Bestandteile bzw. das Hereindiffundieren solcher
von außen, wie es bei den maritimen Fossilien die Regel ist,
verhindert. Ich glaube daher in der Annahme nicht fehlzu-
gehen, daß dieses Eisen dasjenige sein muß, das im Laufe des
Lebens.von diesem Tier aufgenommen, für den Stoffwechsel
und die Hämoglobinbildung verwertet und gespeichert wurde.
Alle bisher im Tal von Engin, Schottland, gefundenen Fossilien dieser und einer anderen Tierart zeigten diese Besonderheit, wie mir Prof. von Huene mitteilte. Das Tal
ist von Sandsteinbergen umfaßt, von denen der Sand in
das Tal hinunterrieselt und die Tierkadaver bedeckt. Eine
Art „missing link" für diese Auffassung habe ich letzthin in
Aegypten gefunden. Bei den aus der IV. bis V. Dynastie
stammenden Pyramiden von Sakkara sind viele Skelette in
der Tiefe des trockenen Wüstensandes gefunden worden. In
einer tiefen Grube der zur Zeit vor sich gehenden Ausgrabungen konnte ich die obere Hälfte eines männlichen
Oberschenkels bergen: die Kompakta und der Knochen in der
Umgebung des früheren Fettmarkes waren weiß und ent-
hielten nach den Analysen von Dr. Zehnder $0{\cdot}07^0/_0$ Fe,
die braune Spongiosa in der Gegend der Trochanteren hingegen $0{\cdot}35^0/_0$ Fe. Hier kann das Eisen — und damit die Braun-
färbung — nur vom Knochenmarkseisen der Erythrozyten
stammen, also in erster Linie vom Hämoglobin, das sich im
Verlaufe der zirka 5000 Jahre, welches das Alter dieses
Fragmentes sein dürfte, in der Tiefe des niederschlags-
armen Wüstensandes wie bei einem terrestrischen Fossil
erhalten hat. Schließlich kann auch als indirekter Nachweis
des hohen Alters der Hämoglobin- und Erythrozytenbildung
der von Millot[23] erhobene Blutbefund bei den von ihm
untersuchten Coelacanthen (Latimeria chalumnae) gelten. Es
ist ein Arme aufweisender Fisch, der sich nach den paläontologischen Funden seit zirka 400 Millionen Jahren anatomisch
kaum verändert hat, also eine Art lebendes Fossil. Der
Coelacanth hat nach den Feststellungen von Millot richtige
Erytrhozyten, die sich bei gemeinsamer Untersuchung als
Lepehne-positiv erwiesen. Zudem haben seine Leukozyten
durchwegs reife runde Kerne, was nach meinen vergleichend
hämatologischen Untersuchungen[41] für ihre große Primitivität
und damit für ein hohes phylogenetisches Alter spricht.
        Es ist mit großer Sicherheit anzunehmen, daß das Blut
des Coelacanthen sich im Laufe der Jahrmillionen ebensowenig verändert hat wie seine sonstige Anatomie.
        Es ist selbstverständlich, daß bei der Uebertragung der
Befunde vom Tier auf den Menschen die sekundären Art-
unterschiede dem Untersucher bekannt sein müssen und zu

berücksichtigen sind. Die Befunde des Eisenstoffwechsels und der Hämoglobinbildung beim Tier sind aber nicht allein auf die Verhältnisse beim Menschen übertragbar, sondern sie dienen auch weitgehend deren Verständnis. Im Tierexperiment können große Kollektive unter gleichartigen Voraussetzungen (Alter, Geschlecht, anämisierende Einflüsse usw.) gleichzeitig analysiert werden, wie es beim Menschen niemals möglich ist. Manche unklaren Verhältnisse beim Menschen wurden durch das Tierexperiment geklärt.

Aufgabe des Hämoglobins. Das Hämoglobin dient dem Sauerstofftransport von der Außenwelt in die Innenwelt der Organismen. Der Mensch nimmt täglich 600 g Sauerstoff aus der Außenwelt auf und verbraucht ihn im Stoffwechsel. Kein anderer Nährstoff wird in einer solchen Quantität vom Körper benötigt und aufgenommen. Das Leben hängt von der Kontinuität der Sauerstoffversorgung ab. Ein Unterbruch, sei es durch Ersticken oder Verblutung, führt in kürzester Zeit zum Tode, der um so schneller eintritt, je höher differenziert das Lebewesen ist.

Eisenstoffwechsel. Eisen ist der funktionell wichtigste Bestandteil des Hämoglobins. Es nimmt den Sauerstoff auf und gibt ihn wieder ab, ohne die Valenz, die hierbei zweiwertig ist, zu ändern. Dem Hämoglobinzyklus liegt somit der Eisenstoffwechsel zugrunde. Dieser wiederum ist von vielen anderen Bedingungen abhängig.

Hämoglobinbildung. Wie das Hämoglobin in den Erythroblasten, den Vorstufen der Erythrozyten, gebildet wird, ist biologisch-chemisch noch ungenügend bekannt. Mikroskopisch ist erkennbar, wie das Protoplasma der regionären Monozyten in den Erythroblastennestern der Blutkörperchen bildenden Organe demaskierte Eisenkörnchen enthält und wie dieses eisenkörnchenhaltige Protoplasma mit dem Protoplasma der Erythroblasten stellenweise verfließt. Offenbar sind die Monozyten die Eisenlieferanten der roten Blutkörperchen, worauf Vortragender schon 1950 hinwies[43]. Die Monozyten versorgen sich mit Eisen durch Erythrophagozytose, vielleicht athrozytieren sie es auch direkt aus dem Blut- und Lymphstrom, sind sie doch dicht dem Gefäßlumen angelagert. Beim Borstenwurm Notomastus (Tab. 1) enthalten die Erythrozyten selber demaskierte Eisenkörnchen in großer Zahl, offenbar eine Art primitiver Selbstversorgung.

Mit der für das Hämoglobin recht spezifischen Lepehne-Reaktion[32, 42] ist auch erkennbar, wie die jüngsten Elemente der roten Serie, die Proerythroblasten, noch hämoglobinfrei sind und wie sich das Hämoglobin sukzessive in zunehmendem Maße zuerst bei den basophilen Erythroblasten, dann den polychromatischen usw. zeigt.

Definition und Einteilung der Anämien nach
therapeutischen Gesichtspunkten
Definition der Anämie

Eine Anämie ist ein jeglicher Zustand, bei
welchem das Hämoglobin im Blute herabgesetzt
ist. Nur von ergänzender. wenn auch unter Umständen für
die Differentialdiagnose entscheidender Bedeutung, sind die
absolute Erythrozytenzahl, der Hämatokritwert, der Färbe-
koeffizient oder -index, die Proerythrozyten(Retikulozyten)-
zahl, der Erythrozytendurchmesser, der Normoblastengehalt
im Knochenmark u. a. m. Diese Untersuchungen wurden in
unseren Experimenten stets mit durchgeführt, sie werden im
folgenden aber nur erwähnt, sofern es unbedingt erforderlich
ist. Das Hauptgewicht wird auf das Verhalten des Hämoglobins gelegt.

Die Ursachen, die zu einer Anämie führen, sind sehr verschiedenartig.

Tab. 2 stellt einen Versuch dar, die Anämien nach der
therapeutischen Ansprechbarkeit einzuteilen.

Wir unterscheiden demnach Anämien, die auf Eisen
ansprechen, es sind dies die Eisenmangelanämien;
Anämien, die auf den Vitamin B_{12}-Komplex ansprechen oder die megalozytären Anämien, mit ihrem
Prototyp der perniziösen Anämie, und Anämien, die
weder auf Eisen noch auf B_{12} ansprechen, die in
diesem Sinne refraktär sind, aber auf Kobalt reagieren,
da nur Kobalt die Fähigkeit hat, die bei ihnen gehemmte
Hämoglobinbildung zu normalisieren.

Mischformen kommen nicht selten vor, sie benötigen
dann eine entsprechend gemischte Behandlung, z. B. eine
Perniciosa, die durch B_{12} normalisiert wird, durch die starke
Neubildung der Normozyten aber in ein Eisendefizit
gerät. Sie benötigt neben der spezifischen B_{12}-Therapie Eisen.
Oder Infektanämien mit Eisenmangel: hier ist neben
dem Kobalt Eisen erforderlich, besonders bei den zu Eisenmangel neigenden Kindern und Frauen.

Die in den Tropen besonders verbreiteten, auf viele
Ursachen gleichzeitig zurückzuführenden Mangelanämien
(Mangel an Eisen, Eiweiß, Vitaminen u. a.) und schwersten
Hakenwurmanämien beanspruchen entsprechende thera-
peutische Maßnahmen und werden hier nur vollständigkeits-
halber angeführt.

Erstes Gebot der Anämiebehandlung ist aber, wie
auch sonst, die Beseitigung der Ursache.

Bedrohliche akute oder chronische Anämien (z. B.

Tab. 2. Einteilung der Anämien nach therapeutischen Gesichtspunkten

Anämien		Zustandekommen		Therapie	
Gruppe	Formen	Ursache	Effekt	Mittel	Effekt
Eisenmangelanämien	Säuglings- u. Kinderanämien "Alimentär"	Wachstum u. alimentär	"Verdünnung" des Körpereisens	Eisen	Physiologische Substitution
		Resorptionsstörungen im Magen-Darm	Eisen-Defizit	Eisen	Physiologische Substitution
	Chlorose, Spätchlorose (Frauen)	Chronische physiologische Blutverluste u. alimentär (Menses, Gravidität; endokrin?)	Eisen-Defizit	Eisen	Physiologische Substitution
	Chronische pathologische Blutungen	Traumen, destruktive Prozesse	Eisen-Defizit	Eisen, eventuell Transfusionen	Physiologische Substitution
	Akute Blutungen	Traumen, destruktive Prozesse	Eisen-Defizit	Transfusionen, Eisen	Physiologische Substitution
		Blutspender		Eisen	Physiologische Substitution
Megalozytäre Anämien	Essentielle Perniciosa	Vitamin-Stoffwechselstörungen	Behinderung bis Lähmung der normalen Erythropoese	Vitamin B_{12}	Physiologische Substitution
	Symptomatische Perniciosa (Schwangerschaft, Sprue, Dibotriocephalus, u. a.)	Vitamin-Stoffwechselstörungen	Behinderung bis Lähmung der normalen Erythropoese	Vitamin B_{12}	Physiologische Substitution
Fe und B_{12} refraktäre Anämien	Infekte (Tbc., Rheuma usw.), maligne Tumoren, Leukämien, Nephritiden, Hämolysen, Myxödem u. a.	Sperre der Hämoglobinsynthese (toxisch, toxisch-allergisch)	Hämoglobin-Defizit	Cobalt als Pharmakon	Pharmakodynamische Wirkung

Blutungen) müssen in erster Linie mit B l u t t r a n s f u s i o n e n behandelt werden.

A. Die Eisenmangelanämien

E i s e n v e r t e i l u n g   i m   O r g a n i s m u s. Die Eisenverteilung ist bekannt. Im folgenden bedeuten die ersten Zahlen die von G r a n i c k 1949[9] und von L a w r e n c e 1951[21] ermittelten Werte. Die zweiten Zahlen sind die von H e i l m e y e r[12, 14, 15] (1937 bis 1944) angenommenen Werte: K ö r p e r e i s e n: 4·3 bis 5·5 g, wovon 2·4 bis 3·0 g H ä m o g l o b i n e i s e n und 1·3 bis 2·5 g G e w e b e e i s e n. Das Gewebeeisen setzt sich zusammen aus 0·2 bis 0·5 g M y o g l o b i n e i s e n, 0·5 bis 1·0 g F e r m e n t e i s e n und 0·6 bis 1·0 g S p e i c h e r e i s e n. Das Hämoglobin-, Myoglobin- und Fermenteisen wird als „F u n k t i o n s e i s e n" zusammengefaßt.

P r ä p a r a t w a h l. Nur z w e i w e r t i g e s   E i s e n wird vom Verdauungskanal resorbiert. Dreiwertiges Eisen benötigt ein saures Milieu (HCl) und die Gegenwart von Sulfhydrylgruppen bzw. Vitamin C, um in das resorbierbare zweiwertige Eisen umgewandelt zu werden. Zweiwertiges Eisen wird bei Achylie praktisch ebensogut resorbiert wie in Gegenwart von Salzsäure. Für die perorale Behandlung ist das zweiwertige Eisen dem dreiwertigen unbedingt überlegen und ihm vorzuziehen. Bei normalen Säureverhältnissen des Magensaftes ist der Resorptionsunterschied kleiner. Bei Anämien, besonders chronischen Eisenmangelzuständen, ist aber eine mangelhafte, wenn nicht sogar ausbleibende Salzsäuresekretion des Magens sehr häufig, so daß der Resorptionsunterschied das 10- bis 100fache zu ungunsten der dreiwertigen Verbindungen und des Ferrum reductum ausmachen kann. Hinzu kommt, daß, je mehr Schwermetallsalze, in diesem Falle Eisensalze, verabreicht werden müssen, um so eher eine Magenverstimmung bis zu Erbrechen und völliger Unverträglichkeit auftreten können.

Die H a l t b a r k e i t zweiwertiger Eisenverbindungen ist sehr unterschiedlich. D i e   m e i s t e r   V e r b i n d u n g e n o x y d i e r e n   i n n e r h a l b   k u r z e r   Z e i t   b e i m   S t e h e n l a s s e n   o d e r   n a c h   d e m   D r a g i e r e n   u n d   w e r d e n   d r e i w e r t i g. Das gilt auch für die in der Praxis viel gebrauchten Sulfate, Chloride, Laktate und Succinate. Man erkennt diese Umwandlung sehr leicht an der Farbe: zweiwertige Eisensalze sind, wenn sie nicht mit irgend welchen farbigen Komponenten gemischt waren, hell, weiß bis gelblich. Dreiwertige sind dunkelgelb, braun bis schwarz. Das E i s e n g l u k o n a t h a t   d i e   a u f f a l l e n d e   E i g e n s c h a f t   z w e i w e r t i g   z u b l e i b e n,   u n d   z w a r   ü b e r   J a h r e   h i n a u s. Vor 5 Jahren hergestellte Dragées haben heute noch einen hellen Inhalt und chemisch-analytisch ist bei in Pulverform mit Luftzutritt aufbewahrtem Ferroglukonat im Laufe von 3 Jahren der Ferrieisengehalt von 5˙2⁰/₀ nur auf 14 6⁰/₀ gestiegen.

Die „Hammerprobe" — das Zerschlagen von Ferroglukonat-Dragées und dreiwertig gewordenen Dragées anderer Verbindungen — zeigt den Farbunterschied und die daraus zu ziehenden Konsequenzen sehr deutlich. Anämie bei Jungtieren und Kindern. Als Beispiel der Anämien bei kleinen Säugetieren wählen wir die Ratte. Erhalten junge Ratten die eisenarme Kuhmilch-Grieß-Diät, so sinkt das Hämoglobin um die Hälfte, währenddem durch das Wachstum das Gewicht um das 3fache zunimmt. Erst mit dem Eintreten der Gewichtskonstanz erholt sich langsam das Hämoglobin. Beläßt man die Tiere bei der Mutter, wo ihnen die normale eisenhaltige Nahrung zugänglich ist, so passiert nichts, das Hämoglobin bleibt normal[28, 30, 32].

Als Beispiel großer Säugetiere haben wir gemeinsam mit Lang Versuche an jungen Elefanten[29] durchgeführt. Diese riesigen Pflanzenfresser sind nur in ihrem natürlichen Biotop, infolge hohen Eisengehaltes roter Erde und roten Wassers, gut lebensfähig. In Gefangenschaft gehen schon in Afrika selbst 60⁰/₀ der Jungtiere, offenbar an Anämie, zugrunde. Verabreicht man Elefanten in Gefangenschaft Eisen in richtiger, entsprechend ihrem Gewicht hoher Dosierung, geht die Anämie zurück und sie bleiben am Leben. Auch hier ist eine Abhängigkeit der Anämisierung durch das Zusammenwirken einer eisenarmen Kost und der Verdünnung des Körpereisens durch das Wachstum nachzuweisen.

Beim Menschen sind im Prinzip dieselben Verhältnisse vorhanden. Seit 1878 (Leichtenstern[22] in Deutschland) existieren internationale Statistiken, welche die Abhängigkeit der Hämoglobinwerte vom Alter demonstrieren. Eine sehr schöne Statistik erschien 1917 von Williamson[60] in den USA. In den letzten Jahrzehnten sind in vielen Ländern weitere Statistiken publiziert worden (England, Finnland, Australien u. a.). Auch die jüngsten derartigen Statistiken zeigen stereotyp immer dasselbe: einen hohen, „übernormalen" Hämoglobingehalt beim Neugeborenen, Sturz in den ersten 6 Monaten bis auf die Hälfte, Tiefbleiben bis zum dritten Lebensjahr und dann langsame Erholung, die erst mit dem Wachstumsstillstand um das 20. Lebensjahr abgeschlossen ist. Die in der ganzen Welt übliche Milch- und Zerealiennahrung der Säuglinge und Kleinkinder ist, wie bei unseren Diätratten und den gefangenen Elefanten, zu eisenarm, um die „Verdünnung" des Körpereisens durch das Wachstum und damit den Hämoglobinsturz hintanzuhalten. Auch hier entspricht zeitlich der Hämoglobinabfall dem stärksten Wachstum, verdreifacht doch im ersten Jahr ein normaler Säugling sein Gewicht. Eine Frühgeburt kann in dieser Zeit das Gewicht sogar versiebenfachen, wodurch die Anämisierung noch erheblicher wird.

In Zusammenarbeit mit Heimendinger[16] konnten wir zeigen, daß dieser Hämoglobinsturz keineswegs normal und physiologisch ist, wie bisher angenommen wurde, da alle Kinder, selbst die Kleinkinder, nach dreimonatiger Eisenbehandlung Hämoglobinwerte erreichen wie erwachsene Frauen. Mit der Besserung des Eisenhaushaltes werden Infekte und Katarrhe bedeutend seltener, die Kinder sind frischer und leistungsfähiger; die Schwestern der Kinderheime verlangen seither spontan im Frühjahr und Herbst, daß wir sie reichlich mit Ferroglukonat versorgen.

Geschlechtsunterschied. Es ist bekannt, daß Männer höhere Hämoglobinwerte haben als gesunde, auch eisengesättigte Frauen (Vahlquist[55] u. a.). Bei Kindern ist kein Hämoglobinunterschied zwischen den Geschlechtern festzustellen. Erst mit dem Erreichen der Geschlechtsreife bleibt der Hämoglobingehalt der Frau deutlich gegenüber demjenigen des Mannes zurück. Unsere Experimente am Tier haben, in Bestätigung der Versuche anderer Autoren, gezeigt, daß dieser Unterschied nicht durch eine Hemmung der Hämoglobinbildung durch die Oestrogene der Frau, sondern durch eine Anregung durch die Androgene beim Mann bedingt ist. Die Hämoglobinwerte der Frau sind in hormonaler Beziehung neutral wie bei den Kindern. Nur beim Mann ist der hohe Hämoglobinwert hormonal bedingt.

Anämie bei der Frau. Abgesehen vom normalen tieferen Hämoglobinwert kommen bei der Frau echte Eisenmangelzustände bis zu manifesten Anämien leichteren und schwereren Grades außerordentlich häufig vor. Wir haben einigen ganzen Familien Ferronikum verabreicht und dabei regelmäßig nach dreimonatiger Behandlung eine mehr oder weniger starke Hämoglobinzunahme bei den Müttern und Kindern gesehen, hingegen nicht bei den Vätern. Die Werte der mit Eisen gesättigten Mütter und Kinder erreichten aber nicht die Werte der Väter, was aus dem Vorangegangenen erklärlich ist. Der Anstieg beweist nicht nur die sehr starke Verbreitung eines richtigen Eisenmangels bei Kindern, sondern auch bei Frauen. Bei der geschlechtsreifen Frau erklärt sich der chronische Eisenmangel durch die periodischen Blut- und damit Eisenverluste, welche die an sich schon knappe Bilanz verschlechtern. Die Nahrung enthält im allgemeinen, bei Berücksichtigung der geringen Resorptionsquote von nur zirka 10%, gerade so viel Eisen als benötigt wird. Stärkere physiologische Blutverluste oder Schwangerschaften führen unweigerlich zu einer negativen Bilanz. Wie bei den Kindern, so ist es auch hier zweckmäßiger und okonomischer, gute Eisenpräparate zu verabfolgen, als eine besonders eisenhaltige Nahrung: viel rotes Fleisch und Leber. Die Auffassung, daß Spinat besonders eisenhaltig sei, beruht nach S c h u l t e n (persönliche Mitteilung) auf einem Rechnungsfehler um die Jahrhundertwende. Eigentlich sollten alle Kinder und geschlechtsreifen Frauen periodisch Eisenkuren machen. Unter allen Umständen sollten es aber alle Schwangeren während der ganzen Schwangerschaft und einige Wochen darüber hinaus tun. Insbesondere gilt das für Schwangere, die schon vorher manifest anämisch waren. In diesem Zusammenhang ist die Auffassung von T h e d e r i n g[40] interessant, welcher die gefürchtete Hypophysennekrose der Gebärenden (Sheehansyndrom) teilweise mit der Anämie erklärt. Diese Nekrose, die bei Frauen während der Geburt auftritt, wird durch akute Anoxämie hervorgerufen. Die unmittelbare Ursache dürfte der obligate Blutverlust bei der Geburt sein. Eine schon vorhandene Anämie begünstigt die Anoxämie. In diesem Zusammenhang sei auf die blutsparende Wirkung des M e t h e r g i n während der Geburt hingewiesen, der im Hinblick auf die Verhütung dieser Gefahr Bedeutung zukommt.

Schwangere, die lange genug und systematisch mit Eisen behandelt werden, können zur Zeit der Entbindung normale Hämoglobinwerte haben. Nach Z i l l i a c u s und P u t k i n e n[61] sei die Geburtsdauer bei nichtanämischen Frauen kürzer und leichter. Eine Anämie verlängert sie im Durchschnitt um 32% bei Primiparae und 21% bei Multiparae. Auf die hochinteressanten Feststellungen von R e i m a n n[26] (Türkei) sei hingewiesen, der sogar körperliche Mißbildungen infolge von generationenlangem Eisenmangel beobachtet hat.

Immer wieder begegnet man Kindern und Frauen, welche auch das bestverträgliche Eisenglukonat peroral nicht vertragen, sondern mit Uebelkeit und Erbrechen reagieren. Sicherlich spielen oft schwer faßbare psychische Gründe mit (unbegründete Angst vor schwarzen Zähnen, Korpulenz u. a.), es ist aber auch eine objektive Basis vorhanden. Wie R e i m a n n[26] vermutet, wären die Ursachen hierfür keine normalen p_H-Werte in bestimmten Abschnitten des Verdauungskanals und die dadurch bedingte exzessive Bildung von Schwefeleisen.

Wirkung des Kupfers. An dieser Stelle muß das Kupfer zur Sprache kommen, da es sehr eng mit der Hämoglobinbildung verknüpft ist.

Wenn der menschliche Organismus 4 bis 5 g Eisen enthält, so nur 100 bis 150 mg Kupfer. Die tägliche Kupferbilanz beträgt aber wie beim Eisen 2 mg. Der Serumkupferspiegel liegt, ebenfalls wie beim Eisen, um 100 $\mu g^0/_0$, doch ist der größte Teil dieses Kupfers als Coeruloplasmin in einem α_2-Globulinkomplex fest gebunden, wahrscheinlich als Ferment. Nur ungefähr 10% des Serumkupfers stehen frei zur Verfügung, da sie nur leicht an Albumine gebunden sind. Der Kupferstoffwechsel ist noch weitgehend unbekannt. Tatsache ist, daß das Kupfer unbedingt, wenn auch nur in ganz geringer Menge, für die Hämoglobinbildung erforderlich ist. Die optimale Menge liegt bei der Milchdiätratte, die nicht nur einen Eisen-, sondern auch einen Kupfermangel aufweist, zwischen 0·7 bis 7·0 μg Cu/100 g/Tag. Die Schwellen sind scharf: Weniger ist wirkungslos und mehr steigert die Wirkung nicht. Auf den erwachsenen Menschen übertragen entspräche dieses 0·5 bis 5·0 mg/Tag.

Für die Beurteilung der Kupferwirkung beim Tier hat uns der Eisennachweis in den inneren Organen mit der makroskopischen Berlinerblaureaktion[31, 33] gute Dienste geleistet. Zum Eisennachweis eignet sich am besten die Leber.

Werden junge Ratten mit einer reinen Milchdiät anämisch gemacht, so sinkt das Hämoglobin auf minimale Werte. Es ist aber immer noch Eisen in der Leber nachweisbar. Erhalten solche Tiere nur Eisen, so steigt das Hämoglobin auf reichlich die Hälfte der Norm, aber nicht mehr, und das Eisen fließt in die Depots, besonders in die Leber ab, die sich mit ihm füllen. Wird nur Kupfer verabreicht, so steigt das Hämoglobin gleich hoch, wie bei alleiniger Verabreichung von Eisen, die Leber wird aber vollständig eisenleer. Offenbar wird das ganze Reserveeisen durch das Kupfer für die Hämoglobinbildung mobilisiert. Erst wenn Eisen und Kupfer genügend lange zusammen verabfolgt werden, kommt es zu einer guten Normalisierung der Befunde, indem das Hämoglobin und die Eisenvorräte in der Leber normal werden. Eigenartig bei diesen Versuchen ist, daß die nur mit Eisen behandelten Tiere wohl langsamer, aber doch mit der Zeit alle zugrunde gehen, wie es die unbehandelten Milchdiättiere tun, währenddem die mit Kupfer behandelten Tiere trotz ihrer vollständig entblößten Eisenreserven am Leben bleiben. Diese Beobachtung zeigt, daß dem Eisen als Reserve keinerlei „Schutzwirkung" zukommt und daß das Kupfer einen noch nicht zu erklärenden vitalisierenden Effekt hat, der dem Eisen abgeht und dem wir beim Kobalt auch begegnen werden[34, 35, 49, 50].

Eisen verhält sich bei der Erythropoese und dem Hämoglobinaufbau tatsächlich vollständig passiv. Es muß stimuliert

werden, um seine offenbar ausschließliche Materialwirkung zu erfüllen[31]. Kupfer ist ein solches. Stimulans.
Die Kupferwirkung wird noch durch folgenden Versuch[33] sehr deutlich bewiesen: Wenn statt reiner Milchdiät
eine Milch-Grieß-Diät verabfolgt wird, so sinkt bei den
unbehandelten Tieren der Hämoglobinwert kaum tiefer als
bei den Tieren, die nur Kupfer erhalten. Wird Eisen oder
Eisen mit Kupfer verabfolgt, so steigt die Hämoglobinkurve
in beiden Fällen völlig gleichartig an. Sie bleibt also bei den
nur mit Eisen behandelten Tieren nicht unten liegen, wie bei
reiner Milchdiät. Zudem gehen in keiner Gruppe Tiere
zugrunde. Es ist so, wie wenn zum Eisen Kupfer gegeben
würde.
Dieser Effekt ist in erster Linie wohl auf das im Grieß
stets vorhandene Kupfer zurückzuführen. Zerealien, wie Voll-
mehl, Hafer u. a., enthalten bekanntlich auffallend viel
Kupfer.
Beim anämischen Menschen findet man einen Kupfermangel im Blutserum sehr selten. Am ehesten noch bei
Kindern, die lange ausschließlich mit Milch ernährt werden. Bei Infektanämien ist der Serumkupferspiegel sogar
stark erhöht. Das will aber noch nicht besagen, daß Kupfer
zur Verfügung steht, da das Serumkupfer ja stark gebunden
ist. Ein okkulter Mangel kann vielleicht doch vorliegen. Da
der Kupferstoffwechsel noch weitgehend unbekannt ist, ist es
empfehlenswert, bei therapieresistenten Anämien (wie bei den
später zu besprechenden eisen- und B_{12}-resistenten Anämien)
zur Grundbehandlung mit Kobalt, um nichts zu versäumen,
Eisen und Kupfer mit zu verabfolgen. Dieses wird dadurch
erleichtert, daß man mit sehr kleinen Kupfermengen auskommt, weil der Kupferbedarf nur sehr gering ist und
organische, sehr gut verträgliche Präparate zur Verfügung
stehen.
Wenn für die perorale Anämietherapie praktisch nur das
zweiwertige Eisen in Frage kommt, so fällt bei der Kupfer-
therapie eine solche Beschränkung fort. Sie ist viel einfacher
durchzuführen. Ein- und zweiwertiges Kupfer, organische und
anorganische Verbindungen, wasserlösliche und bestimmte
wasserunlösliche Salze sind quantitativ gleich wirksam, so
daß man mit der Wahl eines Kupferpräparates keine Schwierigkeiten hat. Es kommt nur darauf an, daß das Kupfersalz
nicht toxisch und gut verträglich ist. Eine solche Verbindung
ist nach unseren Untersuchungen das Kupferleuzinat. Seine
akute Toxizität (LD 50) ist nach 24 Stunden im Mäuseversuch
6mal und nach 10 Tagen $2^{1}/_{2}$mal geringer, als diejenige des
Kupfersulfats.
Andere Schwermetalle und Erythropoese. Bei
der Eisenmangelanämie der Ratte haben wir Mangan, Ma-

gnesium, Zink, Molybdän, und bei der Infektanämie des Kaninchens auch Nickel versucht. Sie erwiesen sich bei unseren Versuchsanordnungen alle als unwirksam. Auch Vitamin B_{12} und reines frisches Rattenblut, letzteres mit adäquater Eisenmenge des Hämoglobins, waren bei der Milchanämie der Ratte wirkungslos. Im Blut ist das Eisen an das Hämoglobin zu fest gebunden und wird vom Darm nicht aufgespalten.

Larvierte Sideropenie. Sie ist uns gut bekannt. Sie wurde schon 1840 von Becquerel und Rodier[2], und Anfang dieses Jahrhunderts von Sahli[37, 38] (larvierte Chlorose) erkannt, aber wieder vergessen. Auf unsere experimentellen Feststellungen hin, daß sie beim Tier leicht zu erzeugen ist[31], nahmen Jasinski[18], Roth[37] u. a. klinische Untersuchungen wieder auf. Nach Thedering[40] ist es die häufigste Mangelkrankheit der geschlechtsreifen Frau im mitteleuropäischen Raum. Ihre Kenntnis und Behandlungsmöglichkeit ist bei den Aerzten aber noch ganz unzureichend. Lang dauernde kleine Blutverluste werden von Frauen irrtümlicherweise oft für bedeutungslos gehalten und dem Arzt verschwiegen. Sie sind nicht selten dafür verantwortlich.

In Bestätigung der Versuche anderer Autoren haben Berde, Holländer und Undritz[1] die Eisenresorptionskurve bei gesunden Blutspendern männlichen Geschlechtes aufgestellt. Das Ergebnis sprach deutlich für das Vorliegen eines Eisenmangels trotz normaler Hämoglobinwerte. Es ist heute allgemein bekannt, daß selbst bei männlichen Blutspendern Eisenmangelzustände vorkommen können. Nach unseren Untersuchungen kommt es bei Männern zu einem larvierten Eisenmangel schon, wenn mehr als 1 Liter Blut pro Jahr gespendet wird. Nach Wachsmut, Lutzeyer und Heinrich[57] kommt es zu manifesten Anämien bei Männern, welche zirka 6 Liter, und Frauen, welche zirka $3^1/_2$ Liter Blut im Jahr spenden. Diese Feststellungen warnen nicht vor dem Blutspenden. Man kann ruhig Blut spenden, nur soll schon bei larviertem Eisenmangel Eisen verabreicht werden. Aus psychologischen Gründen wäre hier das Eisen als notwendiges zusätzliches Nahrungsmittel, nicht als Medikament zu empfehlen. Wenn dieses in erforderlicher Dosierung durchführbar ist, können auch geschlechtsreife Frauen Blut spenden, die anderenfalls im allgemeinen besser davon absehen sollten.

Zytochromhaushalt. Bisher war die Auffassung verbreitet, daß bei Eisenmangel zuerst die Eisenreserven, dann das Hämoglobin angegriffen werden, und daß auch bei schwerster Anämie die so wichtigen eisenhaltigen Enzyme, wie das Zytochrom C, unangetastet bleiben.

Unsere Rattenversuche zeigten bereits, daß bei Kupfermangel das Hämoglobin tief liegt und die Speicher mit Eisen gefüllt sind. Das verträgt sich schon nicht mit diesem Dogma.

Die Auffassung der Unantastbarkeit des Zytochroms beruhte auf einem einzigen Versuch an einem einzigen Tier von Hahn und Whipple 1937[11]. Diese Autoren hatten einen Hund entblutet. In der durchspülten Leber wurde nach Veraschung so viel Eisen gefunden, als berechnungsgemäß Fermenteisen vorhanden sein müßte. Bedenkt man aber, daß 1 g einer wirklich blutfreien Leber nur $^{1}/_{6000}$ von dem Eisenquantum als Fermenteisen enthält, das in 1 ccm Blut enthalten ist, so ist bei der Unmöglichkeit, ein Organ absolut blutfrei zu machen, durchaus anzunehmen, daß das nachgewiesene Eisen in der Hundeleber doch noch vom Hämoglobin stammen könnte. Beutler[3] hat neuerdings das Problem aufgenommen und in minutiösen spektrophotometrischen Untersuchungen den Zytochrom C-Gehalt der Leber bei anämischen und nichtanämischen Tieren untersucht und hierbei eindeutig festgestellt, daß auch noch beim larvierten Eisenmangel, also wenn die Hämoglobinwerte wieder völlig normal sind, der Zytochromgehalt stark erniedrigt ist. Das Hämoglobineisen stört hier nicht.

Die larvierte Sideropenie des Menschen zeichnet sich bei normalem Hämoglobingehalt durch subjektive und objektive Symptome aus, die teilweise dieselben sind wie bei manifesten Anämien, wo ein Hämoglobinmangel besteht, die also nicht auf die Abwesenheit des Hämoglobins zu beziehen sind. Die Untersuchungen von Beutler und klinische Beobachtungen legen nahe, daß diese Anämiesymptome eine Folge des Zytochrommangels sind, insbesondere die Atrophie der Schleimhaut des Verdauungskanals mit der herabgesetzten Sekretion.

Dieses wurde von verschiedenen Autoren schon vermutet, z. B. von Thedering[40], ist jetzt aber nachgewiesen worden. Es erklärt auch die von Heilmeyer[13] u. a. seinerzeit festgestellte Tatsache, daß nach intravenösen Injektionen selbst geringer Dosen zweiwertigen Eisens die Hämoglobinzunahme in Gang kommt und die Menge des injizierten Eisens übertreffen kann. Offenbar bessern sich sofort die Zytochromverhältnisse der Schleimhäute, wodurch das Nahrungseisen wieder resorbiert und zur Hämoglobinbildung verwendet wird.

Die Auswirkungen des Eisenmangels sind demnach bei genügender Anwesenheit von Kupfer folgendermaßen zu korrigieren: zuerst Abnahme des Zytochroms, dann der Eisenreserven und schließlich auch des Hämoglobins. Bei Normalisierung durch adäquate Eisenzufuhr erholt sich zuerst das Zytochrom, dann das Hämoglobin und zum Schluß die Eisenreserven.

Ausschließliche Materialwirkung des Eisens.
Wir haben verschiedentlich darauf hingewiesen, daß nicht das
Eisen die Erythropoese reizt, sondern der Mangel an
Eisen[31]. Durch Eisenmangel kommt es im Blut zu einer relativen oder absoluten Erythrozytose, zu einer Proerythrozytose
und im Knochenmark zu einer Vermehrung der Normoblasten. Bei Verabreichung von Eisen gehen alle diese Reiz-
symptome entsprechend dem Anstieg des Hämoglobins
zurück. Das Ansteigen des Hämoglobins, das früher als
„Reizwirkung" des Eisens angesehen wurde, ist eine reine
Materialwirkung, die auch nicht allein durch das Eisen
zustande kommt, denn sie benötigt als Stimulans Kupfer. Ein
weiterer sehr augenfälliger Beweis für die Reizwirkung des
Mangels an Eisen sind die histologischen Befunde in der
Milz der Ratten. Die Milz normaler Ratten ist erythropoetisch
wirksam, aber nur sehr geringgradig. Neben den Lymph-
follikeln finden sich spärliche kleine myeloische Herde mit
Normoblasten. Werden Tiere anämisch gemacht, so kommt es
zu einer enormen Proliferation der Normoblastennester, die
bei genügender Eisengabe wieder zurückgeht. Der Effekt ist
zur Demonstration sehr geeignet.

B. Die megalozytären Anämien

Eisenzugabe. Die megalozytären Anämien entstehen
durch Mangel des Vitamin B_{12}-Komplexes. Wir selbst haben
uns experimentell mit diesem Problem nicht befaßt, da beim
Tier ein solcher Zustand nicht erzeugt werden kann. Es ist
für uns von Interesse, daß diese Anämien mit einem Eisenmangel kombiniert sein können, sobald sich die spezifische
Behandlung mit Vitamin B_{12} optimal auswirkt. Das zunächst
meistens stark gespeicherte Eisen wird verbraucht. In solchen
Fällen ist es notwendig, zum B_{12} Eisen zu geben, damit sich
die Patienten vollständig erholen und auch subjektiv wieder
wohlfühlen und leistungsfähig werden. Die Gefahr eines zusätzlichen Eisenmangels ist nicht sehr groß, da diese Krankheit meistens im höheren Lebensalter auftritt, wo auch bei
Frauen die Eisenbilanz ausgeglichener ist. In den Tropen kann
allerdings infolge Komplikation mit der Hakenwurmanämie
Eisen von vornehrein indiziert sein.

B_{12}-Bilanzstudien. Mit dem Vitamin B_{12} wird schon
das Kobaltproblem berührt, enthält doch Vitamin B_{12} 4%
Kobalt. Patienten mit perniziöser Anämie, der klassischen
Vitamin B_{12}-Mangelkrankheit, benötigen als Erhaltungsdosis
zeit ihres Lebens 1 μg B_{12} täglich, öfters sogar weniger. Das
sind 0˙04 μg Co. Ohne Co ist das B_{12} unwirksam. Auch Co
allein hat keine antiperniziöse Wirkung. Erst der ganze Kom-
plex ist wirksam.

C. Die eisen- und B_{12}-resistenten Anämien

Kobalt als Pharmakon. Wenn die Therapie mit Eisen, Kupfer und Vitamin B_{12} als eine echte Substitutionstherapie zu betrachten ist, so ist dieses nicht der Fall bei der Kobalttherapie der auf diese Mittel nicht ansprechenden Anämien. Hier kommt es auf die Co-Ionen-Wirkung an, wozu Kobaltmengen benötigt werden, die in keiner natürlichen Nahrung enthalten sind. Es müssen Erwachsenen 15 bis 30 mg Co pro Tag peroral verabreicht werden, was bis zu 750.000mal mehr ausmacht als die verschwindend kleine Menge, die ein Perniziosakranker täglich mit dem Vitamin B_{12} injiziert erhält. Für das Auge sind allerdings 30 mg Co auch noch eine sehr geringe Menge. Es handelt sich um eine pharmakodynamische und nicht mehr um eine physiologische Kobaltwirkung.

Pathogenese. Die auf Tab. 2 aufgezählten Anämien, die auf Eisen und Vitamin B_{12} nicht reagieren, haben offenbar einen gemeinsamen pathogenetischen Mechanismus, weswegen sie auf Kobalt ansprechen. Dieser Mechanismus ist noch nicht genügend geklärt. Wahrscheinlich handelt es sich um eine Hemmung oder Lahmlegung der normalen Erythropoese, insbesondere bezüglich der Hämoglobinproduktion. Das Eisen wandert in die Speicher ab, selbst wenn es intravenös verabfolgt wird. Nach unseren Untersuchungen dürften hier toxische, insbesondere toxisch-allergische Momente die Hämoglobinsynthese stören. Merkwürdig ist die Beseitigung dieser Störung, die Normalisierung der Hämoglobinbildung, durch Kobalt.

Kobalt bei normalen Tieren und Menschen. Wir haben die vielfach festgestellte Tatsache bestätigt, daß Kobalt die normale Regulation der Erythrozytenzahlen und des Hämoglobins im Sinne einer unphysiologischen Steigerung durchbricht[35, 50]. Viele Theorien werden zur Erklärung ins Feld geführt. Die bekannteste ist die Annahme einer Aredoxie durch Weissbecker[59], die praktisch auf eine Anoxämie, wie der Hochgebirgseffekt, hinausgeht. Neuerdings wird die Auffassung vertreten, daß die Kobaltwirkung über eine Vermehrung des noch wenig abgeklärten Erythropoetins zustande käme (Goldwasser, Jacobson, Fried und Plzak[8]).

Es handelt sich offenbar um einen völlig indirekten Effekt, da nach unseren Untersuchungen die Erythrozyten und ihr Hämoglobingehalt mit den dazugehörigen Werten des Serum- und Speichereisens in ihrem gegenseitigen Verhältnis qualitativ unverändert bleiben; bei Normalen entsprechen sie der Norm, bei Anämischen der Anämie. Eisen, Kupfer und Vitamin B_{12} sind hingegen selbst in höchster Dosierung nicht fähig. die normale Erythropoese zu steigern.

Der Effekt des Kobalts bei gesunden Individuen wird am besten an Hand des Hämoglobins getestet. Die Erythrozytenwerte geben eine größere Streuung und sind nicht so zuverlässig. Wenn wir im folgenden von der Kobaltpolyglobulie, als welche sie allgemein bezeichnet wird, sprechen, so meinen wir weniger die Vermehrung der Zahl der Erythrozyten als die Vermehrung des Hämoglobins. Der Hämoglobinanstieg geht proportional der Menge des zugeführten Kobalts. Präparatwahl. Die Kobaltpolyglobulie bei gesunden Ratten ist ein guter Test, ob reine oder gemischte Kobaltpräparate wirksam sind. Mit diesem Test kann z. B. leicht festgestellt werden, daß das Kobaltversenat vollständig unwirksam ist. Es wurde allerdings eine Zeitlang trotzdem, allerdings ohne experimentelle Unterlagen, empfohlen.

Wenn schon beim Eisen nicht alle Verbindungen optimal wirken und die Wertigkeit zu beachten ist, so muß man bei der Auswahl von Kobaltpräparaten noch vorsichtiger sein. Wohl scheinen zwei- und gewisse dreiwertige Verbindungen gleich gut zu wirken. Der Effekt wird aber stark beeinträchtigt, wenn nicht aufgehoben durch einige Vitamine der B-Gruppe, Vitamin C und sulfhydrylhaltige Verbindungen, wie das Cystein. Es gilt daher, bei der Kobalttherapie eventuell Vitaminzugaben, getrennt während des Tages, in einigem Abstand vom Kobalt zu verabreichen, z. B. bei der so wirksamen Behandlung der Frühgeburtenanämien mit Kobalt nach Kundratitz[20] und Weippl[60].

Die vielverwendeten anorganischen Verbindungen, insbesondere das Kobaltchlorid, haben wohl eine gute hämatopoetische Wirkung, machen aber häufig Unverträglichkeitserscheinungen. Es ist daher verständlich, daß eine Anzahl von USA-Hämatologen[6] diese Therapie nicht befürworten. Sie sagen mit Recht, was würde eine Besserung des Hämoglobins z. B. bei einem Nierenkranken nützen, wenn der Patient noch stärker appetitlos wird und öfter bricht als vorher.

Besonders in Deutschland ist man deswegen schon seit einiger Zeit (Weissbecker[59], Goldeck[7] u. a.) zur Verwendung organischer Kobaltpräparate übergegangen, die bei voller Wirksamkeit besser verträglich sind.

Im allgemeinen wird es notwendig sein, Kobalt gleichzeitig mit genügenden Mengen von Eisen zu verabreichen, insbesondere bei den zu Eisenmangel neigenden Kindern und Frauen. Schon das bestverträgliche Eisensalz, wie das Glukonat, wird aber schätzungsweise von zirka 10% der Kinder und Frauen vom Magen aus nicht immer vertragen. Das liegt offenbar am Schwermetallsalz an sich. Wird ein weiteres Schwermetallsalz hinzugegeben, so ist damit zu

rechnen, daß trotz bestverträglicher Verbindungen noch mehr
Individuen es nicht recht vertragen (Appetitlosigkeit, Uebelkeit,
Erbrechen, Durchfälle). Es ist daher erforderlich, untoxische
und so gut verträgliche Präparate wie nur möglich, zu
wählen und eine Kombination nicht dort anzuwenden, wo
Eisen allein schon wirkt. Diese Nebenwirkungen lassen sich
weitgehend einschränken, wenn die Patienten nicht höhere
Kobaltmengen erhalten, als sie therapeutisch benötigen (siehe
unten).

Toxizität. Wir haben verschiedene organische und anorganische Präparate geprüft und schließlich dem Kobaltglutaminat den Vorzug gegeben. Es ist im akuten Versuch 2mal weniger toxisch als das Chlorid oder Sulfat, die
gleich toxisch sind[35].

Im chronischen, therapeutisch-toxischen Versuch bei der Ratte haben wir ein organisches und ein
anorganisches Schwermetallgemisch 230 Tage lang in drei
verschiedenen Dosierungen verabreicht[35, 50]. Als organische
Verbindungen verwendeten wir das Eisenglukonat, dessen
geringe Toxizität bekannt ist, das erwähnte Kupferleuzinat und das Kobaltglutaminat. Die anorganische
Mischung bestand ausschließlich aus Sulfaten. Die erythro-
poetische Wirksamkeit war völlig dieselbe, nur war die
Toxizität des anorganischen Gemisches bedeutend ausgesprochener, indem hier die Tiere mit der höchsten Dosierung
nach zirka 6 Monaten zugrunde gegangen waren, währenddem die mit derselben Dosis vom organischen Gemische behandelten wohlauf blieben.

Therapeutisch gerade noch wirksame Kobaltdosis bei der alimentären Anämie der Ratte.
Wir konnten feststellen, daß die Kobaltdosis, welche
beim Normaltier gerade keine Polyglobulie mehr erzeugt, bei
der Anämie noch voll wirksam ist. Diese Dosis würde
15 mg Kobalt/Tag beim erwachsenen Menschen entsprechen.
Das erklärt, daß diese Dosis klinisch oft genügt (Simunic[39]).

Wird durch Milchdiät anämisierten Tieren ausschließlich
Kobalt verabfolgt, so hat es gar keine Wirkung auf
das Hämoglobin. Der Hämoglobinwert erreicht extrem
tiefe Werte wie bei den unbehandelte Kontrollen[30]. Kupfer
und Eisen, getrennt verabfolgt, haben, wie gesagt, jedes für
sich nur eine sehr mäßige Wirkung, desgleichen Kobalt mit
Kupfer zusammen gegeben, wofür das Kupfer maßgebend ist.
Eisen mit Kupfer hat hingegen eine beinahe optimale Wirkung. Vollständig wird die Anämie aber erst durch die
Mischung von Eisen, Kupfer und Kobalt behoben. Wir
nahmen an, daß das Modell der Kuhmilchanämie bei der
Ratte mit einer allergisch-toxischen Komponente kompliziert
sei (Fremdmilch), welche die Verbesserung durch Kobalt-

zusatz erklärt. Neuerdings sind aber klinische Untersuchungen publiziert worden (T h e d e r i n g[40]), wonach Kobaltzusatz zum Eisen den Hämoglobinanstieg schon bei einfachen Eisenmangelanämien beschleunigt. Wenn eine intravenöse Eisentherapie bei schweren Eisenmangelanämien zu einem täglichen Anstieg bis zu rund 1·4% Hämoglobin (in Sahli-Einheiten) führt, so mit Kobalt kombiniert bis zu 1·7%.

Vitalisierender Effekt. Bei diesem Versuch gehen, wie schon erwähnt, die Milchdiättiere, die nicht behandelt werden, und die, welche nur Eisen erhalten, zugrunde. Die Kupfertiere bleiben aber am Leben und, was noch auffälliger ist, auch die n u r m i t K o b a l t b e h a n d e l t e n T i e r e t r o t z i h r e r m i n i m a l e n H ä m o g l o b i n w e r t e[49].

Diese Feststellung einer v i t a l i s i e r e n d e n W i r k u n g auch d e s K o b a l t s dürfte nicht ohne Bedeutung sein für die E r h a l t u n g d e r F r ü h g e b u r t e n a m L e b e n, wie sie K u n d r a t i t z[19] und W e i p p l[58] mit unserem Kombinationspräparat CCF neben der sehr günstigen Wirkung auf das Hämoglobin festgestellt haben.

K o m b i n i e r t e K o b a l t - E i s e n - K u p f e r - T h e r a p i e. Sehr beachtenswert ist aber auch die Tatsache, daß bei Eisenmangeltieren Kobalt ohne Eisen völlig unwirksam ist, der Grund, weswegen wir, wenn immer möglich, für eine kombinierte Kobalt-Eisen-Behandlung plädieren, insbesondere bei Kindern und geschlechtsreifen Frauen, die oft schon anämisch sind oder zu Anämien neigen. Für eine Zugabe von Kupfer sind wir aus früher erwähnten Gründen.

K o b a l t b e i d e r e x p e r i m e n t e l l e n I n f e k t a n ä m i e. In letzter Zeit versuchen wir, die wichtigsten Indikationen der Kobalttherapie: Infektanämie, Tumoranämie, hämolytische Anämie e x p e r i m e n t e l l z u e r z e u g e n und zu behandeln.

Die bisher einzige derartige Untersuchung wurde von G u b l e r, C a r t w r i g h t und W i n t r o b e[10] durchgeführt. Die Autoren benutzten als Modell einer Infektanämie die Anämie, die durch sterile Terpentinabszesse hervorgerufen wird. Kobalt verhütete das Auftreten der Anämie oder heilte sie.

Wir sehen dasselbe bei Kaninchen und Ratten, denen intratestikulär abgetötete Tuberkelbazillen injiziert werden. Es kommt zu einer ebensolchen Anämie wie bei virulent geimpften Tieren, nur gehen die Tiere nicht zugrunde und können lange beobachtet werden. Wir konnten die Anämieentwicklung vollständig mit Kobalt intravenös, intramuskulär oder peroral verhüten, wobei Eisen und Kupfer allein oder kombiniert unwirksam waren. Interessant war, daß auch hier Kobalt schon optimal in einer Dosierung wirksam war, welche unter der Polyglobuliedosis liegt. Die Hälfte dieser Dosis war aber ganz unwirksam[30].

Mechanismus der Infektanämie. In diesem Zusammenhang sei ein Beitrag zum pathogenetischen Mechanismus dieser Anämie gegeben, den wir mit .Dr. Brack vor 20 Jahren[35, 46] analysierten (damals nicht veröffentlicht): Die Anämie ist am stärksten ausgesprochen, wenn die Tuberkulinhautempfindlichkeit nach der quantitativen Methode von Mendel-Mantoux (Tuberkulinreizschwellenbestimmung) am ausgesprochensten ist. Mit dem Zurückgehen dieser Empfindlichkeit normalisiert sich auch langsam die Anämie. Die Anämie ist somit toxisch-allergisch bedingt (heute wird der Ausdruck „immunpathologisch" benutzt).

Eine weitere, unseres Wissens noch nicht gemachte Feststellung ist die Speicherung von Eisen in den oft noch tuberkelbazillenhaltigen Riesenzellen der Granulome, die sich mit abgetöteten Bazillen ebenso bilden wie bei der virulenten Tuberkulose[52, 53]. Dieser Befund spricht nebenbei sehr zugunsten unserer Auffassung, daß die Riesenzellen bei Tuberkulose, Parasiten und Fremdkörpern hochpolyploide Monozyten sind.

Kobalt bei der experimentellen hämolytischen Anämie. Diese Untersuchungen sind im Gange. Ein Vorversuch mit Phenylhydrazin zeigte keinen Einfluß des Kobalts während der Anämisierung, hingegen eine deutlich schnellere und steiler ansteigende Erholungsphase des Hämoglobins.

Es war zu erwarten, daß Kobalt vollständig wirkungslos gegen die Zerstörung der Erythrozyten durch das Phenylhydrazin ist. Die Beschleunigung der Reparationsphase geht vielleicht mehr in das Gebiet der physiologischen Reaktion, entsprechend der Restitution durch Eisen.

In einem anderen Vorversuch konnten wir feststellen, daß mit Kobalt-Polyglobulie behaftete Kaninchen nach Phenylhydrazin eine geringere Anämie bekamen als nicht vorbehandelte Tiere. Das ginge in die Richtung einer Kobaltprophylaxe der Anämien bei Operationen.

Die Versuche werden fortgesetzt.

Kobalt bei experimentellen malignen Tumoren. Hier hat sich uns das Uterusepitheliom von Guérin gut bewährt. Auch hier handelt es sich zunächst nur um Vorversuche. Die Anämie dieser Tiere war schon bekannt.

Mit Kobalt haben wir die Anämisierung gut aufhalten können. Nur gegen den Schluß, wenn die Metastasen sich stark ausbreiten und die Tumoren ulzerieren, geht die Wirkung zurück[51].

Die Beobachtung entspricht den klinischen Erfahrungen insbesondere von Simunić[39], der bei Anämien mit nicht stark generalisierten Tumoren eine Besserung des Hämoglobins sah, hingegen nicht bei ausgedehnter Metastasierung, insbesondere in den Knochen.

Kobalt hat hierbei gar keinen Einfluß auf die Absterbegänge der Kollektive. Die Tiere sterben ebenso schnell (im Durchschnitt 30 Tage) wie die unbehandelten Tumorratten, und auch auf die Entwicklung des Tumors scheint Kobalt keinen Einfluß zu haben. Man erkennt die Kobalttiere schon an dem dunkleren Kolorit ihrer Organe infolge des höheren Hämoglobinwertes.

Von klinischer Seite wird der Wert der Kobalttherapie bei Tumoren in der deutlichen Besserung des Allgemeinbefindens dieser Patienten durch Nachlassen der lästigen, komplizierenden Anämiesymptome gesehen. Es wird auch betont (T h e d e r i n g[40]), daß Kobalt auf die Entwicklung maligner Tumoren beim Menschen weder einen beschleunigenden noch einen hemmenden Einfluß hat. Auch diese Versuche werden fortgesetzt.

Außer den Mitteilungen von K u n d r a t i t z[19] und W e i p p l[58] bei Frühgeburten liegen klinische Erfahrungen mit unserem Kombinationspräparat CCF von S i m u n i c[39] und N o r d e n s o n[24], der speziell über gute Erfolge bei Nierenaffektionen berichtet, vor.

Eigene klinische Beobachtungen

Von den konsultativ von uns mitbehandelten Fällen seien als Beispiele zwei Patienten mit rheumatischer Anämie und je ein Fall von Anämie bei Karzinom, Leukämie und Erythrämie erwähnt.

Die Anämie beim chronischen Rheumatismus wird zu den Infektanämien gezählt und ist als solche einer alleinigen Eisentherapie nicht zugänglich.

Das zeigte sich sehr deutlich am ersten Fall, einem 41jährigen Mann mit M o r b u s B e c h t e r e w. Seit 10 Jahren hatte er das Leiden, schmerzhaft und mit zunehmender Krümmung der Wirbelsäule. 1 Jahr erhielt er mit Unterbrüchen Ferroglukonat, allein ohne Wirkung weder auf das Hämoglobin noch auf die erhöhte Blutsenkung oder das Allgemeinbefinden.

Mit einer intensiven CCF-Kur s t i e g d a s H ä m o g l o b i n bis über die Norm und hält sich jetzt, nach 5 Jahren, nahe bei der Norm. D i e S e n k u n g zeigt Schwankungen, h a t s i c h im ganzen aber auch gebessert. Besonders beachtenswert ist die wesentliche Besserung des Allgemeinbefindens. Der Patient befindet sich so wohl wie seit 10 Jahren nicht mehr und will das Kobalt nicht mehr missen, das er in kleiner Dosierung mit teils langen Unterbrechungen ständig weiter nimmt. Irgend welche Nebenerscheinungen sind nicht aufgetreten[35, 50].

Bei dem zweiten Fall handelt es sich um einen 63jährigen Mann, bei dem wir die Entwicklung einer chronischen Polyarthritis seit $4^{1}/_{2}$ Jahren verfolgen konnten. Bei starker Schwellung und Schmerzhaftigkeit der Gelenke, stark erhöhter Senkung und deutlicher Anämie wurde dem Bettlägerigen zunächst 3 Wochen lang nur unser Kobaltkombinationspräparat gegeben. Das Hämoglobin stieg stark an und die Senkung besserte sich. Nach 3 Wochen wurde wegen der unveränderten starken Schmerzen in den Gelenken Prednison hinzugegeben. Das Hämoglobin stieg nahe bis zur Norm. Die Senkung ist noch leicht beschleunigt. Der Patient ist mit geringen Prednisolonmengen heute schmerzfrei, arbeitet und fühlt sich bedeutend wohler. Wenn auch der Haupterfolg den Corticoiden zuzuschreiben ist, so hat doch wohl nur das Kobalt die Anämie so schnell gebessert.

Beim dritten Beispiel handelt es sich um eine Frau mit konstitutionell erblicher Elliptozytose und operiertem Mammakarzinom mit eisenrefraktärer Anämie. In 4 Monaten kam es mit unserem Kombinationspräparat zu einem Hämoglobinanstieg von 53 auf 107 Sahli-Einheiten. Auffällig war auch die Besserung des subjektiven Befindens, sie hatte keinerlei Beschwerden mehr und fühlte sich sehr wohl. Bei einem 59jährigen Mann mit chronischer myeloischer Leukämie und und monatelanger Anämie stieg das Hämoglobin mit CCF innerhalb 19 Tagen von 66 auf 84, bei einem 39jährigen Mann mit chronischer Erythrämie Di Guglielmo innerhalb von 6 Wochen von 49 auf 70 Sahli-Einheiten an. Auch bei diesen Patienten fiel die Besserung des Allgemeinbefindens auf.

Literatur: [1] Berde, B., Holländer, L., Undritz, E. und Zehnder, K.: Schweiz. med. Wschr., 85 (1955), S. 936. — [2] Becquerel, A. und Rodier, A.: Gaz. méd. Par., 12 (1844), S. 751. — [3] Beutler, E.: Amer. J. med. Sci., 234 (1957), S. 517. — [4] Bidder, H. v. und Undritz, E.: Helvet. Physiol. Acta, 6 (1948), S. 765. — [5] Bielig, H.-J.: Mündliche Mitteilung 1957. — [6] Dameshek, W.: (Herausgeber) Blood, 10 (1955), S. 852. — [7] Goldeck, H.: Spezielle Therapie der Blutkrankheiten. Stuttgart: Enke. 1955. — [8] Goldwasser, E., Jacobson, L. O., Fried, W. und Plzak, L.: Science, 125 (1957), S. 1085. — [9] Granick, S.: Bull. N. Y. Acad. Med., 25 (1949), S. 403. — [10] Gubler, C. J., Cartwright, G. E. und Wintrobe, M. M.: J. biol. Chem., 184, 2 (1950). — [11] Hahn, P. F. und Whipple, G. H.: Amer. J. med. Sci., 191 (1936), S. 24. — [12] Heilmeyer, L.: Die Eisentherapie und ihre Grundlagen, 2. Aufl. Leipzig: Hirzel. 1944. — [13] Derselbe: Dtsch. med. Wschr., 75 (1950), S. 1086. — [14] Heilmeyer, L. und Begemann, H.: Blut und Blutkrankheiten; Handbuch der Inneren Medizin, II. Band Berlin: Springer-Verlag. 1951. — [15] Heilmeyer, L. und Plötner, K.: Das Serumeisen und die Eisenmangelkrankheit. Jena: Fischer. 1937. — [16] Heimendinger, H.

und Undritz, E.: Schweiz. med. Wschr., 85 (1955), S. 919. —
[17] Herz, O.: Ausgrabung des Beresowkamammuts (Expeditionsberichte), St. Petersburg 1902 (zit. nach Pfitzenmayer). —
[18] Jasinski, B.: Schweiz. med. Wschr., 79 (1949), S. 291. —
[19] Kundratitz, K.: Wien. klin. Wschr., 68 (1956), S. 972 und Wien. med. Wschr., 107 (1957), S. 101. — [20] Lang, E. und Undritz, E.: Schweiz. med. Wschr., 84 (1954), S. 1120. —
[21] Lawrence, J. H.: Congr. Soc. Europ. Hématol., Roma 1951. —
[22] Leichtenstern, O.: Untersuchungen über den Hämoglobingehalt des Blutes in gesunden und kranken Zuständen. Leipzig: Vogel. 1878. — [23] Millot, J.: Le Naturaliste Malgache, 1. Suppl. 1954 und persönliche Mitteilung. — [24] Nordenson, N. G.: Erscheint demnächst in der Schweiz. med. Wschr. — [25] Pfizenmayer, E. W.: Mammutleichen und Urwaldmenschen in Nordost-Sibirien. Leipzig: Brockhaus. 1926. — [26] Reimann, F.: The impact of iron deficiency on a whole population. Manuskript unveröffentlicht. —
[27] Roth, O.: Schweiz. med. Wschr., 80 (1950), S. 1065. — [28] Rothlin. E. und Undritz, E.: Verh. Schweiz. Naturforsch.Ges., (1945), S. 202. — [29] Dieselben: Helvet. med. Acta, 13 (1946), S. 460. —
[30] Dieselben: Schweiz. med. Wschr., 77 (1947), S. 58. — [31] Dieselben: Bibl. Paed., 58 (1954), S. 636. — [32] Dieselben: Analecta Sandoz (1954), S. 27. — [33] Rothlin, E., Undritz, E. und Zehnder, K.: Die notwendigen Kostformen zur Prüfung von Eisen-, Kupfer- und Kobaltverbindungen bei der weißen Laboratoriumsratte. V. Europäischer Hämatologenkongreß 1955. Berlin: Springer-Verlag. 1956, S. 161—164. — [34] Dieselben: Rev. Path. Hyg. comp. et gén., 682 (1956), S. 1540. — [35] Dieselben: Schweiz. med. Wschr., 86 (1956), S. 1428. — [36] Dieselben: Proceedings 6th Intern. Congress of the Intern. Soc. Hematology, Boston 1956, S. 704. — [37] Sahli, H.: Lehrbuch der klinischen Untersuchungsmethoden für Studierende und Aerzte. Leipzig und Wien: Deutıcke. 1909, S. 933. — [38] Salenski, W.: internationaler Zoologischer Kongreß Bern 1904. — [39] Simunić, L.: Schweiz. med. Wschr., 86 (1956), S. 1434. — [40] Thedering, F. jun.: Landarzt, 33 (1957), S. 169. — [41] Undritz, E.: Fol. haemat., 67 (1943), S 249. — [42] Derselbe: Hämatologische Tafeln Sandoz, 2. Ausg. 1952. Basel. — [43] Derselbe: Fol. haemat., 70 (1950), S. 32. —
[44] Derselbe: Verh. dtsch. Ges. inn. Med., 58. Kongreß. München: Bergmann 1952. — [45] Derselbe: Triangel, 2 (1955), S. 34. —
[46] Derselbe: Schweiz. med. Wschr., 85 (1955), S. 919. — [47] Derselbe: Vortrag Aerztegesellschaft Innsbruck 14. Juni 1956, ref. Wien klin. Wschr., 68 (1956), S. 844. — [48] Derselbe: Verh. Schweiz. Naturforsch.Ges. (1956), S. 169. — [49] Derselbe: Vortrag Gesellschaft der Aerzte in Wien 23. November 1956, ref. Wien. klin. Wschr., 68 (1956), S. 972 und Wien. med. Wschr., 107 (1957), S. 101. — [50] Derselbe: Recipe, 16 (1957), S. 291. —
[51] Derselbe: Proc. VIIth Intern. Congr. Intern. Soc. Hematology, Rome 1958. — [52] Derselbe: ,,Immunpathologie", I. Internationales Symposium, Basel/Seelisberg 1958. Basel: Benno Schwabe. 1958, S. 211. — [53] Derselbe: Pathologie des Eisenstoffwechsels: Hämosiderin in Riesenzellen bei experimenteller Tuberkulose. In: Eisenstoffwechsel. Stuttgart: Thieme 1959, S. 187. —
[54] Derselbe: Die Befunde der Routineuntersuchungen des Blutes bei subjektiv Gesunden im vorgerückten Alter. Scheveningen,

Kongreß für Geriatrie, September 1961. In Vorbereitung. —
[55] Vahlquist, B.: Acta paediatr., 28, Suppl. V, Uppsala 1941. —
[56] Voigt, E.: Nova Acta Leopold., 5 (1937), S. 115. — [57] Wachs-
muth, W., Lutzeyer, W. und Heinrich, G.: Aerztl. Wschr. (1953),
S. 1209. — [58] Weippl, G.: Wien. klin. Wschr., 70 (1958), S. 859.
— [59] Weißbecker, L.: Klin. Wschr., 29 (1951), S. 80. — [60] Williamson, Ch. S.: Arch. int. Med., 18 (1916), S. 505. — [61] Zilliacus,
H. und Putkinen, T.: Gynaecologia, 134 (1952), S. 32.

Die hämolytischen Anämien
Von H. Fleischhacker

Unter hämolytischen Anämien verstehen wir Verminderungen der Erythrozytenwerte, die durch einen so hochgradig beschleunigten Blutzerfall zustande kommen, daß trotz einer gewaltig gesteigerten Erythropoese die musterhafte Anzahl roter Blutkörperchen in der Blutbahn nicht aufrechterhalten werden kann. Die Lebensdauer der Erythrozyten, normal mit etwa 110 bis 120 Tagen zu veranschlagen, sinkt dabei mitunter auf wenige Tage ab. Bei dem raschen Blutzerfall können die Abbauprodukte des Hämoglobins nicht mehr ordnungsgemäß verarbeitet und ausgeschieden werden, so daß es zu einer Erhöhung des Plasmabilirubins sowie der Stuhl- und Harnurobilinkörper kommt. Ein rascher Zerfall führt zur Hämoglobinämie und Hämoglobinurie. Von Fischer, Argenton und Fritzsche wurde darauf aufmerksam gemacht, daß im Rahmen von Leukosen und Tumoren hämolytische Anämien auftreten, bei denen der Ikterus, die Hyperbilirubinämie und erhöhten Gallenbarstoffwerte im Stuhl und Harn vermißt werden. Es ist dabei anzunehmen, daß Hämoglobin über farblose Zwischenstufen abgebaut wird.

Bei der Untersuchung der Blutbildungsstätten findet sich eine Hyperaktivität der Erythropoese, die fast alle Markräume, einschließlich der beim Erwachsenen sonst nur Fettmark enthaltenden Abschnitte erfüllt. Auch im Blute sind als Zeichen der gewaltig gesteigerten Neubildung die Retikulozyten und polychromatischen Erythrozyten vermehrt.

Die Haptoglobine des Plasmas sind bei den hämolytischen Anämien vermindert. Diese Plasmaproteine, die der α_2-Globulinfraktion angehören, binden freies Hämoglobin, wodurch ein großer Molekülkomplex mit einem Molekular-

gewicht von 150.000 oder höher entsteht, der das Glomerulus-
filter der Niere nicht passieren kann, sondern vom R. E. S.
aufgenommen und zurückbehalten wird. Da die Neubildung
von Haptoglobin ziemlich langsam vor sich geht, muß ein
dauerndes Freiwerden von Hämoglobin in größerer Menge
zu einer Erschöpfung der Haptoglobine führen (Weiner).
Nach Nosslin und Nyman ist bei Kranken mit einer
Radiochromaktivitäts-Halbwertzeit von weniger als $17^{1}/_{2}$ Tagen
eine Ahaptoglobinämie vorhanden. Unter normalen Bedingungen binden die Haptoglobine etwa 100 bis 135 mg
Hämoglobin je 100 ml Plasma. Fällt mehr Hämoglobin an,
dann kann es nicht mehr vollkommen gebunden werden,
der Ueberschuß vereinigt sich mit dem Plasmaalbumin zu
Methämalbumin oder zirkuliert frei im Plasma, passiert dann
auch das Nierenfilter und erscheint im Harn. Eine Hämoglobinurie tritt also auf, wenn Serumhämoglobinwerte von
135 mg/100 ml Plasma überschritten werden. Für die Er-
haltung der einmal in Gang befindlichen Hämoglobinurie
genügen viel niedrigere Serumhämoglobinwerte, denn nach
Erschöpfung der Haptoglobinbestände bleibt das übrige
Hämoglobin frei im Plasma und gelangt in den Harn. Der
Haptoglobingehalt ist demnach als Gradmesser des Blut-
abbaues bei allen hämolytischen Anämien zu werten: Eine
Erniedrigung spricht im Sinne einer vermehrten Hämolyse,
während ein normaler Bestand einen wesentlich über die
Norm hinausgehenden Blutzerfall ausschließen läßt.

Eine gesteigerte Hämolyse kann auf einer Minderwertigkeit der roten Blutkörperchen beruhen oder dadurch zustande
kommen, daß musterhaft gebildete Erythrozyten, die auch
bei der Uebertragung auf gesunde Personen eine normale
Lebensdauer aufweisen, durch verschiedene Plasmasubstanzen
in vermehrtem, mitunter sogar exzessivem Ausmaß zerstört
werden.

Eine hereditäre Minderwertigkeit der Erythrozyten kann
auf genbedingten strukturellen Defekten oder biochemischen
Anomalien des Hämoglobins beruhen. Das trifft für die
Thalassämien sowie für die Hb-S-, Hb-C-, Hb-D-, Hb-E-
Krankheiten und die verschiedenen Kombinationen zu. Ein
hereditärer genbedingter Defekt des Zytoplasmas der Erythrozyten liegt der hereditären Sphärozytose, den hereditären
nichtsphärozytären sowie den hereditären elliptozytären
hämolytischen Erkrankungen zugrunde. Eine hereditäre
genbedingte Enzymerythropathie gibt schließlich
die Grundlage für eine gesteigerte Hämolyse ab, die besonders
nach Einwirkungen von Arzneimitteln oder anderen chemischen Substanzen in Erscheinung tritt. Hierher gehören auch
der Favismus und verwandte, durch vegetabilische Faktoren
ausgelöste Hämolysen.

Ein erworbener intraerythrozytärer Defekt ist bei der chronischen hämolytischen Anämie mit paroxysmaler nächtlicher Hämoglobinurie (Marchiafava), bei Bleivergiftungen und bei der Perniciosa als Ursache der gesteigerten Hämolyse anzunehmen. Die erworbenen, durch extraerythrozytäre Faktoren ausgelösten Erkrankungen sind auf Iso- (Morbus haemolyticus neonatorum, blutgruppenunverträgliche Transfusionen) und Autoantikörper zurückzuführen.

Außer den beiden normalen Hämoglobinarten, dem fötalen (Hb F) und dem Erwachsenenhämoglobin (Hb A), sind noch eine Reihe pathologischer, genetisch determinierter Hämoglobinformen gefunden worden, die als S (oder B), C, D, E, G, H, I usw. bezeichnet wurden. Die Thalassämie ist durch eine abnorme Synthese des Häm gekennzeichnet, während den anderen Hämoglobinopathien eine Störung in der Struktur des Globins zugrunde liegt. Globin setzt sich aus zwei identischen Halbmolekülen zusammen, von denen jedes aus zwei Polypeptidketten von je 150 Aminosäuren besteht. Beim Hämoglobin A haben wir eine α- und β-Kette. Wenn die α-Kette mit der γ-Kette kombiniert ist, entsteht das fötale Hämoglobin. Hämoglobin S, C, Dβ, E, G unterscheiden sich vom Hb A in einer der 150 Aminosäuren der β-Kette. So ist z. B. beim Hb S eine Glutaminsäure durch Valin ersetzt, beim Hb C durch Lysin. Beim Hb H besteht nur eine normale β-Kette, es ist also ein Hb A mit Verlust der α-Kette. Hämoglobin Dα, I, P unterscheiden sich vom Hämoglobin A in der α-Kette (Lehmann). Auf Grund dieser angeborenen Molekularkrankheiten ist eine Minderwertigkeit der Erythrozyten gegeben, die eine raschere Zerstörung zur Folge hat.

Beim konstitutionellen hämolytischen Ikterus mit seinem dominanten Erbgang konnte die Ursache der Hämolyse lange Zeit nicht restlos geklärt werden. Während Minkowski u. a. vor allem eine gesteigerte hämolytische Wirkung der Milz annahmen, sahen Chauffard, Naegeli, Gänsslen das Wesen in einer Knochenmarkserkrankung gegeben, die ihren sichtbaren Ausdruck in der Bildung von Kugelzellen findet. Schon Eppinger schloß sich auf Grund seiner eingehenden histologischen und Gallenfarbstoffuntersuchungen der lienalen Theorie an, wobei er die Auffassung vertrat, daß durch die besonderen Gefäßverhältnisse der Milz die Erythrozyten vorwiegend in die Pulpa gelangen, dort angedaut werden und schließlich der Auflösung anheimfallen. Es findet sich immer eine hochgradige Hyperämie, vor allem der Pulpa, wobei die Sinus eingeengt werden. Außerdem tritt das RES. deutlicher hervor. Es konnte auch nachgewiesen werden, daß die Milz infolge einer eigenartigen

Schleusen- und Reusenvorrichtung beim Duchströmen von Blut mit normalen Erythrozyten und Mikrosphärozyten die letzteren selektiv abfängt und zur Hämolyse bringt, während die normalen Erythrozyten unbeschadet passieren. Die Sphärozytose ist aber nicht allein für den familiären hämolytischen Ikterus typisch, sondern es handelt sich um eine prähämolytische Phase, die auch normale Erythrozyten durchlaufen. Beim konstitutionellen hämolytischen Ikterus befinden sich allerdings infolge einer innerstrukturellen Erythrozytenanomalie die meisten roten Blutkörperchen in diesem Zustande. Der Erythrozytendefekt bei der hereditären Sphärozytose konnte durch Untersuchungen des Phosphatstoffwechsels in den Erythrozyten mit markiertem Phosphor (P^{32}) geklärt werden. Man fand eine Zunahme des anorganischen Phosphates, bei gleichzeitiger Abnahme des Adenosintriphosphates und des 2- bis 3-Diphosphoglyzerates, sowie eine Erniedrigung des intrazellulären Kaliumgehaltes, woraus eine Störung der Einverleibung von Plasmaphosphat in Adenosintriphosphat bei den Sphärozyten über das kaliumabhängige Enzym Pyruvatkinase abgeleitet wurde (P a n k e r d, A l t m a n n und Y o u n g). Alle diese Abweichungen betreffen den intrazellulären Glukosestoffwechsel.

Hinsichtlich der Pathogenese wäre also der angeborene Erythrozytendefekt für die verminderte Resistenz und abnormale Form verantwortlich, während die Milz die dicken und reichlich Hämoglobin enthaltenden Erythrozyten selektiv zurückhält und abbaut. Die Störung der Glykolyse bleibt auch nach der Splenektomie bestehen.

Bei der h e r e d i t ä r e n, n i c h t s p h ä r o z y t ä r e n h ä m o - l y t i s c h e n A n ä m i e besteht eine normochrome, meist leicht makrozytäre Anämie ohne Kugelzellbildung. Die Hämolyse ist gleichfalls vermehrt, die osmotische und mechanische Resistenz der Erythrozyten aber normal. Das Knochenmark ist zellreich, enthält viele Erythroblasten. Außerdem findet sich eine Vermehrung der Retikulozyten, eine Hyperbilirubinämie, Erhöhung des Stuhl- und Harnurobilinogens. Die Lebensdauer der Erythrozyten ist verkürzt. Musterhafte rote Blutkörperchen leben im Patientenkreislauf normal lang. Der Verlauf kann mild und schwer sein. Es handelt sich um eine Gruppe mehrerer, noch nicht endgültig differenzierter Krankheitseinheiten, denen ein intraerythrozytärer Defekt zugrunde liegt. Bei einigen dieser Fälle ist nur ein morphologischer und kein chemischer Defekt beschrieben worden, bei anderen schienen die Erythrozyten völlig normal. Bei einer Familie war ein Defekt der Phosphorglyzerinsäuremutase nachzuweisen. Im Gegensatz zu den histologischen Befunden bei der hereditären Sphärozytose ist die Milzpulpa nicht mit Blut überfüllt, die Hämosiderinablagerung erhöht. Durch die Mar-

kierung der Erythrozyten mit Radiumchromat (Cr⁵¹) fanden
S c h m i d t und K e i d e r l i n g bei der hereditären Sphärozytose, daß die Ueberlebenszeit nach der Splenektomie normal
wurde, hingegen ändert sich bei der hereditären, nichtsphärozytären hämolytischen Anämie der Kurvenverlauf nicht
gegenüber dem vor der Operation erhobenen. Die Splenektomie bessert daher den hämolytischen Prozeß nicht.
Nun gibt es auch h e r e d i t ä r e E n z y m e r y t h r o-
p a t h i e n, die meist erst beim Hinzutreten gewisser Schädigungen zu hämolytischen Erscheinungen führen. Dies trifft
für den Favismus, ferner für die Hämolysen nach Sulfonamiden. Azetanilid, Naphthalinderivaten, Primaquine, PAS,
Plasmochin u. a. zu.
Die Energie für den intraerythrozytären Stoffwechsel
wird, wie bei allen Zellen, durch die anaerobe Glykolyse geliefert, deren Störung die Minderwertigkeit der Sphärozyten
bedingt. Die Erythrozyten enthalten die Diastasen und notwendigen Kofermente. C a r s o n und Mitarbeiter konnten nun
Enzymerythropathien mit einer Störung des oxydativen
Glukoseabbaues nachweisen, die sich in einem Mangel an
Glukose-6-Phosphatdehydrogenase äußert und eine Erniedrigung des reduzierten Blutglutathions zur Folge hat. Durch
den Ausfall dieses Fermentes erliegt der oxydative Glukose-
abbau und damit die Anlieferung der für die Ribonukleotid-
synthese wichtigen Ribosephosphate. Auch der Kaliumgehalt
der Erythrozyten ist erniedrigt. Es handelt sich um einen
genetischen Enzymdefekt der Erythrozyten, der einem dominanten Erbgang zu folgen scheint. Wichtig ist, daß hämolytische Schübe dabei auch ohne Einwirkung bestimmter
Drogen zustande kommen (W a l l e r und L ö h r). Allem An-
schein nach ist in diesen Erythrozyten noch ein zweiter
Enzymdefekt vorhanden, und zwar eine Erniedrigung der
Isozitronensäuredehydrogenase (W a l l e r und L ö h r). Daß
sich durch die Einwirkung verschiedener Drogen bei der
zugrunde liegenden Störung Hämolysen einstellen, läßt sich
durch die besondere Anfälligkeit der Erythrozyten infolge des
Enzymdefektes, vor allem durch die Störung des Nukleotid-
stoffwechsels erklären.
Hier sei der Hinweis angebracht, daß auch bei der
physiologischen Alterung der Erythrozyten außer der Abnahme von oxydierendem Gärungsferment eine schnelle selektive Inaktivierung der Glukose-6-Phosphatdehydrogenase
zustande kommt.
Eine andere hereditäre Enzymerythropathie ist für die
i d i o p a t h i s c h e M e t h ä m o g l o b i n ä m i e* verantwortlich,

---

* Methämoglobin ist die alte Bezeichnung für Hämiglobin
und kommt in kleinen Mengen physiologisch vor.

die von Gibson 1948 beschrieben wurde. Es findet sich bei
normaler Glykolyse eine starke Erhöhung des Hämiglobin-
gehaltes in den Erythrozyten, was auf den Ausfall eines
Enzyms bezogen wurde, das den Wasserstoff vom $DPNH_2$ auf
Hämiglobin überträgt. Nach Huenneken ist die Hämi-
globinreduktase ein Hämoprotein.

Einen erworbenen intraerythrozytären Defekt müssen wir der chronischen hämolytischen Anämie
mit paroxysmaler nächtlicher Hämoglobinurie
(Schlafhämoglobinurie), ferner der Hämolyse bei der Perniciosa und bei subakuten sowie chronischen Bleivergiftungen zugrunde legen.

Die paroxysmale nächtliche Hämoglobinurie
ist eine erworbene Erkrankung, bei der sich die Erythrozyten
schon den normalen hämolytischen Plasmafaktoren gegenüber als besonders anfällig erweisen. Es handelt sich um eine
Abnormität des Stromas. Die Diagnose kann durch den Nachweis des rascheren Zerfalles im Säuretest nach Ham erhärtet
werden, bei dem man die Erythrozyten des Patienten bei
37°C in einem angesäuerten Normalserum oder im patienten-
eigenen Serum stehen läßt. Die gesteigerte Hämolyse während
des Schlafes kommt durch die leicht saure Reaktion des
Blutes zustande.

Die Hämolyseneignung bei paroxysmaler nächtlicher
Hämoglobinurie ist mit einer erhöhten Gerinnungsneigung
verbunden. Die Hämolyse kann beim Ham-Test durch Zusatz
geringer Mengen von Thrombin oder Thromboplastin
(Thrombin-Test) gesteigert werden. Thrombin soll dabei einen
Inhibitor des hämolytischen Systems zerstören oder
blockieren. Properdin spielt dabei eine Rolle und kann zusammen mit Mg¨ und anderen Plasmafaktoren die Hämolyse
im sauren Serum bewirken. Infolge des strukturellen Defektes
sind die Erythrozyten auch gegen Immunhämolysine jeder
Art besonders empfindlich, sie hämolysieren aber im frischen
normalen Serum bei einem p_H von 6·8 bis 7·8 ohne Beteiligung
von Hämolysinen. Nach Hartmann und Auditore handelt
es sich um einen Enzymdefekt im Stroma, der die Acetyl-
cholinesterase betrifft.

Schließlich hätten wir die erworbenen hämolytischen
Anämien durch Autohämantikörper anzuführen. Diese,
vorwiegend der γ-Globulinfraktion angehörigen Paraproteine
bewirken durch Veränderungen der Erythrozytenoberfläche,
intraerythrozytäre Stoffwechselstörungen, Agglutination und
Opsonierung, einen rascheren Blutzerfall.

Die meisten Untersucher neigen der Auffassung zu, daß
es sich bei den autoaggressiven Substanzen wirklich um Autoantikörper handelt, wenn auch hinreichend bekannt ist, daß
durch andere Substanzen, wie etwa Metallionen, Kieselsäure

und pflanzliche Produkte, serologische Phänomene erzeugt werden können. Es wurden auch blutgruppenspezifische (Anti-e, Anti-E, Anti-E + c usw.) und panagglutinierende Autoantikörper beschrieben. Holländer und Batschelet haben gezeigt, daß Antikörper, die bei der Isoimmunisierung so selten auftreten, bei den hämolytischen Anämien in ihrer Häufigkeit der natürlichen Frequenz der Antigene entsprechen. Anti-e geht auf das Antigen e zurück, das sehr verbreitet vorkommt. Antikörper können scheinbar panagglutinierend oder unspezifisch sein, weil so viele Antigene vorhanden sind, daß kaum Erythrozyten zu finden sind, bei denen diese Antigene fehlen. Ein Anti-D kombiniert mit Anti-e kann einen panagglutinierenden Antikörper vortäuschen. Von Bedeutung ist auch noch, daß sich im Verlaufe der hämolytischen Erkrankung das Antikörpermuster verändern kann.

Wir unterscheiden im wesentlichen Wärme- und Kälteantikörper, je nachdem, ob sie bei 37⁰ oder bei 0⁰ bzw. 22⁰ besser reagieren. Von den Wärmeautoantikörpern spielen die inkompletten oder univalenten die Hauptrolle. Sie haben Eigenschaften ähnlich den Rhesusantikörpern, agglutinieren in physiologischer Kochsalzlösung meist nicht, wohl aber im Albuminmilieu. Immer reagieren sie nach einer Vorbehandlung mit Trypsin oder Papain und sind durch einen positiven Coombs-Test nachzuweisen. Bei ihrer Reaktion verbrauchen sie kein Komplement. Es gibt auch gesunde Menschen mit einem positiven Coombs-Test. Meistens handelt es sich da um kompensierte hämolytische Anämien, bei denen nur wenige Antikörper vorliegen. Es ist aber darauf hinzuweisen, daß sich bei einer alterierten Erythrozytenoberfläche Serumproteine unspezifisch an die Oberfläche adsorbieren können, die dann mit dem Coombs-Serum reagieren und so Antikörper vortäuschen.

Außer den inkompletten Wäremautoantikörpern führen auch Kälteagglutinine, monothermische und bithermische Kältehämolysine zu bestimmten hämolytischen Erkrankungen. Kälteagglutinine sind blutgruppenunspezifisch und kommen am physiologisch vor. Sie sind bei verschiedenen Virusinfekten erhöht und führen zum Krankheitsbild der chronischen Kälteagglutininkrankheit. Bei der Untersuchung mit Hilfe der Ultrazentrifuge verhalten sich die Kälteagglutinine wie Makroglobuline. Ob sie das Produkt eines Immunisierungsprozesses sind, ist fraglich. Die bei Virusinfekten auftretende Erhöhung des Kälteagglutinintiters wird meist als unspezifische Begleiterscheinung, die überschießend der Kälteagglutininkrankheit zugrunde liegt, angesehen. Bei den monothermischen Kältehämolysinen (Säure-Kältehämolysine), die bei der Kälteagglutininkrankheit neben den Kälteagglutininen vorkommen, findet die Bindung und die eigentliche Hämolyse am besten bei Temperaturen zwischen 20 und 25⁰ statt. Nach D a c i e sind die Kältehämolysine keine spezielle Antikörperkategorie, sondern mit den Kälteagglutininen identisch. Bei den b i t h e r m i s c h e n (basophilen) H ä m o l y s i n e n erfolgt die Bindung des Ambozeptors an die Erythrozyten nur unterhalb einer Grenztemperatur von etwa 17⁰ (optimal bei 0⁰ C), während die Lyse oberhalb dieser Grenze (optimal bei 40⁰ C) zustande kommt, da die verantwortliche Komplementfraktion erst bei höheren Temperaturen ihre Wirkung entfaltet. Diese Kalt-Warmhämolysine führen zur Donath-Landsteinerschen paroxysmalen Kältehämoglobinurie, die meist syphilitischen Ursprungs ist. Für die Bindung des Ambozeptors ist die thermostabile Komponente C′ 4, für die Hämolyse C′ 2 des Komplementes notwendig. Wärmeautohämolysine werden selten gefunden und meist zusammen mit inkompletten Wärmeautoantikörpern beobachtet.

Für die B e h a n d l u n g hämolytischer Erkrankungen stehen uns Bluttransfusionen, Glukocorticoide, Heparin und die Splenektomie zur Verfügung. Die so häufig aus lebenserhaltenden Gründen notwendigen B l u t t r a n s f u s i o n e n bereiten uns bei den Autoantikörperanämien oft große Schwierigkeiten. So kann sich bei Blutgruppengleichheit eine Unverträglichkeit des Blutes für den Empfänger ergeben, wenn in seinem Serum Antikörper gegen eine Untergruppe, etwa Anti-e, vorhanden sind. In der Regel wird man dies bei der Kreuzprobe erkennen, die aber, wenn wenig Antikörper im Serum vorhanden sind, auch negativ sein kann. Die übertragenen Erythrozyten fallen dann trotzdem einer raschen Hämolyse anheim. Es sollte also die Kreuzprobe nicht nur mit dem Serum der Patienten, sondern auch mit dem Erythrozyteneluat durchgeführt werden.

Wenn Antikörper mit blutgruppenspezifischer Wirkung vorliegen, dann erweist es sich als zweckmäßig, Transfusionen mit Erythrozyten durchzuführen, die das entsprechende Antigen nicht enthalten, weil diese, wie H o l l ä n d e r u. a. zeigten, eine längere Ueberlebensdauer aufweisen. Man wählt also, entgegen der sonst gültigen Regel, nicht homologes Blut. Dadurch kann es aber wieder durch die fremden Antigene zur Anregung der Antikörperproduktion kommen. Wenn in solchen Fällen Transfusionen verabfolgt werden müssen, bewährt es sich, Antihistaminika oder Prednisolonpräparate zu verabfolgen.

Besonders schwierig wird die Situation bei panagglutinierenden Autoantikörpern. Meist kommt es dann doch zu keinen schweren Störungen, da die Antikörper an die Blutzellen gebunden und verdünnt werden, so daß sie dann im

Serum weitgehend vermindert sind oder ganz fehlen. Außerdem werden Erythrozyten, die mit inkompletten Antikörpern besetzt sind, vorwiegend in der Milz abgefangen und zerstört, so daß es nicht zu intravasalen Hämolysen, wie bei einer Blutgruppeninkompatibilität des AB0-Systems, kommt.

Wohl aber kann es bei Kälteantikörpern nach Transfusionen zu intravasalen Hämolysen kommen. Bei den agglutinierenden Antikörpern werden die besetzten Erythrozyten vorwiegend in der Leber abgefangen, wo sie ähnlich abgebaut werden, wie die mit inkompletten Antikörpern besetzten Erythrozyten in der Milz. Da aber das Temperaturoptimum wesentlich tiefer liegt, bleiben schwerwiegende Folgen aus. Aus alldem ergibt sich, daß wir hier bei Transfusionen im besten Falle mit einer nicht lange anhaltenden Wirkung rechnen können.

Die größte Bedeutung bei der Behandlung von Autoantikörperanämien haben die Glukocorticoide erlangt. Fast übereinstimmend wird angeführt, daß man mit hohen Dosen beginnen soll, um mit dem Abklingen der schweren hämolytischen Erscheinungen und Besserung des Blutbildes auf die notwendige Erhaltungsdosis herunterzugehen. Zu warnen ist vor einem abrupten Abstellen der Steroidbehandlung, da sich als Folge schwere hämolytische Krisen einstellen können. Demgegenüber machten wir die Erfahrung, daß auch anfangs bei schweren hämolytischen Erscheinungen fast immer eine Dosierung von etwa 30 mg eines Prednisolonpräparates ausreicht. Bei den 22 Antikörperanämien, die wir in den letzten 3 Jahren behandelten, erwies sich nur einmal eine Anfangsdosierung von 45 mg Prednisolon als notwendig. Bis auf einen Fall, bei dem wir trotz hoher Steroiddosen die Hämolyse nicht beherrschen konnten und sich auch die Splenektomie als wirkungslos herausstellte, so daß er den Folgen der exzessiven Hämolyse erlag, konnten wir alle Patienten beschwerdefrei halten, wobei nur wenige, und zwar vorwiegend die älteren, einer andauernden Prednisolonzufuhr (5 bis 10 mg täglich) bedürfen. Bei drei Patientinnen trat die hämolytische Anämie mit inkompletten Wärmeautoantikörpern unmittelbar oder bald nach einer komplikationslos abgelaufenen Geburt auf.

Als Erklärung des prompten Erfolges der Steroidzufuhr wird eine Drosselung der Antikörperproduktion und Milderung der zellschädigenden Auswirkung der Antigen-Antikörperreaktion angenommen. Wesentlich ist auch, daß unter der Cortisonwirkung die antikörperbesetzten Erythrozyten nicht so leicht in der Milz abgefangen werden und der Zerstörung entgehen, weil sie nicht als fremd und atypisch empfunden werden. Hinsichtlich der Milzexstirpation können wir die guten Erfolge bei der hereditären Sphärozytose restlos bestätigen. Wir haben keinen Versager dabei zu verzeichnen. Die Formanomalie bleibt zwar bestehen, doch werden die Sphärozyten nicht mehr selektiv aus dem Kreislauf entfernt und abgebaut, weil die Milz als ausführendes Organ fehlt. Durch Markierung mit Radiochromat konnte nachgewiesen werden, daß die Ueberlebensdauer der Erythrozyten nach der Splenektomie normal wird. Die Milz ist also bei der hereditären Sphärozytose von ausschlaggebender Bedeutung. Bei der hereditären, nichtsphärozytären hämolytischen Anämie ändert sich hinsichtlich der Verkürzung der Erythrozytenüberlebensdauer nach der Splenektomie nichts. Es ist wohl ein Defekt der Erythrozyten, aber der Milz kommt dabei keine weitere Bedeutung zu.

Von den Autoantikörperanämien kommen für den Eingriff die Fälle in Betracht, die durch die Steroidtherapie nicht beherrscht werden können oder beim Aussetzen dieser Behandlung immer wieder schwere Rückfälle erleiden. Nach den meisten Angaben sprach von den idiopathischen Formen mit inkompletten Wärmeantikörpern über die Hälfte mit einer vollkommenen klinischen Remission auf die Splenektomie an. Den Erfolg erklärt man sich zunächst durch den Wegfall des Organs, das im Rahmen des gesamten RES besonders für die Produktion der Autoantikörper verantwortlich ist und die mit Antikörpern beladenen Erythrozyten vornehmlich eliminiert und zerstört. Bei Vorliegen von Kälteagglutininen ist die Milzentfernung nicht angezeigt.

Durch die Untersuchung mit radiochrommarkierten Erythrozyten ist man nunmehr in der Lage, den Erfolg der Splenektomie mit einiger Sicherheit vorauszusagen. Die Operation wird nicht von besonderer Wirksamkeit sein, wenn die Erythrozyten vorwiegend in der Leber abgefangen und zerstört werden, hingegen scheinen alle Chancen gegeben, wenn hauptsächlich die Milz am Abbau beteiligt ist. Nach Schlösser und Mitarbeitern brachte die Milzexstirpation bei allen Fällen mit hoher Milzoberflächenradioaktivität nach der Injektion von Cr^{51} markierten Zellen einen ausgezeichneten Erfolg. Es wäre noch darauf hinzuweisen, daß es nach den Beobachtungen von Dameshek im Anschluß an die Splenektomie zum Bilde eines Lupus erythematodes disseminatus acutus kommen kann. Wenn sich die Steroidtherapie als wirkungslos erwies und durch die Milzexstirpation keine Besserung zu erzielen war, dann versuchte man noch durch Injektionen von N-Lost, die Produktion der Autoantikörper einzudämmen. Aus ähnlichen Erwägungen heraus gaben Tocantins und Wang radioaktives Gold intravenös und hatten damit Teilerfolge zu verzeichnen.

Nun hat Owren als erster die Heparinbehandlung bei Antikörperanämien angegeben. Auf die Verabfolgung von

350 mg Heparin täglich besserten sich die schweren hämolytischen Erscheinungen rasch, stellten sich aber beim Aussetzen sofort wieder ein. Auch Storti, Vaccari und Baldini berichten über gute Erfolge mit Heparin (250 mg täglich, durch 30 Tage). Die hochgradige Hämolyse ließ nach, worauf beim Erreichen der Beschwerdefreiheit die Heparintherapie ausgesetzt wurde und die Hämolyse mit aller Intensität prompt wieder einsetzte. Nach Roth und Frumin sinken der indirekte und direkte Coombs-Test sowie der Plasmabilirubingehalt innerhalb von Stunden nach einer Injektion von 50 mg Heparin eindeutig ab. Jedenfalls kann man bei Patienten mit schweren hämolytischen Erscheinungen durch Verabfolgung von etwa 20 mg Heparin täglich die Erkrankung günstig beeinflussen. Der Einfluß des Heparins in dieser Hinsicht wird meist auf seine antikomplementäre Wirkung bezogen. Unter Heparin zerfallen auch nach Transfusionen die Spendererythrozyten nicht so rasch, so daß die Erfolge einer Blutübertragung nicht nur länger anhalten, sondern sich auch in einem stärkeren Erythrozytenanstieg zu erkennen geben. Es ist anzunehmen, daß Heparin in die Vorgänge der Globulinauflagerung und Bindung an der Erythrozytenoberfläche eingreift. In vitro läßt sich nachweisen, daß um so weniger Antikörper gebunden werden, je mehr Heparin solchen Proben zugesetzt wird. Auch der lytische Reaktionsabschnitt wird durch Heparin gehemmt.

Zusammenfassung

Eine gesteigerte Hämolyse kann auf genbedingten Erythrozytendefekten beruhen oder als erworbenes Leiden durch die Einwirkung verschiedener Plasmafaktoren auf musterhafte rote Blutkorperchen zustande kommen. Die angeborenen Minderwertigkeiten können durch Anomalien des Hämoglobins bedingt sein, wie wir dies bei den Thalassämien und den Hämoglobinopathien mit Hb S, Hb C, Hb D, Hb E und den bekannten Kombinationen finden, oder durch intraerythrozytäre Stoffwechselstörungen verursacht werden: Bei der hereditären Sphärozytose handelt es sich um eine Störung des Glukosestoffwechsels. Auch für die atypischen hereditären, nichtsphärozytären hämolytischen Anämien ist ein intraerythrozytärer Defekt verantwortlich. Eine hereditäre Enzymerythropathie ist die Grundlage für die Auslösung hämolytischer Anämien nach der Einnahme bestimmter Drogen oder von Favabohnen, kann aber auch allein, ohne zusätzliche Schädigungen, eine gesteigerte Hämolyse bedingen. Dieser Störung liegt ein Mangel an Glukose-6-Phosphatdehydrogenase zugrunde.

Von den erworbenen hämolytischen Störungen ist die chronische hämolytische Anämie mit paroxysmaler nächtlicher Hämoglobinurie (Marchiafava) auf einen intraerythrozytären Stromadefekt zurückzuführen, wodurch Erythrozyten schon gegenüber den normalen Einwirkungen, besonders aber bei der leicht sauren Reaktion des Blutes im Schlaf, eine größere Anfälligkeit zeigen.

Die weitaus meisten erworbenen hämolytischen Anämien werden durch Autohämantikörper (inkomplette Wärmeantikörper, Kälteagglutinine, monothermische und bithermische Kältehämolysine) ausgelöst.

Schließlich werden Fragen, die sich bei der Behandlung mit Transfusionen, Steroiden, Heparin und hinsichtlich der Splenektomie ergeben, erörtert.

Literatur: Carson, P. E., Flanagan, C. L., Lakies, C. E. und Alving, A. S.: Science, 124 (1956), S. 484. — Fischer, H., Argenton, H. und Fritzsche, W. (Frankfurt/Main): VIII. Freiburger Symposion ,,Hämolyse und hämolytische Erkrankungen." 22.—24. Oktober 1959. — Flanagan, C. L., Schrier, S. L., Carson, P. E. und Alving, A. S.: J. Labor. a. clin. Med., 51 (1958), S. 600. — Hartmann, R. C. und Auditore, J. V.: Amer. J. Med., 27 (1959), S. 389. — Holländer, L. und Batschelet, E.: Transactions 6th Congr. European Soc. Haem., Kopenhagen. 1957. — Lehmann, H. (London): Freiburger Symposion 1959. — Löhr, G. W. und Waller, H. D.: Klin. Wschr. (1958), S. 865. — Nosslin, B. F. und Nymann, M.: Lancet, I (1958), S. 1000. — Owren, P. A.: Scandinav. J. Clin. & Lab. Invest., 1 (1949), S. 41. — Prankerd, T. A. J., Altman, K. J. und Young, L. E.: J. clin. Invest., 34 (1955), S. 1268. — Roth, K. L. und Frumin, A. M.: Amer. J. Med., 20 (1956), S. 968. — Schlösser, L. L., Korst, D. R., Clatanoff, D. V. und Schilling, R. F.: J. clin. Invest., 36 (1957), S. 1470. — Schmidt, H. A. E. und Keiderling, W.: Klin. Wschr. (1960), S. 309. — Storti, E., Vaccari, F. und Baldini, E.: Acta haemat., 15 (1956), S. 106. — Tocantins, L. M. und Wang, G. G.: Progress in Hematology. New York: Grune & Stratton. 1956, vol. 1, S. 138 bis 152. — Waller, H. T. und Löhr, G. W.: Freiburger Symposion (Hämolyse und hämolytische Erkrankungen) 22. bis 24. Oktober 1959. — Waller, H. D., Löhr, G. W. und Tabatabai, M.: Klin. Wschr., 20 (1957), S. 1022. — Weiner, N.: Klin. Wschr. (1960), S. 885.

Anschrift des Verfassers: Prof. Dr. H. Fleischhacker, Wien XIV, Heinrich-Collin-Straße 30, Hanusch-Krankenhaus.

Aus der Universitäts-Kinderklinik Wien
(Vorstand: Prof. Dr. K. K u n d r a t i t z)

Eisenmangelzustände im Kindesalter

Von G. Weippl

Der Eisenhaushalt des Kindes ist der Eisenhaushalt eines wachsenden Organismus. Der gegenüber dem Erwachsenen wichtigste Unterschied im Stoffwechselgeschehen liegt im Wachstum begründet (Schäfer). Seit den Untersuchungen von Heilmeyer (1944) ist bekannt, daß der Eisenstoffwechsel des Erwachsenen einen im wesentlichen in sich geschlossenen Kreislauf bildet. Der Eisenbestand des Erwachsenen ist daher eine weitgehend fixierte Größe.

Im Kindesalter dagegen verlangt das ständige Wachstum eine fortlaufende Vergrößerung des Eisenbestandes. Für einen ausgeglichenen Eisenstoffwechsel bestehen beim Erwachsenen keine besonderen Voraussetzungen, im Kindesalter aber sind 3 Faktoren maßgebend: 1. der durch das Geburtsgewicht festgelegte Ausgangswert, 2. die Wachstumsgeschwindigkeit und 3. die zugeführte Eisenmenge in der Nahrung. Beim Erwachsenen wird ein Eisenmangel nur bei einer Durchbrechung des geschlossenen Kreislaufes entstehen, es muß also eine grobe pathologische Störung vorhanden sein. Beim Kind aber genügt schon eine Störung des Gleichgewichtes zwischen Bedarf und Zufuhr. In diesem Verhalten liegt die große Bereitschaft zum Eisenmangel im Kindesalter begründet.

Eine Zusammenstellung der Eisenmangelanämien (Tab. 1). die in den letzten Jahren an der Universitäts-Kinderklinik Wien beobachtet werden konnten. zeigt die Häufigkeit der verschiedenen Formen. Die häufigste. die alimentäre Eisenmangelanämie, beruht auf dem Mißverhältnis zwischen Bedarf und Zufuhr. Diese Anämie ist für das frühe Kindesalter so typisch, daß man versucht sein könnte, von einem physiologischen Eisenmangel zu sprechen. Die Blutungsanämie ist im Kindesalter — im Gegensatz zum Erwachsenen — sehr selten. Die Problematik dieser Einteilung liegt in der schwierigen Unterscheidung von noch physiologischen oder schon pathologischen Zuständen und in der großen Häufigkeit von multiplen, zum Eisenmangel führenden Störungen im Kindesalter (Woodruff).

Tab. 1. Eisenmangel 1955—1960

Alimentär	230
Postinfekt.	124
Frühgeburt	90
Blutung	34
Polyglobulie	30
Mutter	15
Resorpt.-Störung	10
Ess. hypochrom. Anämie	5
Sekundär	4
Ohne Anämie	2
Gesamt	544
Mit mehrfachen Störungen	184

Die Eisenmangelanämie bei Frühgeborenen besitzt wegen ihrer außerordentlichen Schwere, wegen ihrer Häufigkeit und wegen der möglichen Prophylaxe eine besondere praktische Bedeutung.

Beim Frühgeborenen kann schon in den ersten Wŏchen eine Anämie auftreten, die aber nicht durch Eisenmangel verursacht wird; vom dritten Lebensmonat an entwickelt sich in zunehmendem Ausmaß eine hypochrome Anämie, die immer schwerer und schließlich lebensbedrohlich wird. Der tiefste, selbstbeobachtete Hämoglobinwert betrug 20%. Der Durchschnittshämoglobinwert der 90 Patienten war vor Behandlungsbeginn 44%.

Zur Erklärung des regelmäßigen Auftretens dieser Anämie muß das Frühgeborene mit dem normalgewichtigen Säugling verglichen werden. Bei einem normalen Geburtsgewicht ist das Körpergewicht nach 5 Monaten verdoppelt, nach 12 Monaten verdreifacht. Bei einem Frühgeborenen von 1500 g Geburtsgewicht dagegen ist das Körpergewicht schon nach 10 Wochen verdoppelt und nach 12 Monaten verfünffacht (Betke). Dieses Wachstum des Frühgeborenen entspricht dem intrauterinen Wachstum in den letzten Monaten der Gravidität. Durch einen aktiven Mechanismus (Pribilla, Wöhler) ist intrauterin die entsprechend dem raschen Wachstum hohe Eisenzufuhr gesichert. Beim Früh-

geboren dagegen enthält die Nahrung nicht so viel Eisen,
wie beim raschen Wachstum benötigt würde. Es muß daher
medikamentöses Eisen zugeführt werden. Da sich dieser
Eisenmangel bei allen Frühgeborenen entwickelt, ist bei
rechtzeitiger Eisengabe — von der zehnten Lebenswoche an —
eine Verhütung dieser Frühgeborenen-Eisenmangelanämie
möglich.

Der zweite Eisenmangelzustand, der genauer betrachtet
werden soll, ist Eisenmangel bei Polyglobulie. Eine
sekundäre Polyglobulie, bedingt durch kongenitale Vitien der
zyanotischen Gruppe, ist im Kindesalter nicht allzu selten,
in den letzten Jahren konnten 30 derartige Kinder genauer
beobachtet und untersucht werden. Die Polyglobulie ist eine
Folge der herabgesetzten Sauerstoffsättigung des Blutes, diese
ist durch das kongenitale Vitium begründet. Bei der Polyglobulie sind Erythrozyten und Hämoglobin vermehrt. Die
erste, den Eisenstoffwechsel treffende Störung liegt in der
Vermehrung des Gesamthämoglobinbestandes. Diese Hämo-
globinvermehrung hat einen wesentlich erhöhten Eisenbedarf
zur Folge. Größenordnungsmäßig kann dieser erhöhte Bedarf
bis zu einem Drittel des Gesamteisenbestandes betragen.
Pathogenetisch ähnlich wie beim Frühgeborenen wird durch
die gegenüber der Norm vermehrte Hämoglobinzunahme
der Eisenbedarf so erhöht, daß er meist durch Nahrungseisen
nicht gedeckt werden kann, es ergibt sich daher die Notwendigkeit einer medikamentösen Eisenzufuhr.

Allerdings bieten die Erkennung und die Behandlung
dieses Eisenmangels einige Schwierigkeiten: Die Schwierigkeiten der Diagnose liegen in der Unkenntnis der Normalwerte für Hämoglobin — abhängig von den hämodynami-
schen Verhältnissen und von der Verminderung der Sauerstoffsättigung liegt dieser Hämoglobinnormalwert für jeden
einzelnen Patienten verschieden hoch, ist nicht bekannt und
kann vorläufig auch nicht bestimmt werden. Einen gewissen
Anhaltspunkt bietet der kritische Hämoglobinwert (Grosse-
Brockhoff und Mürtz). Darunter versteht man jenen
Hämoglobinwert, der nicht unterschritten werden darf, wenn
nicht eine lebensbedrohliche Hypoxie entstehen soll. Bei normaler Sauerstoffsättigung des Blutes liegen diese Werte sehr
nieder, je nach der Geschwindigkeit des Hämoglobinabfalles
unter 3 g% Hb. Dagegen kann bei kongenitalen Vitien dieser
Wert überraschend hoch liegen, bei 12 bis 14 g% Hb. Die
gefährliche Schwere einer Anämie ist also nicht sofort erkennbar. Eine andere Möglichkeit als die Berechnung des
kritischen Hämoglobinwertes besteht in der Beurteilung von
Verhältniszahlen des roten Blutbildes und des Eisenstoffwechsels. Es wurde bereits gezeigt, daß die Polyglobulie
einen erhöhten Eisenumsatz zur Folge hat, wobei die Serum-

eisenwerte erhöht sind (Weippl). Auch hier kennen wir genau wie beim roten Blutbild, nicht den jeweiligen Normalwert und können daher auch nicht eine Erniedrigung der Serumeisenwerte, wie sie für Eisenmangel typisch ist, feststellen. Eine Verhältniszahl des roten Blutbildes ist der Färbeindex und eine Verhältniszahl des Eisenstoffwechsels der Sättigungsgrad im Serum. Beide Zahlen sind bei Eisenmangel erniedrigt; diese Erniedrigung findet sich auch beim Eisenmangel der Polyglobulie und wir besitzen damit ein gutes Hilfsmittel zur Erkennung einer Eisenmangelanämie bei Polyglobulie.

Aber auch die Behandlung dieser Anämie bietet interessante Probleme. Bei einer Eisenmangelanämie ist der durch Eisengaben erzielbare maximale Anstieg von Hämoglobin und Erythrozyten natürlich immer der optimale, da ja die Normalwerte nicht überschritten werden können. Bei schweren kongenitalen Vitien dagegen können die Normalwerte so hoch liegen, daß durch die zu hohe Viskosität des Blutes hämodynamische Störungen entstehen, erkennbar ist dieser Zustand an zu hohen Hämatokritwerten. Bei derartigen Vitien ist also eine leichte Anämie sogar erwünscht. Die Kennzeichnung dieser Störung ist möglich durch den kritischen Hämatokritwert. Im Gegensatz zum kritischen Hämoglobinwert ist dies eine obere Begrenzung, oberhalb des kritischen Hämatokritwertes treten durch die zu hohe Viskosität des Blutes Kreislaufstörungen auf. Das Krankheitsbild der pathologischen Neugeborenenpolyglobulie beruht auf ähnlichen Grundlagen (Weippl). Der maximale Anstieg des roten Blutbildes ist bei Polyglobulie daher nicht immer der optimale, die Eisentherapie des Eisenmangels bei Polyglobulie darf nur unter Kontrolle des Hämatokrits ausgeführt werden und muß bei einem Ansteigen des Hämatokrits über 70% abgebrochen werden.

Eine weitere Schwierigkeit ist ein gewissermaßen paradoxes Verhalten der Erythrozyten: Bei schweren Vitien führt eine Eisenmangelanämie zu einer hohen Zunahme der Erythrozyten, wodurch der Hämatokritwert ansteigt; durch den gleichzeitigen Abfall des Hämoglobins wird der Färbeindex besonders niedrig. Die Erklärung dieses Verhaltens ist wohl in der besonders hohen Hypoxie und in der dadurch bedingten vermehrten Bildung von Erythropoietin zu suchen, genauere Untersuchungen fehlen aber noch. Durch die Eisentherapie kommt es bei diesen Patienten zu einem Absinken der Erythrozyten, damit zu einem Abfall des Hämatokrits und zu einem Ansteigen des Hämoglobins.

Die Bedeutung der Eisentherapie bei Eisenmangelzuständen von Polyglobulien liegt in der Besserung der Hypoxie, nach den Erfahrungen von Grosse-Brockhoff und Rossi werden dadurch Zwischenfälle bei allen Eingriffen vermieden, aber auch hypoxämische Anfälle werden dadurch oft überraschend gebessert.

Zusammenfassend soll gezeigt werden, daß das Kindesalter mit seinem durch das Wachstum bedingten hohen Eisenbedarf auch schon ohne wesentliche pathologische Störungen zum Eisenmangel neigt. Die Zahl der Eisenmangelanämien ist daher groß, ihre Einordnung bereitet Schwierigkeiten, da einerseits pathologische Ursachen fehlen können, anderseits aber sehr häufig mehrfache zum Eisenmangel führende Störungen angegeben werden können. Besondere Beanspruchungen des Eisenhaushaltes, wie das erhöhte Wachstum bei Frühgeborenen oder die erhöhte Hämoglobinbildung bei Polyglobulie, werden daher mit großer Sicherheit zum Eisenmangel führen.

Die genaue Kenntnis der verschiedenen Eisenmangelformen ermöglicht nicht nur eine frühzeitige Behandlung, sondern setzt uns in die Lage, die Entstehung dieser Krankheiten zu verhüten.

Literatur: Betke, K.: In W. Keiderling, Eisenstoffwechsel. Stuttgart. 1959. — Grosse-Brockhoff, F. und Mürtz, R.: Zschr. Kreisl.forsch., 49 (1960), S. 33. — Heilmeyer, L.: Die Eisentherapie. Leipzig. 1944. — Pribilla, W. und Gehrmann, G.: Fol. haemat. N. F., 1 (1956), S. 23. — Rossi, E.: 59. Tagung deutscher Gesellschaft für Kinderheilkunde. Kassel. 1960. — Schäfer, K. H.: Erg. inn. Med. N. F., 4 (1953), S. 706. — Weippl, G.: N. österr. Z. Kinderhk., 4 (1959), S. 397. — Derselbe: Mschr. Kinderhk. (In Druck). — Wöhler, F.: Arch. Kinderhk., 155 (1957), S. 209. — Woodruff, C. W.: J. Amer. Med. Assoc., 167 (1958), S. 715.

Aus der II. Medizinischen Universitätsklinik in Wien
(Vorstand: Prof. Dr. K. F e l l i n g e r)

Zur Klinik der Eisenstoffwechselerkrankungen

Von E. Gisinger

Es ist bekannt, daß ein erniedrigter Serumeisenspiegel meist, aber nicht immer, einen Eisenmangelzustand anzeigt. Zur Verifizierung und zur Abgrenzung von Anämien, die nicht auf einem Eisenmangel beruhen, hat man sich dann der oralen Eisenbelastung bedient, wobei sich in der Regel beim Eisenmangel eine gegenüber der Norm deutlich erhöhte Resorptionskurve nachweisen läßt[12, 16, 18]. Wir haben schon wiederholt darauf hingewiesen, daß damit gerechnet werden muß, daß bei Resorptionsstörungen trotz bestehendem Eisenmangel eine normale Kurve vorgetäuscht werden kann[12]. Eindeutig und weniger belastend für den Patienten läßt sich nach unseren Erfahrungen ein Eisenmangel durch den Nachweis des erhöhten Transferringehaltes im Serum objektivieren. Aus unseren Erfahrungen geht nämlich klar hervor, daß der Transferringehalt des Serums nur bei Sideropenie signifikant erhöht ist[11, 12, 13].

Die wichtigsten Ursachen des Eisenmangels und der Eisenmangelzustände seien kurz gestreift: Durch ihre Häufigkeit für die Praxis am bedeutsamsten sind die Eisenmangelzustände durch vermehrten Eisenverlust, vor allem durch Blutungen, wie Meno- und Metrorrhagien, aber auch okkulten Blutungen bei Ulkus, Polypen, Hämorrhoiden, Hiatushernie usw., weiters durch den erhöhten Eisenbedarf in der Schwangerschaft[4] und während der Laktation und auch durch den Eisenverlust bei Wurmkrankheiten. In diese Gruppe sind auch manche Hämoglubinurien einzureihen. Daß mit dem durch die Niere ausgeschiedenen Hämoglobin Eisen ver-

lorengeht, ist selbstverständlich. Aber auch im hämolyse-
freien Intervallstadium z. B. einer paroxysmalen nächtlichen
Hämoglobinurie konnten wir eine Erhöhung der renalen
Eisenausscheidung vorwiegend in Form des Hämosiderins auf
das Hundert- bis Zweihundertfache der Normalwerte beobachten[7]. Anderseits führt natürlich auch eine verminderte
Eisenzufuhr zur Sideropenie: Eine verminderte plazentare
Eisenzufuhr ist als Ursache der Frühgeburtenanämie anzusehen, auf die eben vorhin W e i p p l ausführlich eingegangen
ist; zum alimentär bedingten Eisenmangel kommt es z. B.
bei reiner Milchernährung. Eisenresorptionsstörung findet
sich kurz gesagt bei beschleunigter Dünndarmpassage, also
bei Magenresezierten, bei Enteropathie, bei Steatorrhoe, bei
Sprue. Bei ausgeprägten Fällen von Sideropenie findet sich
nicht selten eine Kombination der eben dargelegten Ursachen:
Erhöhter Eisenverlust bei verminderter Eisenresorption.

Frauen sind für einen Eisenmangel viel mehr anfällig
als Männer. Der Mann hat, falls er keine größeren oder
dauernde, auch kleine Blutverluste erleidet, nur mehr einen
sehr geringen Eisenbedarf, da die physiologische Eisenausscheidung praktisch bedeutungslos ist[15]. Die Frau hingegen
muß das durch Menstruationsblutungen, Graviditäten, Lak-
tationen verlorene Eisen immer wieder ersetzen. Es ist daher
verständlich, daß der Eisenstoffwechsel bei Frauen sehr labil
ist und leicht defezitär werden kann. Eisenmangelzustände
sind daher bei Frauen häufiger als man oft denkt. Ueber-
haupt soll man sich vor Augen halten, daß Sideropenien zu
den in unseren Breiten am häufigsten vorkommenden Mangel-
krankheiten zählen.

In den letzten Jahren konnten wir in unserem großen
Material 9 Patienten mit klinisch vermutetem und durch die
Transferrinbestimmung bestätigten Eisenmangel beobachten
und genauer untersuchen, bei denen die sonst gesteigerte
Eisenresorption nach oraler Belastung fehlte (Tab. 1).

Methodik

Die Bestimmung des Serumeisens erfolgte nach der von
H e i l m e y e r und P l ö t n e r[17] angegebenen, von G i s i n g e r
und P u x k a n d l[15] gering modifizierten Methode, die Bestimmung
des ungesättigten Eisenbindungsvermögens im Serum (UEBV.)
nach einer Modifikation des von S c h a d e und C a r o l i n e[19]
entwickelten quantitativen Nachweises, wie bereits in einer früheren
Arbeit ausgeführt[5]. Die Addition dieser beiden Werte ergibt das
Gesamteisenbindungsvermögen im Serum (GEBV.), was dem Transferrin entspricht.

Zur oralen Belastung erhielten die nüchternen Patienten
5 ,,Ferrocid-Dragées'' (Aesca) auf einmal, was 189 mg als Ferro-
laktat vorliegendem Eisen entspricht[14]. Das Serumeisen wurde
vorher sowie 1, 3 und 7 Stunden nach Einnahme des Präparates
bestimmt.

Tabelle 1

Alter	Geschlecht	GEBV. $\gamma\%$	Vorher Fe $\gamma\%$	Vorher UEBV. $\gamma\%$	Nach 1 Stunde Fe $\gamma\%$	Nach 1 Stunde UEBV. $\gamma\%$	Nach 3 Stunden Fe $\gamma\%$	Nach 3 Stunden UEBV. $\gamma\%$	Nach 7 Stunden Fe $\gamma\%$	Nach 7 Stunden UEBV. $\gamma\%$
1	42	weibl.	490	40	450	46	450	85	400	52	450
2	34	weibl.	513	13	500	49	450	67	450	41	450
3	37	weibl.	465	15	450	24	450	47	400	32	400
4	51	männl.	462	62	400	73	400	104	350	71	400
5	25	weibl.	392	42	350	43	350	36	350	40	350
6	55	weibl.	541	41	500	98	450	147	400	102	450
7	53	weibl.	414	14	400	58	350	70	350	23	400
8	28	weibl.	477	27	450	36	450	85	400	39	450
9	31	weibl.	401	51	350	56	350	55	350	55	350

Es ist verständlich, daß bei solchen in Tab. 1 angeführten Resorptionsverhältnissen eine orale Eisenbehandlung zu keinem Erfolg führt und dann' nur allzu leicht ex juvantibus die Diagnose eines Eisenmangels abgelehnt wird. In solchen Fällen beseitigt eine parenterale Eisenzufuhr in entsprechender Dosierung die Anämie und die sonstigen Erscheinungen des Eisenmangels, wie Nägelbrüchigkeit, Schluckschwerden[1], Fettresorptionsstörung[8], Rhagaden usw. und normalisiert den Serumeisen- und Transferrinspiegel.

Es sind wohl die Eisenresorptionsstörungen nicht allzu häufig, anderseits aber doch nicht so selten, daß man sie bagatellisieren könnte. Bezüglich der Ursache der Resorptionsstörungen kann man noch nichts Endgültiges aussagen. In unserem Material war jedoch auffällig, daß bei 6 der 9 Patienten Operationen im Verdauungstrakt vorangegangen waren, meist Magenresektionen nach der Methode Billroth II, aber auch Cholecystektomien. Auch im Tierversuch findet man einen hochgradigen Eisenmangel bei magenresezierten Ratten[6]. Es fanden sich jedoch auch 3 jüngere Frauen darunter, die keine manifeste oder stattgehabte Erkrankung im Verdauungstrakt erkennen ließen. Für diese können wir zur Zeit nur hypothetisch einen mehr oder minder ausgeprägten, angeborenen Fehler in der Schleimhaut des für die Eisenresorption vorwiegend zuständigen Dünndarms als vermutlichen pathogenetischen Faktor annehmen. Aus der Tatsache dieser Eisenresorptionsstörungen muß man schließen, daß bei begründetem Verdacht einer Eisenmangelanämie, bei der man auch nach wochen- oder monatelanger erfolgloser oraler Eisentherapie keinen Erfolg hat, trotzdem ein Eisenmangel vorliegen kann.

Um nun solche Versager einer oralen Eisentherapie schon früher ohne aufwendige Laboratoriumsteste abklären

4

zu können, haben wir vor Jahren darauf hingewiesen, daß eine gute Eisenresorption auch makroskopisch im Serum zu erkennen ist[12]. Und zwar zeigt das Serum 3 Stunden nach der Einnahme eines gut resorbierbaren Ferrosalzes einen deutlich rötlich-gelben Farbton, welcher auch mit bloßem Auge von der blaß-grünlich-gelben Farbe des Nüchternserums einer Eisenmangelanämie unterschieden werden kann. Dieser Farbunterschied beruht auf der Bindung des resorbierten Eisens an das Transferrin, welche den lachsrosa Eisen-Transferrin-Komplex ergibt. Fehlt nun ein Farbunterschied zwischen den beiden Sera, dann sind 2 Möglichkeiten offen: 1. Es besteht kein Eisenmangel oder 2. es liegt eine Eisenresorptionsstörung bei bestehendem Eisenmangel vor. In beiden Fällen ist eine orale Eisentherapie sinn- und erfolglos und man wird sie daher unterlassen. Fällt der Eisenresorptionstest positiv aus, wird man mit mehr Ueberzeugung und Konsequenz die orale Eisenmedikation durchführen.

Die engen Zusammenhänge zwischen Eisenresorptionsstörungen und sonstigen Störungen im Verdauungstrakt wurden von Badenoch und Callender[2, 3] an Hand der Steatorrhoe eingehend studiert, wobei sich ergab, daß bei der Steatorrhoe die Eisenresorption stark behindert ist. Als Gegenstück dazu konnten wir nachweisen, daß beim sonst unkomplizierten Eisenmangel ausgeprägte Fettresorptionsstörungen bestehen[8, 10]. Und zwar ist es gleichgültig, ob man magengesunde oder magenoperierte Patienten untersucht: Die am meisten gestörte Fettresorption findet man jeweils beim Eisenmangel. Bei Anämien anderer Genese, ohne Eisenmangel, ist die Fettresorption weit weniger gestört[9]. Die Fettresorptionsstörung hängt keinesfalls vom Grad der Anämie ab. Auch bei Magenresezierten, wo durch die relativ häufige Jejunitis die Fettresorption mehr oder minder gestört ist, findet sich bei Eisenmangel die Herabsetzung der Fettresorption am deutlichsten ausgedrückt. Durch den Therapieerfolg wird diese These erhärtet: Nach entsprechender Eisentherapie kommt es in Kürze zur Normalisierung der vorher stark gestörten Fettresorption.

Zusammenfassung: Es gibt Patienten mit Eisenmangel, die eine ausgeprägte Eisenresorptionsstörung aufweisen. Meist, jedoch nicht immer, bestehen dabei faßbare pathologische Veränderungen im Verdauungstrakt, wie Zustand nach Operationen, Enteritis o. ä. In solchen Fällen ist eine orale Eisenbehandlung wirkungslos, was durch Resorptionsversuche bestätigt wird, und eine parenterale Eisentherapie indiziert. Der innige Zusammenhang zwischen Eisenmangel und Verdauungstrakt wird auch durch die starke Fettresorptionsstörung bei Eisenmangel unterstrichen.

Literatur: [1] Bablik, L. und Gisinger, E.: Wien. med. Wschr., 105 (1955), S. 1055. — [2] Badenoch, J. und Callender, S. T.: Blood, 9 (1954), S. 123—133. — [3] Dieselben: Lancet (GB), 7117 (1960), S. 192—194. — [4] Braitenberg, H. und Gisinger, E.: Wien. klin. Wschr., 72 (1960), S. 786. — [5] Braunsteiner, H., Gisinger, E. und Pakesch, F.: Klin. Wschr., 30 (1952), S. 394. — [6] Dieselben: Acta haemat. (Basel), 10 (1953), S. 46. — [7] Dieselben: Blood, 11 (1956), S. 753. — [8] Courmoulis, M. und Gisinger, E.: Wien. Z. inn. Med., 36 (1955), S. 81. — [9] Dieselben: Wien. Z. inn. Med., 36 (1955), S. 515. — [10] Courmoulis, M., Gisinger, E. und Neumayr, A.: Dtsch. med. Wschr., 80 (1955), S. 810. — [11] Gisinger, E.: Wien. Z. inn. Med., 34 (1953), S. 395. — [12] Derselbe: Wien. med. Wschr., 106 (1956), S. 479. — [13] Derselbe: Wien. Z. inn. Med., 38 (1957), S. 199. — [14] Gisinger, E. und Mannheimer, E.: Wien. med. Wschr., 104 (1954), S. 962. — [15] Gisinger, E. und Puxkandl, H.: Wien. Z. inn. Med., 36 (1955), S. 491. — [16] Goldeck, H.: Spezielle Therapie der Blutkrankheiten. Stuttgart. 1955. — [17] Heilmeyer, L. und Plötner, K.: Das Serumeisen und die Eisenmangelkrankheit. Jena. 1937. — [18] Jasinski, B. und Roth, O.: Larvierte Eisenmangelkrankheit. Basel. 1954. — [19] Schade, A. und Caroline, L.: Science, 100 (1944), S. 14.

Aus der II. Medizinischen Universitätsklinik in Wien
(Vorstand: Prof. Dr. K. Fellinger)

Klinische und therapeutische Probleme der akuten Leukämie beim Erwachsenen

Von E. E. Reimer

Der Ausdruck „akute Leukämie" in seiner ursprünglichen Bedeutung besteht heute nicht mehr zu Recht. Die Hämatologie verwendet zwar heute noch die Bezeichnung „akute" Leukämie, aber immer mehr setzt sich die Bezeichnung „unreifzellige" Leukose durch. Sahen wir noch vor 20 Jahren in der Mehrzahl der Fälle einen akuten Beginn, septische Temperaturen, hämorrhagische Diathesen und raschen klinischen Verlauf, der meist in wenigen Wochen zum Tode führte, so beobachteten wir in den letzten Jahren immer häufiger Fälle mit oft monatelang zu verfolgenden Prodromalstadien (Hittmair, Wiedermann u. a.). Fehlen auch nach Bock schlüssige Beweise für eine echte Pathomorphose dieser Erkrankung, so scheint unserer Erfahrung nach doch ein gewisser Gestaltungswechsel aufgetreten zu sein. Wir sind uns darüber völlig klar, daß die bessere diagnostische Ausrichtung, die breitere Erfassung mit neueren Labormethoden in der Frühdiagnostik eine große Rolle spielen. Weiters ist der therapeutische Nihilismus, der hier noch vor 10 Jahren geherrscht hat, durch die Einführung von Purinethol und der Folsäureantagonisten, sowie der Steroidtherapie durchbrochen worden, und die Lebenserwartung, die früher weniger als 3 Monate betrug, bis auf das Dreifache verlängert worden. Aus der Literatur und aus eigenen Beobachtungen sind uns Fälle bekannt, die eine Ueberlebenszeit bis über 2 Jahre erreichten. Im Gegensatz dazu sieht jeder Hämatologe auch heute chronische Myelosen, die schon im ersten Jahre der Beobachtung ad finem kommen.

Es hat sich in letzter Zeit im Schrifttum immer mehr der Ausdruck „unreifzellige" Leukose durchgesetzt, obwohl dadurch gewisse Schwierigkeiten in der Klassifizierung nicht ausbleiben. Die Einteilung der unreifzelligen Leukämien wird heute von verschiedenen Gesichtspunkten aus durchgeführt; es würde zu weit führen, auf alle diese Einteilungen zurückzugehen. O e h m c hat beim Kinde den Vorschlag gemacht, einförmige, also akute Leukämien, in myeloische und undifferenzierte Formen zu trennen. Wir möchten auf Grund der klinischen Erfahrung folgende Einteilung beim Erwachsenen vorschlagen:

1. Undifferenzierte myeloische Leukämien vom Stammzelltyp,
2. Differenzierte Myeloblastosen von promyelozytärem bzw. monozytoidem Charakter; diese beiden Gruppen stehen der Häufigkeit nach beim Erwachsenen an der Spitze.
3. Lymphoblastosen mit akutem Verlauf. Sie kommen häufig beim Kinde vor, sie zählen beim Erwachsenen zu den größten Seltenheiten.
4. Sonderformen, wie akute leukämische Retikulosen, die manchmal im Blutbild monozytoiden Formen ähneln können, sowie akute Erythroblastosen und Plasmazelleukämien. Wegen ihrer Seltenheit kommt ihnen nur wenig praktische Bedeutung zu.

Diese klinische Einteilung hat auch auf Grund therapeutischer und auch prognostischer Konsequenzen eine gewisse Berechtigung. Wie noch an späterer Stelle berichtet werden soll, ist nach den Erfahrungen der letzten Jahre die Prognose der undifferenzierten Stammzeleukämie im Durchschnitt besser als die der promyelozytären Formen. Wir selbst haben bei monozytoiden Leukosen im Gegensatz zu D a m e s h e k und G u n z einen besonders günstigen Verlauf beobachten können. Die therapeutischen Maßnahmen werden sich bei der akut verlaufenden lymphatischen Leukose von den übrigen Formen in vielem unterscheiden. Der Einfachheit halber wollen wir bei der Besprechung der Gesamtprobleme den Ausdruck „akute" Leukosen noch beibehalten.

Von Bedeutng erscheint uns die Frage, ob die letzten Jahre einen echten A n s t i e g d e r l e u k ä m i s c h e n E r - k r a n k u n g e n und insbesondere der akut verlaufenden Formen gebracht haben. Dieses Problem wurde von vielen Seiten untersucht, leider gingen die meisten Autoren von verschiedenen Gesichtspunkten aus. Entweder wurde Leukämieinzidenz angegeben oder der Anteil der Todesrate an Leukämien und Aleukämien veröffentlicht. Aus einer Gegenüberstellung der Leukämiemortalität verschiedener Länder, die wir H a y h o e entnehmen, geht eine Zunahme in den letzten zwei Jahrzehnten unzweifelhaft hervor. Wenn wir den Anteil der Leukämiesterblichkeit in Oesterreich und Deutschland vergleichen, so ergeben sich zwei recht interessante Schlüsse: Seit 1948 — seit diesem Jahre liegen sowohl aus Deutschland als auch Oesterreich genaue Angaben vor — ist die Sterblichkeit an Leukämien und Aleukämien, die gemeinsam erfaßt werden, in Oesterreich von 0˙26⁰/o bis auf 0˙56⁰/o angestiegen. Die deutschen Zahlen weichen nur geringfügig von denen aus Oesterreich ab und zeigen ebenfalls einen linearen Anstieg (Tab. 1). Aus den großen verwertbaren Statistiken geht leider nicht der Anstieg der akut verlaufenden Formen hervor.

Tab. 1. **Leukämiemortalitätsanteil an der Gesamtsterblichkeit**

Jahr	Österreich %	Deutschland %
1939	0·36	
1948	0·26	0·27
1949	0·30	0·34
1950	0·33	0·36
1951	0·36	0·39
1952	0·44	0·43
1953	0·44	0·43
1954	0·51	0·48
1955	0·47	0·48
1956	0·56	0·49
1957	0·52	
1958	0·50	
1959	0·51	

Österreich: Nach Angaben des Zentralamtes (Statistik).
Deutschland: Neumann G., Deutsch. med. Wochenschr. 84, 191 (1959).

Die meisten Autoren sind heute der Ansicht, daß die akuten Leukosen bzw. die unreifzelligen Formen in jedem Lebensalter, besonders aber beim Kinde und beim älteren Menschen, einen echten Anstieg aufweisen. Die kindlichen Leukosen haben bekanntlich einen überwiegend akuten Verlauf (Oehme 85 bis 95⁰/o). Die relative Häufigkeit im Kindesalter führt anderseits dazu, daß Leukämiestatistiken, die alle Lebensalter umfassen, von einem Verhältnis akuter zu chronischen Leukosen von 1 : 1 sprechen (Bock, Gross und Mitarbeiter). Wenn wir nur die Leukämien bei Erwachsenen im Alter von über 20 Jahren berücksichtigen, so haben sich auch hier die Verhältnisse geändert. Bock erinnert daran, daß früher das Verhältnis 1 : 5 betrug und jetzt bei seinem Material 1 : 1 entspricht. Hittmair sieht heute 8mal häufiger akute Formen als 1938. Auch unserer Erfahrung nach war bis 1950 das Verhältnis 1 : 5, während es sich in den letzten Jahren mit 1 : 3·7 wesentlich zugunsten der akuten Leukämie verschob. Seit 1950 wurden an der II. Medizinischen Universitätsklinik in Wien über 340 Leukämien stationär untersucht. Von den über 90 akuten Leukosen wurden für diese Ausführungen nur 70 stationär beobachtete Fälle berücksichtigt, da von 20 ambulanten Fällen nur unvollständige Angaben vorliegen.

Im Rahmen dieser Ausführungen kann natürlich nur auf einige der klinischen Probleme eingegangen werden. Die ersten Anzeichen einer akuten Leukämie beim Erwachsenen sind oft schwer faßbar. Im Gegensatz zu früher -- hier müssen wir Hittmair zustimmen — sehen wir jetzt immer häufiger monatelange Prodrome, wie sie Gross und andere Autoren beschrieben. Sie bestehen in Infektneigung, Hämorrhagien geringer Art, passageren Lymphomen, Leukopenien und therapierefraktären Anämien. Bei mehr als einem Drittel aller Patienten treten die ersten faßbaren Zeichen im Munde auf. Es handelt sich um hartnäckige Stomatitiden, oft in wenigen Tagen auftretende große Ulcera mit Gangränneigung und nicht klärbaren Zahnschmerzen. Fast ein Drittel unserer Fälle wurde von den entsprechenden zahnärztlichen Stationen oder Laryngologen zugewiesen. Aus der Tab. 2 sind die häufigsten Initialzeichen zu ersehen, in vielen Fällen sind mehrere Symptome gleichzeitig vorhanden. Fast bei allen Patienten kommen Allgemeinstörungen vor, häufig macht die Anämie Beschwerden oder es tritt nur eine Störung des Allgemeinbefindens auf.

Tab. 2. Häufigkeit der ersten subjektiven Symptome

Symptome	%
Allgemeine Erscheinungen (Müdigkeit, Blässe usw.)..	79·4
Anämie	41·4
Stomatitis, Angina	37·1
Hämorrhagische Diathese	34·2
a) Haut oder Schleimhaut	15·7
b) Zahnfleischblutungen	19·0
c) Nach Zahnextraktion	5·7
d) Generalisiert	2·8
Infekte	27·0
a) Grippe, Pneumonie	12·8
b) Fieber (Einzelsymptom)	11·4
c) Pyodermien	2·8
Magen-Darmstörungen	7·1
Rheumatische Beschwerden	5·7
Drüsenschwellungen	5·7
Hautinfiltrate	1·4

Von praktischer Bedeutung sind die falschen
hämatologischen Einweisungsdiagnosen, die vor
allem bei aleukämischen und subleukämischen Formen gestellt
werden. So war z. B. bei acht unserer Patienten nur an Hand
des peripheren Blutbildes auswärts eine Panmyelophthise
oder eine Agranulozytose festgestellt und keine therapeutischen Konsequenzen gezogen worden. Zwei unserer Patienten
wurden als perniziöse Anämie behandelt. Eine weitere Fehl-
diagnose, die auch beim Erwachsenen gelegentlich vorkommt,
ist die Mononucleosis infectiosa. Die schweren Tonsillenver-
änderungen sowie atypische Myeloblasten im peripheren
Blutbilde tragen zur Verkennung des Krankheitsbildes bei.

Die Altersverteilung der akuten Leukämie beim
Erwachsenen hat sich im letzten Jahrzehnt etwas verschoben.
Zeigen frühere Zusammenstellungen eine Bevorzugung des
dritten und vierten Lebensjahrzehntes, so sind fast 50% unserer
Patienten mehr als 50 Jahre, 25% haben das 60. Jahr über-
schritten und unsere älteste Patientin war 83 Jahre alt.

Die Morphologie der Myeloblastose kann im wesentlichen als bekannt vorausgesetzt werden. Die typischen
Myeloblastosen mit ihren morphologisch eindeutigen Myeloblasten, wegen ihrer Polymorphie Paramyeloblasten genannt,
werfen ebenso wie die promyelozytären Formen keine diagnostischen Probleme auf. Viel schwieriger ist die Abgrenzung
bei Mikromyeloblasten oder bei geringem Blastenanteil. Der
Nachweis von Auer-Stäbchen ist für eine akute Leukämie
ausreichend; sie kommen aber nur in ungefähr 15% aller
Fälle vor (Nielke und Schulz u. a.).

Die morphologische Unterscheidung zwischen Mikromyeloblasten und akut verlaufenden lymphatischen Leukosen
ist mit der Panchrommethode allein oft nicht eindeutig durchzuführen. Hier hilft die phasenoptische Betrachtung weiter,
die die Lymphozytenstruktur eindeutig erkennen läßt. Eine
wesentlich einfachere und schnellere Methode führen wir mit
der Vitalfärbung durch; mit 3'8% Nilblausulfat gelingt es,
lymphatische Elemente durch die Anfärbung der plumpen
Mitochondren sowie der Kernstruktur eindeutig von Myeloblasten, aber auch von promyelozytären Formen zu unterscheiden.

Von den neueren Färbemethoden hat der Nachweis der
Leukozytenphosphatase auch bei den akuten Leukosen eine
gewisse Bedeutung. Ebenso wie Lambers sahen wir eine
Verminderung in den reifen granulopoetischen Zellen. Wir
fanden im Gegensatz zu anderen Autoren bei länger dauernden Remissionen einen starken Anstieg der Leukozyten-
phosphatase in den reifen Zellen und halten diese ebenso wie
Plennert für ein diagnostisch günstiges Zeichen.

Die Sternalpunktion wird letzten Endes die Fälle klären, die unter dem klinischen Bilde einer Agranulozytose oder einer Panmyelophthise auftreten. Sie ist auch zur Feststellung der Auswertung und während der Remission zur Früherfassung von Verschlechterungen dringend erforderlich.

Von den klinischen Befunden sei nur auf einige problematische Fragen eingegangen. Ein Zusammenhang zwischen Blutgruppe und Leukämie besteht auf Grund unserer Erfahrungen und auch nach den Berichten anderer Autoren nicht. Videbaek nahm bekanntlich an, daß ein Zusammenhang zwischen Leukämien, Malignomen, perniziösen Anämien und der Blutgruppe A bestünde. Die Blutgruppenverteilung unseres Materials entspricht dem Bevölkerungsdurchschnitt. Von klinischem Interesse sind Serumeiweißveränderungen, sowie Fermentbestimmungen. Fast alle unbehandelten Leukosen zeigen anfangs eine Vermehrung des α-Anteiles der Serumglobuline (Bock), erst später unter der Einwirkung von Infekten erhöhen sich die γ-Globuline. Von den Fermentbestimmungen haben wir mit Birk und Peschl nur den Nachweis der alkalischen Leukozyten-Phosphatase durchgeführt; auf ihre prognostische Bedeutung wurde bereits früher hingewiesen. Gross und andere Autoren zeigten schwere Fermentstörungen bei den akuten Leukosen auf. Wir erwähnen nur das fast völlige Fehlen der Glycerophosphat-dehydrogenase, die im Gegensatz zu den akuten Leukosen bei chronischen Myelosen nachgewiesen werden kann.

Der klinische Verlauf der akuten Leukosen beim Erwachsenen wird durch mehrere Komponenten bestimmt. Wir haben auf Grund unserer Erfahrungen den Eindruck gewonnen, daß das frühe Einsetzen der Behandlung einer der wesentlichsten Punkte guter Therapieerfolge darstellt. Burchenal hat an Hand seiner großen Erfahrungen gewisse Altersgrenzen aufgestellt. Er meint, daß bis zum 17. Lebensjahr Remissionen wie bei der kindlichen Leukämie möglich sind; über dem 30. Lebensjahr gehören komplette Remissionen bereits zu den Seltenheiten. Aber nicht nur die sinngemäße Therapie, auf deren Grundzüge wir später eingehen werden, sondern auch das Ansprechen auf sie im einzelnen Falle, und in erster Linie die Komplikationen, bestimmen den Krankheitsverlauf und letzten Endes auch die Lebenserwartung.

Zur Therapie der akuten Leukosen, die sich noch vor 10 Jahren in der Verabfolgung von Transfusionen erschöpft hat, stehen uns heute bereits mehrere Möglichkeiten zur Verfügung; die Lebensverlängerung gegenüber unbehandelten Fällen ist eklatant und bis auf das Dreifache angestiegen. Wenn Gunz meint, daß man wegen der relativen Seltenheit der akuten Leukosen noch nicht von einer allgemeingültigen Standardtherapie sprechen kann, trifft dies

nicht im allgemeinen zu. Ueber die Zahl der heute zur Verfügung stehenden Mittel besteht kein Zweifel, nur in der Art
des therapeutischen Vorgehens stimmen die verschiedenen
Autoren nicht vollständig überein.

Im wesentlichen wird heute allgemein die „Drei-Mittel-
Behandlung" (O e h m e) durchgeführt, die in der Anwendung
von Steroidhormonen, von Antimetaboliten sowie in der Verabfolgung von Bluttransfusionen und Blutanteilen besteht.

Die von F a r b e r 1949 eingeführte Cortisontherapie bei
Blutkrankheiten hat sich bis heute als die Standardtherapie
erwiesen. Die Anwendung von Cortison bzw. den heute fast ausschließlich verwendeten dehydrierten Präparaten, wie Prednison
und Prednisolon, hat die Lebenserwartung auch beim Erwachsenen
entscheidend verlängert, wenn auch bereits früher durch die
Exanguinotransfusionstherapie (B e s s i s und B e r n a r d) überraschende Erfolge erzielt worden waren. Ungefähr zur selben
Zeit wurden auch die Folsäureantagonisten in der Klinik angewendet (B u r c h e n a l, D a m e s h e k u. a.). Bei den kindlichen
Leukosen führen sie auch heute noch zur völligen Remission;
wegen ihrer toxischen Nebenerscheinungen, die besonders beim
Erwachsenen gefürchtet sind, sind sie hier von geringerer Bedeutung.

Einen weiteren entscheidenden Fortschritt in der Leukosetherapie stellten die von H i t s c h i n g s und Mitarbeiter ein-
geführten Purinantagonisten, als 6-Merkaptopurin bekannt, dar.
Sie bilden heute gemeinsam mit den Steroiden die Basistherapie der
akuten Leukose.

Die therapeutischen Maßnahmen der Leukosetherapie
werden in jedem einzelnen Falle von mehreren Voraussetzungen abhängen. In erster Linie werden die Form und die
hämatologischen Erscheinungen der unreifzelligen Leukose
bestimmt werden, da z. B. die eher seltene akute lymphatische
Leukämie des Erwachsenen sich anders verhält als die
leukämischen Stammzellformen. Liegt eine aleukämische,
agranulozytäre Leukose mit schwerem Infekt vor, und ist
sie noch mit einer generalisierten hämorrhagischen Diathese
vergesellschaftet, so wird die Therapie in erster Linie die
perikulösen Nebenerscheinungen, also die hämorrhagische
Diathese, zu behandeln haben und die Antimetaboliten werden in den Hintergrund treten. Die Therapie wird sich also
in jedem Fall den momentanen Bedürfnissen anpassen
müssen, und hier liegt auch das Problem von Prognose und
Lebenserwartung. Wie wir später noch aufzeigen werden,
wird die durchschnittliche Lebenserwartung gerade von den
weit fortgeschrittenen Fällen beeinflußt werden, die in
moribundem Zustande, oft wochenlang unbehandelt, an der
Klinik zur Aufnahme kommen.

Bei der a k u t e n l y m p h a t i s c h e n F o r m wird heute
allgemein als Initialtherapie Prednison allein in hohen Dosen

empfohlen. B e r n a r d, O e h m e u. a. geben 2 bis 3 mg/kg Körpergewicht, H a u t und Mitarbeiter raten sogar zu Tagesdosen von 1000 mg, die oft bis zu 3 Wochen verabreicht werden. Sie erzielen damit in 80% ihrer Fälle völlige Remissionen. Nach Eintritt der Remission wird die Prednisondosis langsam abgebaut, wobei im Einzelfalle verschieden dosiert wird. Während der Remission empfiehlt H a u t 6-Mercaptopurin, in der Dosis von 2·5 mg/kg Körpergewicht. Bei Rezidiven rät B e r n a r d zu einer neuerlichen Erhöhung der Prednisondosierung auf 5 mg/kg Körpergewicht. Wir selbst sahen nur zwei sichere akute lymphatische Leukämien in den letzten Jahren und konnten uns von dem ausgezeichneten Prednisonerfolg auch mit geringerer Dosis (bis 100 mg) überzeugen. Der rasche Abfall der Leukozyten unter Therapieeinfluß führt zu einer agranulozytären Phase, in der Bluttransfusionen und Antibiotika verabreicht werden sollen.

Verhältnismäßig gering sind die N e b e n w i r k u n g e n d e r h o c h d o s i e r t e n P r e d n i s o n t h e r a p i e, auf die wir bereits an anderer Stelle hingewiesen haben. Natürlich sehen wir immer wieder cushingähnliche Bilder, leichte Glykosurien u. ä. Die früher in der Literatur beschriebenen gehäuften zerebralen Hämorrhagien (B ö h n e l und S t a c h e r) haben wir unmittelbar nach hoher Prednisontherapie nie gesehen und in der letzten Zeit sind uns auch in der Literatur keine neuen Fälle bekannt geworden. Recht belastend für den Patienten ist nur der Soorbefall, den wir auch bei anderen Hämoblastosen bei Prednison-Tagesdosen über 100 mg häufig vorfinden. Er erfordert eine energische Lokaltherapie und interessanterweise haben sich bei uns die alten Methoden besser bewährt als moderne Mycostatica.

Die T h e r a p i e d e r M y e l o b l a s t o s e n wird sich ebenfalls nach dem Anfangsbefund zu richten haben. Leukämische und subleukämische Formen mit Leukozytenzahlen über 5000 behandelt man heute allgemein mit der Kombinationstherapie von Prednison und 6-Mercaptopurin. Die Tagesdosis des 6-Mercaptopurin wird mit 2·5 mg/kg Körpergewicht festgesetzt. Höhere Dosierungen gefährden die normale Hämopoese und führen nach G u n z zu einer Verkürzung der Remissionsdauer. Die Gesamtdosis richtet sich nach dem Leukozytenbefund und soll unserer Erfahrung nach die Menge von 1500 bis 2000 mg als Initialdosis nicht überschreiten und erst nach Blutbildkontrolle fortgesetzt werden. Prednison wird auch bei den Myeloblastosen in hohen Dosen verabreicht; B e r n a r d z. B. empfiehlt 400 bis 500 mg täglich. Leider stehen uns hochdosierte Prednisone nur in bescheidenem Ausmaße zur Verfügung und wir waren daher gezwungen, mit unseren bescheidenen Mitteln exakt zu beobachten. Wir haben nicht den Eindruck gewonnen, daß Dosen über 100 mg um vieles wirksamer wären.

Bei aleukämischen agranulozytotischen Formen, insbesondere aber bei den monozytoiden Leukosen, beginnen wir mit der Steroidtherapie. Erst bei Anstieg der Leukozyten über 10.000 wird 6-Mecaptopurin zugefügt. Liegen schwere Anämien und Thrombopenien vor, wird außerdem mit der Transfusionstherapie frühzeitig begonnen werden müssen. Der Idealerfolg der Therapie bei akuten Leukämien ist die komplette Remission in Blut und Knochenmark. Leider wird sie beim Erwachsenen im Gegensatz zum Kinde (bis 80% Louis und Mitarbeiter) nur selten erzielt. Wir sahen nur in 14% unserer Fälle komplette Remissionen, bei zwei unserer Patienten konnte die komplette Remission mehrmals ausgelöst werden. Häufiger sind Teilremissionen oder nur eine Reduktion der Gesamtleukozyten. Kommt es zu einem Anstieg der Erythrozyten, fehlen hämorrhagische Erscheinungen oder Schleimhautveränderungen und treten keine Komplikationen auf, so versuchen wir den Spitalsaufenthalt unserer Patienten möglichst zu verkürzen und versuchen eine ambulante Erhaltungstherapie mit 20 bis 30 mg Prednison täglich. Kleine Dosen von 6-Mercaptopurin, die wir gelegentlich verabfolgen, scheinen die Remissionsdauer nicht wesentlich zu verringern.

Kurz sei noch auf die zahlreichen neuen Antimetaboliten und Nitrogenabkömmlinge eingegangen. Von ihnen scheint das Azaserin sehr wirksam zu sein, steht aber wegen toxischer Nebenwirkungen noch im Erprobungsstadium. Ein Verwandter des 6-Mercaptopurin, das 6-Chloropurin, ist den Literaturberichten nach bei akuten Leukosen sehr wirksam, das gehäufte Auftreten von Gelbsucht läßt seine Anwendung nur unter größter Vorsicht ratsam erscheinen. (Ellison und Mitarbeiter.)

Von großer Bedeutung für die Prognose und Lebenserwartung ist die symptomatische Behandlung der Komplikationen. Der Häufigkeit nach stehen die hämorrhagischen Diathesen an der Spitze. Die Gerinnungsstörung der akuten Leukämien ist ein komplexer Vorgang. Neben der Thrombopenie liegt zumeist eine Verminderung der Faktoren 7, 8 und 10 vor. Wir haben neben Frischbluttransfusionen in mehreren Fällen durch angereicherte Plasmakonserven (antihämophiles Plasma) zumindest vorübergehend gute Erfolge gesehen. Auch die Infektabwehr verlangt eine intensive Betreuung. Relativ häufig sind Pneumonien bzw. Lungeninfekte. Die agranulozytotischen Leukosen stellen wir unter einen permanenten Breitbandantibiotikaschirm, während wir sonst die passageren Infekte gezielt bekämpfen. Recht häufig konnten wir die Erfahrung machen, daß bei Antibiotikaresistenz Sulfonamide noch wirksam waren. Jede akute Leukose erfordert eine individuelle Betreuung durch den erfahrenen Fachmann. Diese wenigen klinischen Bemerkungen können die Schwierigkeiten nur skizzieren, die sich bei der Betreuung dieser Patienten ergeben.

Wir haben bei der Einteilung der akuten Leukosen bzw. der unreifzelligen Leukämien darauf hingewiesen, daß sie eine gewisse prognostische Bedeutung besitzt. Vor mehr als 10 Jahren mußten wir feststellen, daß mit der Transfusionstherapie allein die promyelozytären Formen eine günstigere Erlebenserwartung aufwiesen als die undifferenzierten Myeloblastosen. Die Kombinationstherapie der letzten Jahre hat nun gezeigt, daß Vollremissionen oder auch nur Teilremissionen gerade bei den undifferenzierten Myeloblastosen viel eher zu erzielen sind als bei den promyelozytären Formen. Im Gegensatz zur Literatur haben wir bereits vor 10 Jahren bei monozytoiden Myeloblastosen einen eher benignen Verlauf gesehen, und die wenigen Fälle der letzten Jahre, bei denen es sich um eine monozytoide Erscheinungsform echter Myeloblastosen gehandelt hat, haben gezeigt, daß gerade bei diesen Formen mit einer eher längeren Lebenserwartung zu rechnen ist. Die akut verlaufenden lymphatischen Leukämien beim Erwachsenen zeigen zumeist nach der ersten Prednisontherapie ausgezeichnete Remissionen und im Durchschnitt wird die Lebenserwartung bis zu 10 Monaten angegeben (Dameshek, Haut u. a.). Unsere Erfahrungen sind zu gering, um bindende Aussagen machen zu können, wir sahen aber im Einzelfall, kurz nach Therapiebeginn, einen überraschenden Rückgang aller Manifestationen. Die durchschnittliche Lebensdauer aller unserer Fälle betrug 6·7 Monate, wobei wir als Beginn die ersten sicheren Symptome annahmen.

Neue therapeutische Wege wurden in den letzten Jahren durch die Uebertragung von gesundem Knochenmark gemacht. Von den Erfahrungen im Tierversuch ausgehend, haben Thomas und Mitarbeiter über Erfolge von Markinfusionen nach Bestrahlung und Chemotherapie berichtet. Bei akuter Leukämie bei einem Kinde eineiiger Zwillinge haben Atkinson und Mitarbeiter den interessanten Versuch unternommen, nach einer Röntgenganzbestrahlung, Knochenmark des gesunden Zwillings zu übertragen. Der Erfolg war relativ kurzfristig und der letale Ausgang konnte nicht wesentlich verzögert werden. Stacher und Mitarbeiter, aber auch andere Autoren, haben die Knochenmarksübertragung bei akuten Leukosen von Kindern und Erwachsenen vorgenommen, und ihre interessanten Versuche haben gezeigt, daß vor allem die Begleitthrombopenie und die hämorrhagische Diathese vorübergehend beeinflußt werden konnten. Der Fortschritt der Knochenmarksübertragung liegt bei den Fällen, die annähernd normale Erythrozytenwerte, aber schwere Thrombopenien und Gerinnungsstörungen aufweisen.

Es ist bekannt, daß bei den akuten Leukosen nicht nur eine
wesentliche Verminderung der Thrombozytenfaktoren und
der Faktoren 7, 8 und 10 vorliegt. Hier scheint in erster Linie
die Knochenmarksübertragung anzugreifen. Eine weitere
Möglichkeit besteht darin, die Blastenformen im Knochenmark durch hochdosierte Zytostatika zu eliminieren und dadurch zumindest vorübergehend normale Knochenmarksver-
hältnisse herbeizuführen.

Die Ursache der chronischen und akut verlaufenden
Leukosen ist auch heute noch nicht bekannt. In den letzten
Jahren wurden auf verschiedenen Gebieten neue Erkenntnisse
gewonnen, die zumindest theoretische Ueberlegungen zulassen.

Seit fast 10 Jahren ist die Virustheorie bei den Tier-
leukämien anerkannt, seitdem 1950 Gross darauf hingewiesen hat, daß bei gewissen Mäuseleukämiestämmen mit
zellfreiem Filtrat Leukämien übertragen werden können. Von
den zahlreichen neueren Untersuchungen sind besonders die
von Graffi zu erwähnen, der zellfreies Filtrat von Mäuse-
leukämien auf Ratten übertrug und bei 20% der Tiere Leukämien erzielte. Filtrate von diesen Rattenleukämien erzielten
wieder bei Mäusen in 70% aller inokulierten Tiere generalisierte myeloische Leukämien. Die Rolle der Milz wurde von
Frey untersucht; wurden neugeborene Mäuse splenekto-
miert, so wurde eine signifikante Hemmung der Leukose-
bildung durch leukämogenes Filtrat erzielt (12% gegenüber 72%). Reinplantationen der Milz führten zur Aufhebung
des Hemmungseffektes. Versuche mit Extrakten von akuten
Leukämien hat Bergolc unternommen, Lipoid- und lipo-
nukleoproteidhaltige Extrakte haben bei speziellen Mäuse-
stämmen Leukosen erzeugt.

Während im Tierversuch durch Virusinfektion ein
schrankenloses leukämisches Wachstum erzeugt werden kann,
war der Virusnachweis bisher beim Menschen noch nicht
eindeutig gelungen. Um so größere Bedeutung haben die
elektronenoptischen Untersuchungen von Braunsteiner,
Fellinger und Pakesch, die in den Zellen eines Falles
virusähnliche Einschlüsse nachwiesen. Bei 15 weiteren Fällen
war allerdings das Ergebnis bisher negativ.

Weitere eminent wichtige Ergebnisse für die Leukämie-
ätiologie hat das Studium der chromosomalen Struktur bei
unreifzelligen Leukosen gebracht. Im Gegensatz zu chronischen Leukämien ist hier die Chromosomenzahl erhöht (47 bis
50 Chromosomen) und zusätzlich sind schwere morphologische Abweichungen nachweisbar (Baikie und Mitarbeiter).
Es ist zu früh, daraus irgendwelche Schlüsse zu ziehen, doch
wissen wir, daß Viren, aber auch chemische und Strahlen-
einflüsse, Genstörungen verursachen können.

Röntgenstrahlen als auslösendes Moment für die akute Leukämie werden in der Literatur nicht einheitlich beurteilt. Wir sahen eine akute Leukose bei einer langjährigen Röntgenschwester und wissen von 2 anderen Fällen, die unmittelbar nach therapeutischer Röntgenbestrahlung erkrankten. Viel eindeutiger ist der Zusammenhang mit massiver radioaktiver Bestrahlung. In Hiroshima und Nagasaki stieg die Leukämierate auf das Hundertfache des Normalen an und von den bis 1954 diagnostizierten Leukosen waren 54 akut oder subakut verlaufende Fälle (M o l o - n e y).

Therapeutische Konsequenzen können derzeit weder aus der Virustheorie noch aus den chromosomalen Veränderungen gezogen werden, doch hat hier die Forschung gezeigt, daß sich aus dem absoluten Vakuum um die Ursache der Leukosen gewisse Anhaltspunkte abzuzeichnen beginnen.

L i t e r a t u r : A t k i n s o n, J. B., M o l o n e y, F. J., S c h w a r t z, J. R. und H e s c h, J. A.: Blood, 14 (1959), S. 228. — B a i k i e, A. G., B r o w n, M. C., J a c o b s, P. A. und M i l n e, J. S.: Lancet, II (1959), S. 425. — B e r n a r d, J.: Press. med., 68 (1960), S. 729. — B e r n a r d, J., M a t h e, G., B o u l a y, J. und C e c a r d, B.: Schweiz. med. Wschr., 89 (1959), S. 604. — B i r k, W., P e s c h l, L. und R e i m e r, E. E.: (Im Druck). — B o c k, H. E.: Dtsch. med. Wschr., 8 (1959), S. 293. — B ö h n e l, J.: 7. Europäischer hämatologischer Kongreß 1959. — B r a u n - s t e i n e r, H., F e l l i n g e r, K. und P a k e s c h, F.: Blood, 15 (1960), S. 476. — B u r c h e n a l, H. J.: 7. Internationaler hämatologischer Kongreß 1958. — D a m e s h e k, W. und G u n z, F.: Leukaemia. New York: Grune u. Stratton. 1958. — E l l i s o n, R. R., K a r n o f s k y, D. A. und B u r c h e n a l, J. H.: Blood, 13 (1958), S. 704. — E l l i s o n, R. R., S i l v e r, R. und E n g l e, R.: Ann. Int. Med., 51 (1959), S. 322. — F a r b e r, S.: Blood, 7 (1952), S. 707. — F r e i und Mitarbeiter: Blood, 13 (1958), S. 1127. — G r a f f i, A.: 7. Europäischer hämatologischer Kongreß 1959. — G r o s s, L.: Proc. Soc. exper. Biol. a. Med., 76 (1951), S. 27. — G r o s s, R., W i l d h a c k, R. und S t e i n e r, H.: Dtsch. med. Wschr., 43 (1958), S. 1974. — G u n z, F. W.: Erg. inn. Med. (1960), S. 14. — H a u t, A., A l t m a n n, St. J., W i n t r o b e, M. M. und C a r t w r i g h t, G. E.: Blood, 14 (1959), S. 828. — H a y h o e, F. G. H.: Leukaemia. London: J. A. Churchill Ltd. 1960. — H e c k n e r, F. und P a l i w o d a, H.: 60. Tagung der Deutschen Gesellschaft für Innere Medizin, Wiesbaden 1960. — H e r t l, M.: Mschr. Kinderhk., 107 (1959), S. 154. — H i t t m a i r, A.: Med. Klin., 22 (1960), S. 953. — K o l l e r, S.: 66. Kongreß der Deutschen Gesellschaft für Innere Medizin, Wiesbaden 1960. — K ü h b ö c k, J., R e i m e r, E. E. und S t o i b e r, T.: Wien. Z. inn. Med., 6 (1960), S. 228. — M i e l k e, H. G.: Aerztl. Wschr., 39 (1959), S. 745. — M i e l k e, H. G. und S c h u l z, F. H.: Aerztl. Wsehr., 40 (1959), S. 767. —

M o l o n e y, W. C.: New Engld. J. Med., 253 (1955), S. 88. —
N e u m a n n, G.: Dtsch. med. Wschr., 5 (1959), S. 191. —
O e h m e, J.: Mschr. Kinderhk., 173 (1959), S. 143. — D e r -
s e l b e: Dtsch. med. Wschr., 85 (1960), S. 817. — D e r s e l b e:
Med. Klin., 22 (1960), S. 956. — P a k e s c h, F. und R e i m e r,
E. E.: Wien. Z. inn. Med., 11 (1950), S. 422. — P l e n n e r t, W.:
7. Europäischer hämatologischer Kongreß, 1959. — R e i m e r,
E. E. und V i n a z z e r, A.: Wien. Z. inn. Med., 3 (1951), S. 117.
— S c h w a r t z, S. O. und S c h o o l m a n n, H. M.: Blood, 14
(1959), S. 279. — S t a c h e r, A., B ö h n e l, J. und K a h n, P.:
Wien. klin. Wschr. (1960). — S i e g e n t h a l e r, W., R e i s e r,
G. und Z o l l i n g e r, H. U.: Zschr. klin. Med., 155 (1959),
S. 568. — T h o m a s, E. D., L o c h t e, H. L. und F e r r e b e e,
J. W.: Blood, 14 (1959), S. 1. — V i d e b a e k, A.: Heredity In
Human Leukaemia and Its Relation To Cancer. London: H. K.
Lewis u. Co. Ltd. 1947. — W i e d e r m a n n, B.: 7. Europäischer
hämatologischer Kongreß, 1959. — W i n t r o b e, M. M.: Clinic.
Haematology, 1. Vol. Philadelphia, 1960.

Aus der Universitäts-Kinderklinik Marburg a. d. L.
(Direktor: Prof. Dr. F. Linneweh)

Besonderheiten der Leukämiebehandlung im Kindesalter

(Dreimittelbehandlung, Rezidiverkennung, Prophylaxe)

Von **J. Oehme**

Mit 2 Abbildungen

Die Leukämie ist eine neoplastische Erkrankung des hämopoetischen Organs mit Verdrängung spezifischen Gewebes und Bildung pathologischer Blutzellen: Paraleukoblasten, Paramyeloblasten, Parapromyelozyten. Diese Definition gilt für die akute Leukämie des Erwachsenen wie des Kindes. Im Gegensatz zum Erwachsenen überwiegt aber beim Kinde die akute Leukose mit den Para(leuko)blasten, den pathologischen, ungranulierten und undifferenzierbaren Zellen. Zweifelhaft ist, ob mit den derzeitigen Methoden eine akute lymphatische Leukämie beim Kinde sicher diagnostiziert werden kann. Die akute Myelose mit Auerstäbchen und deutlich granulierten Zellen macht dagegen diagnostisch keine Schwierigkeiten; lediglich die monozytoiden Zellen werden vielfach fehlgedeutet. In den meisten Fällen dürfte es sich um Parapromyelozyten handeln, wie schon Opitz feststellte[8]. Um die verwirrende Benennung der verschiedenen Leukämieformen zu vermeiden, haben wir für die akute Leukämie des Kindes mit nicht sicher zu differenzierenden Zellen, den Parablasten, die Bezeichnung „akute Leukose" vorgeschlagen (vgl. Tab. 1). Das Verhältnis akuter Leukose- zu akuten Myelose-Fällen ist umso kleiner, je jünger die Kinder sind; der Anteil akuter Leukosen im Kindesalter beträgt im Gegensatz zu den Befunden bei Erwachsenen insgesamt etwa 85%.

Tab. 1. Leukämie im Kindesalter

Einförmige = akute Leukämie

Akute Myelose (myeloische Leukämie)	Akute Leukose (undifferenzierte Leukämie)	Akute Lymphadenose (lymphatische Leukämie)

Bunte = chronische Leukämie

Chronische Myelose (chronisch-myeloische Leukämie)

Da die granulierten Zellen schlecht auf die moderne Dreimittelbehandlung ansprechen, wie gleich noch näher ausgeführt werden soll, hat diese Zweiteilung der akuten Leukämie therapeutische und prognostische Konsequenzen. In Uebereinstimmung mit dieser zytologischen Differenzierung steht die Tatsache, daß die Leukämie des Kindes eine um so kürzere Ueberlebenszeit hat, je jünger das Kind ist. Allerdings sind noch andere Faktoren, wie z. B. die Leukozytenzahl bei Aufnahme, für die Ueberlebenszeit entscheidend.

Dagegen ist die Zahl der Leukozyten bei der akuten Leukämie des Kindes weder diagnostisch noch therapeutisch von Bedeutung. Daß sich die Symptomatologie des Kindes von der des Erwachsenen unterscheidet, wurde andernorts ausführlich dargestellt[6]. Hingewiesen sei hier nur auf die Tatsache, daß die Panmyelophthise fast immer ein präleukämisches Stadium darstellt, daß besonders häufig die Leukämie des Kindes mit rheumatoiden Beschwerden einhergeht und in manchen Fällen zu zentralnervösen Komplikationen, der Meningopathia leucaemica, neigt.

Die Behandlung bezweckt, die durch die Leukämie hervorgerufenen hämatologischen, pathologisch-anatomischen und biochemischen Veränderungen rückgängig zu machen. Sie ist daher nicht mehr allein symptomatisch, sondern greift auch tief in den krankhaft veränderten Zellstoffwechsel ein. Die von uns so genannte „Dreimittelbehandlung" ist heute allgemein anerkannt. Diese Behandlung besteht in der sparsamen Verwendung von Corticosteroiden, dem Gebrauch von Antimetaboliten und Bluttransfusionen.

1. Die Corticosteroide sind für die Sofortbehandlung, wie auch für spätere Rezidive unentbehrlich. Die Entwicklung von Cortison zugunsten der dehydrierten Präparate Prednison und Prednisolon, bzw. 6-Methylprednisolon (z. B. in Form des Urbason) hat sich wegen der geringeren Nebenwirkung auch bei der Leukämiebehandlung durchgesetzt. Dagegen scheint die weitere Entwicklung in Richtung auf

die Triamcinolone keinen Vorteil zu besitzen, weil ihnen die
bei der Leukämie durchaus erwünschte euphorisierende
Wirkung fehlt. Eine Dosisverminderung, die bei anderen
Erkrankungen infolge der Weiterentwicklung der Cortisone
möglich war, läßt sich bei der Leukämiebehandlung nicht
erreichen. Wir beginnen deshalb mit einer Dosierung von
2 bis 3 mg Prednisolon/kg/die und reduzieren diese Dosis im
Laufe der nächsten 2 bis 3 Wochen auf die Hälfte. Das
Auftreten von Untertemperaturen bei Behandlungsbeginn ist
ein Zeichen von Ueberdosierung, die anfangs erwünscht sein
kann.

2. Antimetabolite sind Stoffe, die auf Grund ihrer
strukturellen Aehnlichkeit Stoffwechselzwischenprodukte der
Blutzellen vom Ort ihrer Funktion verdrängen und dadurch
die Zellentwicklung blockieren. Die beiden für die Leukämie
des Menschen wichtigsten Antimetaboliten sind die Folsäureantagonisten (FAA) und die Purin-Analogen; sie blockieren
die Purinkörpersynthese an genau bekannten Stellen (vgl.
Abb. 1). Bekanntlich kann der Organismus die für die
Nukleinsäuresynthese notwendigen Purine entweder aus der
Nahrung beziehen oder aus kleinen Bausteinen selbst syn-
thetisieren (sogenannte de-novo-Synthese). Die Antimetabolite
blockieren nun diese de-novo-Synthese, wie durch Isotopen-
untersuchungen und durch die unterschiedliche Menge der
Harnsäureausscheidung unter antileukämischer Behandlung
festgestellt wurde[4]. Während die Antipurine keinen Einfluß
auf die Harnsäureausscheidung haben, wird diese durch die
Folsäureantagonisten vermindert. Von den Folsäureantagonisten ist wegen seiner hohen Toxizität das Aminopterin aus
dem Handel gezogen worden, so daß für die Therapie nur
noch das Amethopterin (= Methotrexate) zur Verfügung steht.
Die Dosierung beträgt für das Klein- bzw. Schulkind 1 bis
2 Tabletten täglich. Von den Antipurinen hat trotz vieler,
im Tierversuch erprobter Substanzen, lediglich das
6-Mercaptopurin (= Purinethol 6-MP) Eingang in die
klinische Behandlung gefunden. Zusätzliche Gaben von Azaserin brachten zwar im Tierversuch mehr Remissionen als
nach Purinethol allein; beim Menschen aber zeigte diese
Kombinationstherapie keine besseren Ergebnisse. Die Dosierung für 6-MP beträgt 2'5 mg/kg täglich, also ebenfalls
1 bis 2 Tabletten je nach dem Alter. Die Einwirkungen auf
das Blutbild sind bis zum Auftreten einer Remission bei
beiden Antimetaboliten ähnlich; sie zeigen aber den Unterschied, daß die Remission bei FAA-Behandlung meist nach
3 Wochen, bei 6-MP-Behandlung jedoch nach 4 bis 6 Wochen
eintritt. Dabei sinkt zuerst die Leukozytenzahl auf Kosten
der zugrunde gehenden Parablasten; das anfängliche
„lymphozytäre" Blutbild wird schließlich bei gleichzeitigem

Anstieg der Thrombozyten durch eine relative Vermehrung der Granulozyten verändert. Nach Eintritt einer Remission bleiben die Thrombozyten subnormal, die Retikulozyten vermindert. Insgesamt ist die Depression der normalen Blut-

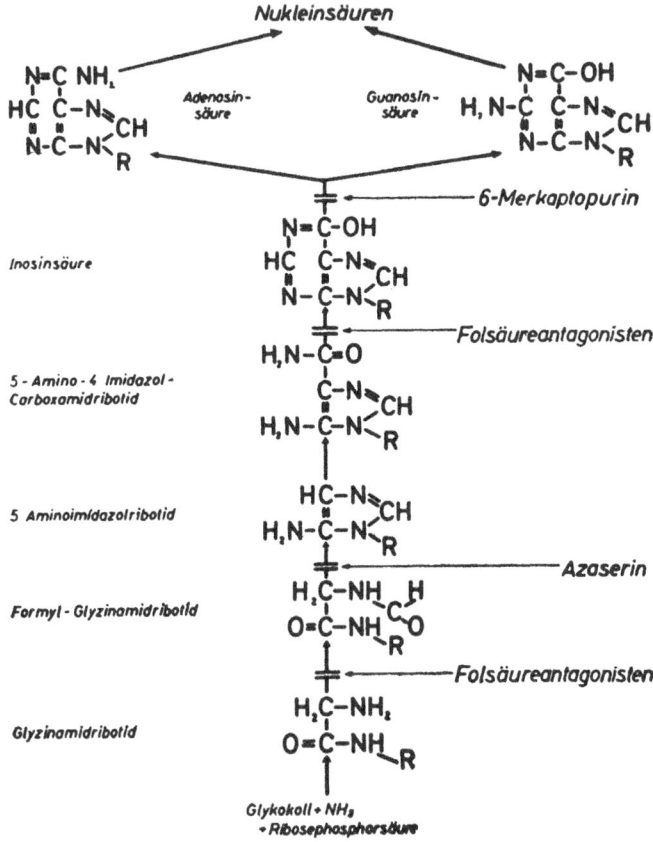

Abb. 1. **Blockierung der Purinkörpersynthese durch Antimetaboliten**

bildung bei den FAA stärker als beim 6-MP. Trotzdem muß bei beiden Antimetaboliten das tiefe Tal der medikamentös bedingten Panhämozytophthise wie auch der Panmyelopathie durchschritten werden, ehe man auf die Höhe der Remission gelangt. Die Gefahren der Antimetabolitbehandlung liegen demnach im Auftreten von Blutungen. einer Agranulozytose und zusätzlichen Anämie, so daß bei dieser Therapie immer wieder Transfusionen nötig werden. **Als Warnzeichen** gelten Hämorrhagien der Mundschleimhaut und Papillenschwellung der Zunge; toxische Zeichen sind Uebelkeit, Erbrechen und Diarrhoe. Diese sind bei dem 6-MP viel seltener als bei den FAA. Unbereinstimmend damit ist die therapeutische Breite des 6-MP größer als die von Methotrexate.

3. Die Bluttransfusion als das älteste Verfahren zur Behandlung der Leukämie bekämpft die Anämie, die Agranulozytose und die Thrombopenie. Eine Substitutionsbehandlung erfolgt durch lyophilisierte Thrombozyten oder die Plasmafraktion I. Die letztgenannten Methoden sind vor allem für die verstärkte Blutungsneigung bei normalem roten Blutbild von Bedeutung. Die Blutungsneigung ist bei der Leukämie komplexer Natur: Außer der Thrombozytopathie, der Verminderung von Thrombozyten und Gerinnungsfaktoren einschließlich des Fibrinogens kommt auch eine erhöhte Kapillarpermeabilität und eine erhöhte Fibrinolyse für die vermehrte Blutungsneigung in Betracht. Eine Infusion von 1000 mg lyophilierten Thrombozyten, gelöst in je 100 ml 10%iger Traubenzuckerlösung und isotoner Ringerlösung, führte bei einem vierjährigen Jungen mit akuter Leukose zur Besserung der geprüften Gerinnungsteste, einschließlich der thrombelastographischen Befunde und zur Normalisierung der Kapillarpermeabilität (vgl. Tab. 2). Leider ist die Wirkung dieser Maßnahmen nur von kurzer Dauer, so daß solche Infusionen nur zur Beseitigung akuter Blutungen verwendet werden können.

Tab. 2. Wirkung von 1000 mg lyophilisierter Thrombozyten, gelöst in je 100 ml 10%iger Traubenzuckerlösung/ isotoner Ringerlösung

Untersuchungsmethode	Vor Infusion	Nach Infusion
Gefäßpermeabilität: (Hechtsche Saugglocke 1 Minute)		
Unterdruck von 50 mm Hg	Hämatombildung	3 Petechien
100 mm Hg	Hämatombildung	5 Petechien
150 mm Hg	Hämatombildung	12 Petechien
Thrombelastographische Untersuchungen:		
Reaktionszeit (r)...............	11 Minuten	6 Minuten
Maximalelastizität (m ε)........	19 Minuten	19 Minuten

Mit der Dreimittelbehandlung wird in etwa 70% der Fälle eine Remission erzielt: Die Leukozyten reifen aus, die Erythrozyten und Thrombozyten nehmen zu, die leukämischen Infiltrate und Drüsenschwellungen gehen zurück und die Temperatur normalisiert sich. Im Anfangsstadium können bakterielle Infektionen eine Remission begünstigen — diese Möglichkeit wurde von Kundratitz[5] auch therapeutisch ausgenutzt, im Spätstadium wirken sich Septikopyämien aber verderblich aus.

Neurologische Komplikationen können infolge der Leukämie selbst wie auch — besonders früher — infolge eines Hirnödems auf Grund der Corticosteroidwirkung beobachtet werden. Vielfach zeigen leukämiekranke Kinder schon bei Aufnahme zentralnervöse Symptome, insbesondere der Pyramidenbahnen. Die Mitbeteiligung des Zentralnervensystems kann ein pathologisches EEG hervorrufen, das sich nach der Behandlung normalisiert[6]. Schreiten die zentralnervösen Störungen fort, indem Lähmungen und Krämpfe auftreten, so werden Röntgenbestrahlung des Schädels oder intrathekale Gaben von Methotrexate empfohlen.

Die Frage des zweckmäßigen Vorgehens im Einzelfall wird verschieden beantwortet. Viele Autoren setzen sich für eine initiale Corticosteroidtherapie bei allen Fällen ein. Wegen des bei Aufnahme meist fortgeschrittenen Stadiums der Erkrankung sind wir gezwungen, ebenfalls mit Hormonen zu beginnen. Dagegen versuchen wir bei frühzeitig erkannten und noch nicht stark thrombopenischen Patienten eine Behandlung mit Antimetaboliten. Die Erfolgsquoten sind bei beiden Antimetaboliten gleich. Burchenal[2] empfiehlt bei Kindern unter 10 Jahren mit weniger als 50.000 Leukozyten/ccm Methotrexate, bei höheren Leukozytenzahlen und bei Kindern über 10 Jahren Purinethol.

Die akute myeloische Leukämie spricht auf die moderne Behandlung schlechter an. Im allgemeinen ist der Therapieerfolg umso ungünstiger, je größer der Anteil granulierter Zellen ist. Da bei dieser Leukämieform von der Corticosteroidtherapie wenig zu erwarten ist — einzelne Autoren halten diese sogar für kontraindiziert —, ist es zweckmäßig, bei der akuten Myelose gleich mit Purinethol zu beginnen.

Die Versuche, die Leukämie durch totale Röntgenbestrahlung und nachfolgende Knochenmarktransplantation zu behandeln, sind noch im Versuchsstadium. Vielleicht können hier die noch zu erarbeitenden Grundlagen der Immuntoleranz weiterhelfen.

Die Frage, ob im Intervall, das heißt, nach Eintritt einer Remission, behandelt werden soll, wird heute allgemein bejaht. Um der drohenden Therapieresistenz vorzubeugen, ist es zweckmäßig, nach Beendigung der Hormonbehandlung Antimetabolite in der Hälfte der therapeutischen Dosis zu

Tab. 3. Dosierungsvorschläge zur Leukämiebehandlung

Medikament	1 Tablette	Therapeutische Dosis mg/kg	Erhaltungsdosis mg/kg
Prednisolon	4—5 mg	2—3	(1—1·5)
Methotrexate ...	2·5 mg	0·15	0·08
Purinethol	50 mg	2·5	1·25

verabreichen (vgl. Tab. 3). Wir bevorzugen für diese kontinuierliche Behandlung anfänglich das Methotrexate, weil damit meist längere Remissionen zu erzielen sind als mit Purinethol. Während dieser Intervallbehandlung (Rezidivprophylaxe) ist es von entscheidender Bedeutung, das drohende Rezidiv frühzeitig zu erkennen. Hinweise dafür können

1. das Myelogramm,
2. das periphere Blutbild,
3. Elektrophoreseveränderungen und
4. Fermentaktivitäten der Leukozyten

geben. Meistens kann die erneute Parablastenvermehrung zeitiger im Knochenmark als im peripheren Blutbild erkannt werden. Da bei ambulanter Behandlung die Knochenmarkspunktion oft auf Schwierigkeiten stößt, bevorzugen wir die Ergebnisse des peripheren Blutbildes, insbesondere die Verlaufskurve der Thrombozyten zur frühzeitigen Erkennung des Rezidivs. Die Zahl der Thrombozyten kann geradezu als Gradmesser der Aktivität der Leukämie aufgefaßt werden.

In letzter Zeit ist mehrfach auch auf typische Elektrophoreseveränderungen, insbesondere auf die α_2-Globulinvermehrung bei drohendem Rezidiv, hingewiesen worden[1]; die Abnahme der Albumine und die Zunahme der α_2-Globuline wurden auch bei anderen malignen Tumoren beobachtet.

Die enzymatischen Untersuchungen der Leukozytenfermente erbrachten kennzeichnende Befunde im Ablauf der akuten Leukose[7]; dies gilt insbesondere für die stete Verminderung des sogenannten Zwischenfermentes (Glukose-6-Phosphatdehydrogenase). Diese Befunde stehen in Uebereinstimmung mit den Ergebnissen bei Erwachsenen. Dagegen zeigt die akute Leukose des Kindes keine Erniedrigung der Laktatdehydrogenaseaktivität. sondern normale Werte (vgl. Abb. 2).

Die Leukämie ist vorläufig noch eine tödlich verlaufende Erkrankung. Das größte Hindernis für weitere Therapiefortschritte besteht in der Resistenzentwicklung der Leukämiezellen gegen die Corticosteroide und Antimetabolite. Der Resistenz liegt im wesentlichen das gleiche Phänomen zugrunde, das Ehrlich schon vor 40 Jahren am Verhalten

der Mikroben gegenüber chemotherapeutischen Mitteln beobachtet hat. Der Stoffwechsel der Leukämiezellen ist wie bei
den Bakterien genetisch fixiert. Danach stellt die Resistenz

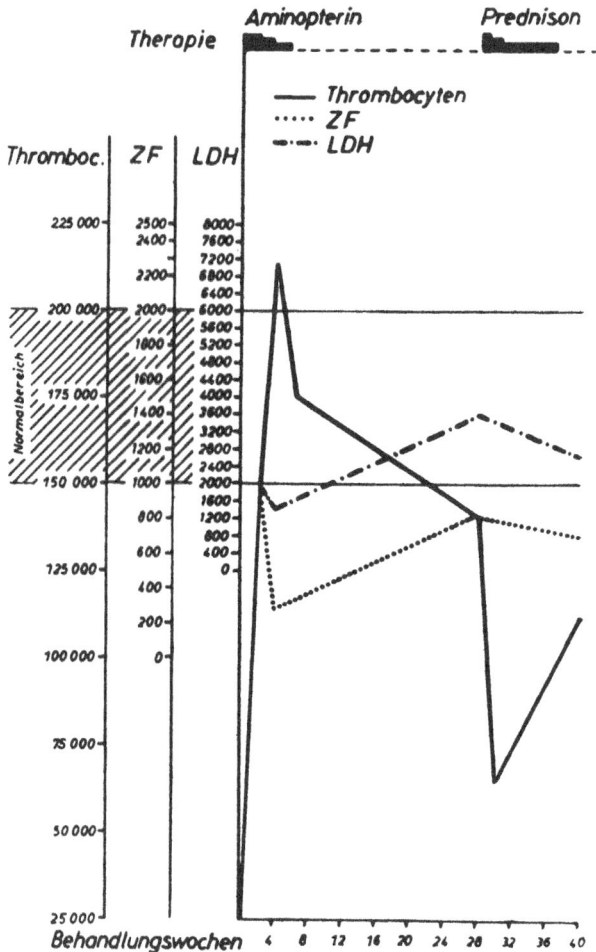

Abb. 2. Verhalten der Thrombozyten und Fermentaktivitäten (in
μMol/10⁹ Leukozyten) bei der Leukose des Kindes

nichts anderes dar als die Auslese von Mutanten, die sich auf
verschiedene Art der Antimetabolitwirkung entziehen.

Die Behandlung der akuten Leukämie ist trotz der
unbestreitbaren Erfolge schwieriger geworden. Eine be-

sondere Schwierigkeit ist die psychische Führung des kranken Kindes und seiner Eltern. Die durch Steroide in kurzer Zeit erzielte Besserung lassen die Eltern — manchmal auch den Arzt — an der Richtigkeit der Diagnose zweifeln und erwecken trügerische Hoffnungen auf Heilbarkeit der Erkrankung. Besonders schwere Aufgaben fallen Arzt und Schwestern in den letzten Tagen und Stunden vor dem Tode des Kindes zu. Daß dieser bewußt geahnt werden kann, ersahen wir aus dem Testament eines 7jährigen Knaben, der in einem Schreiben vor seinem Tode die Verteilung seiner Spielsachen geregelt hatte. Dabei hatte er nicht nur seine Freunde daheim, sondern vor allem auch seine Kameraden im Krankenzimmer bedacht.

Unbehandelt erliegen die Kinder der Krankheit innerhalb von durchschnittlich 3 Monaten. Unstillbare Blutungen leiten das Ende ein. Die durchschnittliche Lebenserwartung bei Behandlung beträgt bei 50% aller Leukämiekinder 15 Monate. Das Geschlecht spielt bei der Beurteilung des Behandlungserfolges keine Rolle, obwohl das Ueberwiegen von Knaben, an Leukämie zu erkranken, unbestreitbar ist. In Einzelfällen beträgt die Lebensverlängerung mehrere Jahre.

Wegen der noch unzureichenden Behandlung kommt der Prophylaxe besondere Bedeutung zu. Offen ist die Frage, inwieweit disponierende Faktoren das leukämische Agens begünstigen. Da ungewöhnlich große Strahlenmengen bei Feten und Säuglingen die Entstehung der Leukämie begünstigen, sollten diese vermieden werden. Deshalb muß von kinderärztlicher Seite gefordert werden, daß
1. Röntgenuntersuchungen bei Schwangeren, insbesondere im Bereich des Abdomens, und
2. Röntgenbestrahlungen nichtmaligner Erkrankungen bei Kleinkindern möglichst unterbleiben;
gegebenenfalls müssen die Vorzüge und Nachteile dieser Maßnahmen sorgfältig abgewogen werden. Nach Angaben amerikanischer Autoren ist die Erhöhung des Leukämierisikos durch diese Maßnahmen nicht zu leugnen. Auch die Untersuchungen in Hiroshima haben diese Gefahrenquelle eindeutig bewiesen. Als Latenzzeit werden etwa 6 Jahre angenommen. Damit würde die Häufung der Leukämie im späteren Kleinkind- bzw. frühen Schulalter gut übereinstimmen.

Im Gegensatz zu Erwachsenen sind sogenannte chronische Leukämien beim Kinde viel seltener. Chronisch-lymphatische Leukämien kommen überhaupt nicht vor. Bei der chronisch-myeloischen Leukämie hat sich als Mittel der Wahl das in Oesterreich als Sulfabutin im Handel befindliche Myleran bewährt. Es bewirkt eine ausgesprochene Hemmung der Granulopoese und ist bei sorgfältiger Leukozytenkontrolle auch ambulant anwendbar. Die Einführung dieses Mittels in die Behandlung chronischer Leukämien hat allerdings keine wesentliche Zunahme der Ueberlebenszeit gebracht, dagegen wird das Leben wegen der geringeren Toxizität des letztgenannten Mittels angenehmer gestaltet.

Kinder mit akuten Leukosen sprechen auf die moderne Behandlung besser an als Erwachsene. Die gegenüber Erwachsenen größere Empfindlichkeit des Kindes auf die antileukämische Chemotherapie läßt sich nicht durch morphologische Verschiedenheiten erklären. Möglicherweise wirkt sich das verstärkte Wachstum und damit die erhöhte Nukleinsäuresynthese beim Kinde günstig aus. Die Aufgabe des Arztes bei der Behandlung der Leukämie des Kindes besteht in Uebereinstimmung mit der kürzlichen Empfehlung der Wiener Universitäts-Kinderklinik[3] darin, das Kind nach anfänglichem Klinikaufenthalt möglichst lange in seinem elterlichen Heim zu belassen. Dem praktizierenden Arzt kommt bei der Behandlung der akuten Leukämie des Kindes heute eine große Aufgabe zu, indem er die klinisch eingeleitete Behandlung geschickt weiterführt. Diese Aufgabe kann er nur erfüllen, wenn er die Indikation und Kontraindikation der „Dreimittelbehandlung" genau kennt und sich mit den Besonderheiten der Leukämie des Kindes vertraut gemacht hat. Dazu, hoffe ich, haben die kurzen Ausführungen beigetragen.

Zusammenfassung

Die Behandlung der Leukämie ist durch die Einführung der Corticosteroide und Antimetabolite zwar nicht leichter, aber erfolgreicher geworden.

Kinder mit akuter Leukose sprechen auf die „Dreimittelbehandlung" besser an als Erwachsene. Offenbar sind besondere Stoffwechselvorgänge dafür verantwortlich zu machen. Der noch immer tödliche Ausgang der Leukämie hat seine Ursache in der Entwicklung von therapieresistenten, mutierten Leukämiezellen.

Aufgabe des Arztes ist es, nach anfänglich klinischer Behandlung das Kind so lange wie möglich im elterlichen Heim weiter zu behandeln. Bei der häuslichen Ueberwachung hat der Hausarzt die Pflicht, Rezidive frühzeitig zu erkennen. Dafür können das Myelogramm, das periphere Blutbild, insbesondere die Thrombozytenzahl, Elektrophoreseveränderungen und die Fermentaktivitäten der Leukozyten herangezogen werden.

Mit Rücksicht auf die statistische Häufung von Leukämien nach Röntgenuntersuchung Schwangerer und Röntgenbehandlung junger Kinder sollten diese Maßnahmen auf ein Minimum beschränkt werden.

Literatur: [1] Bock, H. E.: Dtsch. med. Wschr., 84 (1959), S. 293. — [2] Burchenal, J. H.: Cancer Res., 14 (1954), S. 615. — [3] Herrmann, L. und Wolf, H. G.: Wien. klin. Wschr., 71 (1959), S. 381. — [4] Krakoff, J.: Amer. J. Med., 28 (1960), S. 735. — [5] Kundratitz, K.: Mschr. Kinderhk., 102 (1954), S. 135. — [6] Oehme, J., Janssen, W. und Hagitte, Ch.: Leukämie im Kindesalter. Stuttgart: G. Thieme. 1958. — [7] Oehme, J.: Med. Klin., 55 (1960), S. 956. — [8] Opitz, H.: Mschr. Kinderhk., 48 (1930), S. 201.

Probleme bei der Behandlung
der chronischen Leukämie des Erwachsenen

Von R. Klima

Mit 4 Abbildungen

Bei den chronischen Leukämien war Jahrzehnte hindurch die Strahlenbehandlung mit Röntgen die wirksamste Therapie. Damit konnten in den meisten Fällen zeitlich begrenzte mehr oder minder ausgiebige Remissionen erzielt und der Zustand der Kranken auch für längere Zeit günstig beeinflußt werden. Große Statistiken zeigten jedoch, daß damit das Leben der Kranken nicht erheblich verlängert werden konnte. Gute Wirkungen wurden auch mit radioaktiven Isotopen erzielt, die besser vertragen wurden, aber gegen Milz- und Lymphknotenschwellungen weniger wirksan waren als die lokale Röntgentherapie.

Eine grundsätzlich neue Phase der Therapie wurde durch die Einführung zytostatisch wirksamer Substanzen eingeleitet, die aus der Gemeinschaftsarbeit der Chemie mit der experimentellen Geschwulstforschung hervorgingen. Klinisch zur Anwendung kamen bisher 1. Carbamidsäureester, vertreten durch das Urethan, 2. Colchizinderivate, 3. Steroidhormone, 4. alkylierende Substanzen.

Für die Therapie der chronischen Leukämien und ähnlicher Zustände haben die alkylierenden Substanzen die größte Bedeutung erlangt. Sie leiten sich in der Hauptsache vom N-Lost ab. Ihre große biologische Aktivität äußert sich in allgemeinen zytostatischen und zytotoxischen Effekten und besonderen Einwirkungen auf die Chromosomenapparate (Koller u. a.). Sie bewirken eine Hemmung der Gewebsproliferation. Chemisch enthalten sie meist aktive Chloräthylaminogruppen, die an aliphatische oder zyklische Träger oder, wie in den neueren Präparaten, auch an Zucker, Aminosäuren, Antimalariapräparate u. a. gebunden sein können. Unter den etwa 30 der klinisch geprüften Stoffe lassen sich drei wichtige Gruppen unterscheiden: die des N-Losts im engeren Sinne, die Aethylenamine und die Methansulfonsäureester.

Schon das ursprünglich versuchte N-Lost zeigt einen energischen Einfluß auf die leukämischen Gewebe, der einen Vergleich mit der Wirkung der Strahlentherapie zuläßt (radiomimetische Wirkung). Genauere Untersuchungen ergeben aber sowohl im Experiment (Alexander und Stacey, Elson) als auch in der Klinik bedeutsame Unterschiede. Vor allem zeigen die uns in der Klinik interessierenden Wirkstoffe schon eine mehr minder ausgesprochene Selektivität, die der Röntgentherapie nicht oder nur in viel geringerem Ausmaß zukommt. Schon das N-Lost wirkt deutlich stärker auf die lymphatischen Elemente als auf die granulozytären und ist auch beim Lymphosarkom, bei lymphatischer Leukämie und auch bei Lymphogranulom wesentlich wirksamer als bei myeloischer Leukämie.

Bei den später vorwiegend verwendeten peroralen Präparaten, dem Triäthylenmelamin (TEM) und besonders dem Leukeran ist die selektive Wirkung auf das lymphatische System noch wesentlich stärker. Das TEM ist das erste Präparat dieser Art. Es hat aber noch erhebliche Nebenwirkungen und wird deshalb meist in Einzeldosen verabreicht, die dann je nach der Wirkung in entsprechenden Zeitabständen wiederholt werden. Die Toleranz für das Präparat ist verschieden. Bei der lymphatischen Leukämie, bei der man oft mit verhältnismäßig kleinen Dosen auskommt, werden damit nicht selten dramatische Erfolge erzielt.

Die dem TEM ähnlichen Verbindungen, das Triäthylenphosphoramid (TEPA) und das Triäthylenthiophosphoramid (Thio-TEPA) sind oft besser verträglich, verursachen aber nicht selten schwere Knochenmarkschädigungen und hämorrhagische Diathesen, weshalb ich diese Präparate nicht mehr verwende.

Eine wesentliche Verbesserung, was Verträglichkeit und selektive Wirkung auf das lymphatische System anbelangt, stellt das Leukeran dar (Chlorambucil, CB 1348), das die 2 Chloräthylaminogruppen in Verbindung mit Phenylbutylsäure zeigt (Everett, Roberts und Ross, 1953). Nach der klinischen Prüfung durch Galton und den Ergebnissen an größeren klinischen Versuchsreihen, wie sie auf der Konferenz der New Yorker Akademie der Wissenschaften mitgeteilt wurden (L. G. Israels und Mitarbeiter, Ch. A. Doan und Mitarbeiter, J. E. Ultmann und Mitarbeiter, St. L. Gumport und Mitarbeiter), konnten damit bei lymphatischer Leukämie in 50 bis 80% der Fälle Erfolge erzielt werden. Es zeigt vor allem eine viel bessere Verträglichkeit, bessere Steuerbarkeit als TEM und verursacht auch weniger Knochenmarkschäden. Im Endoxan (Cyclophosphamid) (H. Arnold, F. Bourseaux und N. Brock) wurde ein neues therapeutisches Prinzip verwertet. Chemisch ist es ein Phosphamidester des N-Lost. Das aktive Prinzip des N-Lost ist hier in einer zunächst inaktiven Transportform vorhanden. Die aktive Wirkform entsteht erst in den Geweben durch Freimachung der Chloräthylgruppen. Dadurch verliert die Substanz viel an Toxizität; die normale Blutbildung und die Parenchymorgane werden davon nur wenig beeinträchtigt. Trotz der allgemein großen therapeutischen Breite, die dem Endoxan zukommt, muß auch diese Therapie fortlaufend überwacht werden, da individuell verschieden starke Unverträglichkeitserscheinungen vorkommen und vor allem bei höherer Dosierung Knochenmarkschäden bemerkbar werden. Dabei kommen, wie auch bei anderen Stoffen dieser Gruppe, Nausea, Anorexie und Erbrechen sowie auch Haarausfall und andere Nebenwirkungen zum Vorschein, die nach Absetzen der Therapie in der Regel sehr bald wieder verschwinden.

Einer der wertvollsten Wirkstoffe aus der Reihe der alkylierenden Substanzen ist das Myleran und das damit chemisch identische Sulfabutin, das als Wirkstoffgruppen Sulfonsäureester enthält (Haddow und Timmis, 1953). Im Gegensatz zu den Lostpräparaten entfaltet es seine Hemmwirkung im Bereich der granulierten leukozytären Elemente (Elson). Schon in den ersten klinischen Versuchen von Galton zeigte sich die hervorragende Wirkung des Präparates bei myeloischer Leukämie.

Bei der chronischen myeloischen Leukämie sind im allgemeinen das klinisch-hämatologische Bild, der Ablauf der Krankheit und auch die Reaktion auf die Therapie verhältnismäßig gleichartig, wenn auch der Grad der Malignität schwanken kann und die Krankheitsdauer, wie aus der gezeigten Tabelle hervorgeht, recht verschieden sein kann. Da in der Mehrzahl der Fälle der Ablauf vom Beginn der klinischen Manifestationen an schon mehr oder minder progressiv ist und der Gesamtzustand dadurch beeinträchtigt wird, beginnt man meist schon in diesem Zeitpunkt mit der Therapie.

Vor Einführung der Chemotherapie wurden zumeist lokale Bestrahlungen der Milz mit Röntgen durchgeführt, in späterer Zeit auch radioaktiver Phosphor, Gold o. a. verabreicht. Damit lassen sich im Frühstadium Vollremissionen erzielen, wobei sich auch die meist stark vergrößerte Milz zurückbildet. Im Rückfall sind dann meist schon größere Strahlendosen erforderlich; später nehmen die Schwierigkeiten von Seiten des Milztumors immer mehr zu und auch der Allgemeinzustand wird zunehmend schlechter; schließlich versagt jede weitere Strahlentherapie. Die Röntgentherapie wurde mit Arsen, vor allem in den Intervallen, unterstützt, und es konnten auch damit gewisse Erfolge erzielt werden. Das Bedürfnis nach neuen therapeutischen Möglichkeiten war aber sehr groß.

Deshalb wurde das Urethan als erstes klinisch anwendbares Mittel mit depressiver Wirkung auf das myeloische Gewebe mit großer Genugtuung aufgenommen. Seine starken Nebenwirkungen und der gegenüber der Strahlentherapie doch erheblich geringere Erfolg konnten auf die Dauer aber nicht befriedigen. Aber es war damit doch ein wichtiger Vorstoß auf dem Wege zur Chemotherapie gelungen.

Tabelle 1

Gesamtzahl der seit 1953 mit Sulfabutin
(= Myleran) behandelten Patienten.............. 103
  davon mit Strahlentherapie vorbehandelt.............. 33
  nur mit Sulfabutin behandelt 70
  aus der Kontrolle ausgeschieden...................... 28
    davon nach einer Krankheitsdauer von 6 a.............. 2
  bisher verstorben 51
    davon nach einer Krankheitsdauer von 4—7 a............ 17
  noch in Kontrolle stehend 24
    davon mit einer Krankheitsdauer von 12 a .... 1 ⎫
                                 6—7 a .... 3 ⎬ 8
                                  4—5 a .... 4 ⎭
                                  1—3 a 16

Für die myeloische Leukämie brachte erst das Myleran eine entscheidende Wendung. Wir selbst konnten damit seit 1953 insgesamt 103 Kranke behandeln. Die ersten Fälle wurden mit dem englischen Originalpräparat, die weiteren durchwegs mit dem österreichischen Präparat Sulfabutin behandelt. Wie die Tab. 1 zeigt, waren davon 33 Kranke schon vorher mit Röntgen behandelt. Mit Sulfabutin (= Myleran) allein wurden insgesamt 70 Fälle behandelt. Aus der Kontrolle ausgeschieden sind 28, doch ist zu vermerken, daß 2 davon während der Behandlung bereits eine Ueberlebensdauer von 6 Jahren erreicht hatten. 51 der Kranken sind inzwischen verstorben, davon 17 nach einer Krankheitsdauer von 4 bis 7 Jahren. 24 stehen noch weiterhin in ambulatorischer Behandlung und Ueberwachung, einer davon mit

einer Krankheitsdauer von bisher 12 Jahren, 3 nach 6 bis 7
und 4 nach 4 bis 5 Jahren. 16 stehen 1 bis 3· Jahre in Behandlung und sind in gutem Zustand, ein Teil davon dürfte
ebenfalls eine überdurchschnittliche Ueberlebenszeit erreichen. Diese Ergebnisse sind an sich bemerkenswert, da
wir vor der Sulfabutintherapie bei chronischer Myelose eine
durchschnittliche Krankheitsdauer von etwas weniger als
3 Jahren verzeichneten. Große Statistiken weisen noch kürzere Durchschnitte auf. Eine statistische Auswertung des
Materials ist im gegenwärtigen Zeitpunkt noch nicht möglich;
doch sei darauf verwiesen, daß unter der Sulfabutintherapie
eine beachtliche Anzahl der Kranken eine überdurchschnittliche Zeit überlebt hat und sich zum Teil noch in guter
Remission befindet.

Noch nicht endgültig entschieden ist die Frage, in
welcher Form man die Behandlung mit Myleran durchführen
soll. Soll man sie in Form von Behandlungsstößen nur so
lange geben, bis eine Remission erzielt ist und damit erst
wieder im Rückfall beginnen oder soll man nach Erreichung
der Remission mit einer Erhaltungstherapie fortsetzen, um
die Remission möglichst lange Zeit zu erhalten.

Die initiale Behandlung zur Restitution erfolgt stationär
in Form einer Stoßbehandlung, um die klinische Behandlung
so kurz wie möglich zu halten. Anfänglich haben wir die
Behandlung mit Erreichung der Remission abgeschlossen.
Nach verchieden langer Remission kamen wieder Rückfälle,
die oft neuerliche stationäre Behandlung notwendig machten.
Wir haben uns deshalb sehr bald zum Uebergang auf
kontinuierliche Behandlung, eine Erhaltungstherapie, entschlossen. In vielen Fällen konnten damit die Patienten jahrelang in einem andauernd guten Gesamtzustand bei normalem oder zumindest befriedigendem Blutbild, ohne oder
nur mit geringen Organveränderungen und vor allem auch
arbeitsfähig erhalten werden. Während die Dosierung bei der
Stoßbehandlung auf etwa 6 bis 10 mg gehalten werden mußte,
sind wir bei der Dauertherapie meist mit 4 bis 6 mg pro
Woche ausgekommen. An Abb. 1 soll der Krankheitsverlauf
eines Falles gezeigt werden, der sich bereits seit über sechs
Jahren in Behandlung befindet und eindrucksvoll den Erfolg
der Erhaltungstherapie erkennen läßt.

Gute Einstellung und fortlaufende Kontrollen ermög-
lichen demnach eine viele Jahre anhaltende Vollremission.
Daraus darf man aber nicht folgern, daß die Behandlung absolut
gefahrlos ist. Bei Ueberdosierung des Präparates kann es zu
Agranulozytose, Thrombopenie und selbst zu schwerster
Aplasie des blutbildenden Markes kommen. Hochgradige
Leukopenien haben wir vor allem in den ersten Jahren der

Therapie, insgesamt in 8 Fällen, gesehen (Tab. 2). Mit einer Ausnahme haben diese Patienten den Blutschaden überlebt. Ein Patient ist dabei an einer Pneumonie gestorben. Die anderen haben sich wieder erholt, und es zeigte sich dabei, daß der durch Ueberdosierung entstehende Blutschaden auch den leukämischen Prozeß für lange Zeit unterbrechen kann. Vier dieser Fälle boten, wie die Tabelle zeigt, ungewöhnlich lang anhaltende Vollremissionen, die 23 bis 31 Monate an-

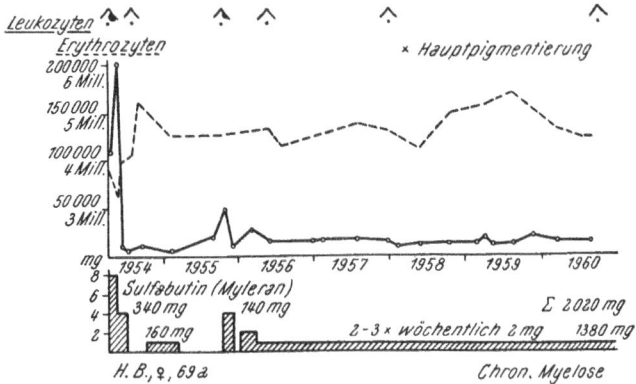

Abb. 1. Dauerbehandlung mit Sulfabutin (Myerlan); über 6jährige Remission

hielten, die restlichen 3 Kranken hatten eine Remission von 3 bis 4 Monaten. Den Ablauf solcher Remissionen zeigen die nachfolgenden Kurven.

Tab. 2. Leukopenien unter Sulfabutintherapie

	Niedrigster Leukozytenwert	Dauer der Remission
F. B.	300	31 Monate
F. Z.	150	25 Monate
M. Ch.	600	24 Monate
M. L.	1600	23 Monate
F. M.	850	4 Monate
K. St.	1500	3 Monate
L. K.	1100	3 Monate
J. M.	2300	verstorben an Pneumonie

Einer der Patienten kam mit der schon ausgebildeten, schweren Markschädigung mit Agranulozytose und Anämie in unsere Behandlung, nachdem er zu Hause mißverständlicherweise unkontrolliert Myleran genommen hatte. Er

erholte sich davon allmählich und verblieb ohne weitere zytostatische Therapie insgesamt 31 Monate in einer kompletten
Remission, wurde dann rückfällig und konnte in der Folge
unter einer Erhaltungstherapie mit kleinen Sulfabutindosen
wieder in Remission gehalten werden, bis er dann schweren
Blutungen aus Oesophagusvarizen als Folge einer bereits
vorher bestandenen Leberzirrhose erlag. Ein zweiter Patient
kam bei Stoßbehandlung während des zweiten Behandlungs-
stoßes in eine Agranulozytose und schwere Anämie, konnte
sich ebenfalls erholen und blieb 25 Monate in Remission,
wurde dann auf Dauerbehandlung gesetzt und befindet sich

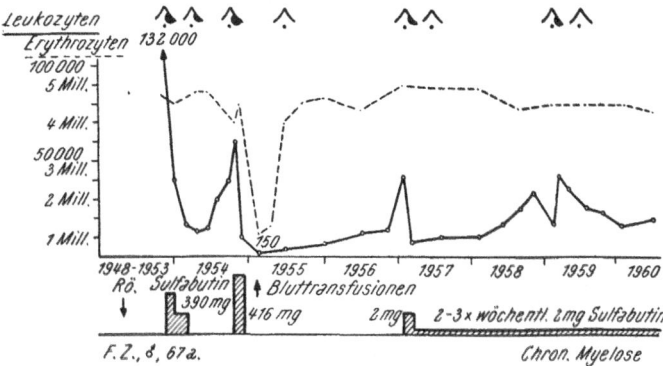

Abb. 2. Leukopenie nach Sulfabutintherapie, dann gute Remission
bei Dauerbehandlung. 12jährige Krankheitsdauer

derzeit nach etwa zwölfjähriger Gesamtdauer noch in guter
Remission (Abb. 2).

Wegen der langen Remission brauchen die Kranken
Jahre hindurch keine stationäre Behandlung und bleiben
arbeitsfähig. Bei Frauen kann eine Amenorrhoe entstehen,
mitunter wird über meist leichten Haarausfall geklagt. Als
auffälligen Befund haben wir nach meist jahrelanger
Sulfabutintherapie in 7 Fällen eine zunehmende braune
Pigmentierung der Haut gesehen, die im histologischen Bild
an die Addisonmelanose erinnert. Im klinischen Bild war
jedoch kein Hinweis auf eine Nebenniereninsuffizienz vorhanden. Bemerkenswerterweise wurden bisher solche Veränderungen im Schrifttum nicht verzeichnet. Nur unter der
Therapie mit Colcemid wurden Pigmentierungen beobachtet
(Arcona).

Bei 5 Kranken kam es nach mehrjähriger Myleran-
therapie zur sekundären Osteomyelosklerose, die durch
Knochenbiopsie bzw. autoptisch nachgewiesen wurde. Bei

12 weiteren Fällen konnten wir im Blut Hinweise auf eine inzipiente Osteomyelosklerose erkennen. Weitere Beobachtungen in dieser Hinsicht sind notwendig. Bei der üblichen Dosierung wirkt Myleran zum Unterschied von anderweitigen chemotherapeutischen Mitteln nicht anämisierend. Thrombopenien sahen wir nur im Rahmen der erwähnten Fälle mit Agranulozytose. Besonders hervorzuheben ist, daß es kaum Myleranrefraktäre Fälle bei chronischer Myelose gibt. In einem einzigen Fall, in dem die Wirkung bei der üblichen peroralen Verabreichung bei einer Patientin mit Achylie des Magens ausblieb, konnte mit rektaler Sulfabutinbehandlung ein zufriedenstellender Erfolg erzielt werden. Nach den bisherigen Erfahrungen können wir das Myleran für die Behandlung der chronischen myeloischen Leukämie als Mittel der Wahl bezeichnen. Nur bei terminaler Myeloblastose, die bisher in 28 der mit Myleran behandelten Fälle auftrat, versagt jede weitere Therapie. Das Demecolcin, das im Vergleich zu Colchicin weniger toxisch ist, hat aber doch noch wesentlich mehr Nebenwirkungen und sicherlich auch eine geringere therapeutische Breite als das Myleran, so daß es neben diesem an Bedeutung verloren hat.

Bei der chronischen lymphatischen Leukämie ist das klinische Bild, der Krankheitsablauf und auch die Reaktion auf die Therapie oft auffallend unterschiedlich und es ist hier oft außerordentlich schwer, den Erfolg der Therapie zu beurteilen. Auf der einen Seite sehen wir eindeutige lymphatische Leukämien, die, ohne klinisch in Erscheinung zu treten. gelegentlich von Durchuntersuchungen, gewissermaßen als Zufallsbefund entdeckt werden. Ich selbst habe eine Anzahl solcher Fälle seit Jahren in Beobachtung, sie haben keine Beschwerden oder Anzeichen einer Progression. Dieser Tage konnte ich einen Patienten kontrollieren, der seit 7 Jahren mit einer symptomarmen, völlig stationären Lymphadenose in meiner Beobachtung steht und bisher, außer kleinen Arsenmedikationen, die hauptsächlich aus psychologischen Gründen gegeben werden mußten, keine Therapie hatte. Ein Unikum in dieser Hinsicht ist eine Patientin mit einer 25jährigen Krankheitsdauer, deren Verlauf in der nachfolgenden Kurve 3 zu sehen ist. Sie kam nach bereits 6jähriger Krankheitsdauer und nach bereits zweimaliger Röntgentherapie in meine Beobachtung. Von mir bekam sie außer kleinen Arsenmedikationen, oft mehrere Jahre hindurch keine einschlägige Behandlung. Der Zustand blieb nicht nur stationär, sondern zeigte auch nachhaltige spontane Besserungen. Als dann schließlich die Krankheit doch in ein progressives Stadium kam, konnte sie weder mit Röntgen noch mit TEM wesentlich beeinflußt werden (Abb. 3).

Anderseits ist in einer großen Zahl der Fälle der Verlauf
progressiv und erfordert aus mehrfachen Gründen eine
Therapie. Dazu gehören: große störende Lymphome und Milztumore u. a., vor allem, wenn sie andere Organe beeinträchtigen oder pathologische Reaktionen auslösen, hämolytische bzw. hämorrhagische Zustände, schwere Knochenmarksschäden mit Granulozytenchwund u. a. Dysproteinämien, auch mit Antikörpermangelsyndrom und Anfälligkeit für entzündliche Komplikationen, aber auch Ueberempfindlichkeitsreaktionen mit oft starken Hautveränderun-

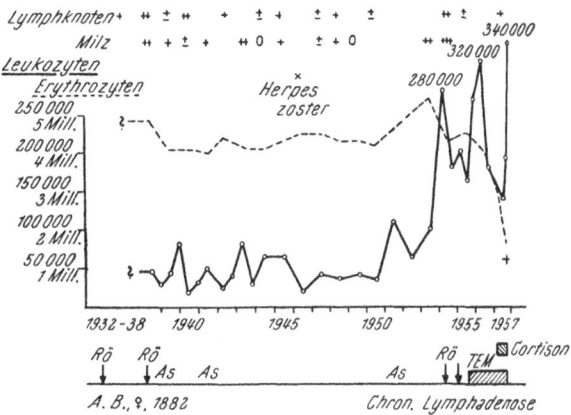

Abb. 3. Langdauernde Spontanremissionen bei 25jähriger Krankheitsdauer

gen, Stoffwechselstörungen, z. B. im Harnsäurestoffwechsel,
Fermententgleisungen u. a. Es ist klar, daß man bei einer
solchen Vielzahl an Folgeerscheinungen, die sich zum Teil
gegensätzlich verhalten können, schwer ein allgemeines
Therapieschema aufstellen kann.

Grundsätzlich soll man nur dann behandeln, wenn eine
Therapie notwendig und erfolgversprechend ist. Gegen diesen
Grundsatz wird oft verstoßen und damit wird unter Umständen mehr geschadet als geholfen. Wegen der Nebenwirkungen jeglicher zytostatischer Therapien soll man auch
nicht versuchen, Vollremissionen zu erzwingen, sondern mit
ausreichenden allgemeinen Besserungen zufrieden sein.

Bei lokalisierten Organveränderungen, z. B. Milztumoren,
bevorzugen wir noch immer Röntgenbestrahlungen. Bei
generalisierenden Prozessen ,oder solchen, die dem Röntgen
nicht zugänglich sind, geben wir Endoxan, Leukeran, allenfalls auch TEM.

Corticosteroide bewähren sich vor allem bei Granulo-
zytopenien, Thrombopenien, Hämolysen und im Fieber, hier
eventuell zusammen mit Antibiotika oder Butazolidin. Wir
geben es, auch in langfristiger Behandlung, zur Beruhigung
nicht sehr aktiver Zustände.

Bluttransfusionen sind unentbehrlich bei schweren
Anämien, ferner bei Dysproteinämien und bei allgemeiner
Resistenzschwäche.

Zur Illustration der günstigen Wirkung der zytostatischen Therapie bei hochgradiger Lymphknotenschwellung

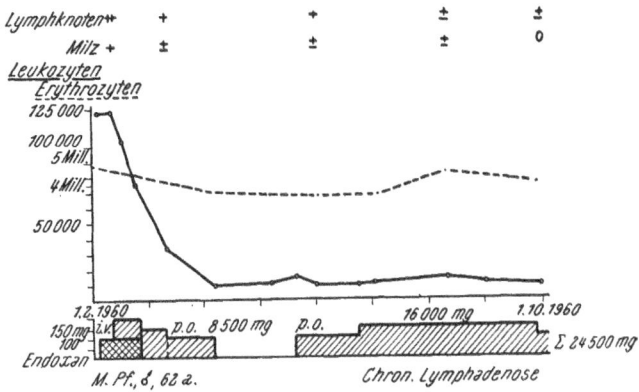

Abb. 4. Versuch einer Dauerbehandlung mit Endoxan

wird Abb. 4 gezeigt. Der Patient wurde beschwerdefrei und
arbeitsfähig. Endoxan wurde hier gut vertragen und ermöglicht eine lang dauernde Behandlung, die bereits zur Erhaltungstherapie hinüberleitet. An einer weiteren Kurve wird
gezeigt, wie auch mit Corticoiden eine befriedigende Langzeitbehandlung möglich ist.

Tab. 3. Gesamtzahl der seit 1946 behandelten chronischen
lymphatischen Leukämien = 353

	Zahl der Fälle	Davon gestorben	Mittlere Überlebenszeit der Verstorbenen
1946—1949	43	23 = 53%	31 Monate
1950—1955	158	69 = 44%	37 Monate
1956—1960	152	31 = 20%	54 Monate
1946—1960	353	123 = 35%	

Die Tab. 3 zeigt eindringlich die Verbesserung der
Gesamterfolge der Therapie bei lymphatischer Leukämie an

Hand von 331 Fällen der eigenen Beobachtung aus den letzten 15 Jahren. In der ersten Nachkriegsperiode wurden die Erfolge beeinträchtigt durch die damals allgemein schlechteren Gesundheitsverhältnisse und den allgemeinen Mangel an therapeutischen Möglichkeiten. Die Zahl der komplizierenden Krankheiten war damals besonders groß, allein 5 Kranke sind an Miliartuberkulose verstorben. In den letzten 2 Perioden zeigt sich aber eindeutig die Verbesserung der Erfolge unserer Therapie. Wir dürfen sie in erster Linie auf die besser wirksamen Zytostatika, die vermehrte Anwendung von Corticosteroiden und von Bluttransfusionen beziehen. Die Erfolge könnten sicherlich noch besser sein, doch ist die lymphatische Leukämie eine Krankheit des vorgerückten Alters, und sicherlich sind viele der unmittelbaren Todesursachen dem Alter der Patienten und nicht der Leukämie zuzuschreiben.

Die hier mitgeteilten Erfahrungen mit der Therapie der chronischen Leukämien zusammenfassend, möchte ich hier nochmals die guten Ergebnisse der Dauerbehandlung der myeloischen Leukämie mit Myleran bzw. Sulfabutin hervorheben. Bei der lymphatischen Leukämie, bei der mit zytostatischen Mitteln gleichfalls gute Erfolge zu erzielen sind, muß auf die Notwendigkeit einer zweckentsprechenden Lenkung der Therapie hingewiesen und verlangt werden, daß die Therapie auf jene Zustände beschränkt wird, die eine Behandlung erfordern und auch dafür geeignet sind.

Literatur: Alexander, P. und Stacey, K. A.: Ann. N. Y. Acad. Sci., 68 (1958), S. 1225. — Arcona, S.: Dtsch. Geswes. (1960), S. 1047. — Arnold, H., Bourseaux, F. und Brock, N.: Naturw., 45 (1958), S. 64. — Doan, Ch. A., Wiseman, B. K. und Bouroncle, B. A.: Ann. N. Y. Acad. Sci., 68 (1958), S. 979. — Elson, L. A.: Ann. N. Y. Acad. Sci., 68 (1958), S. 826. — Everett, J. L., Roberts, J. J. und Ross, W. C. J.: J. chem. Soc. (1953), S. 2386. — Galton, D. A. G.: Lancet, 1 (1953), S. 208. — Galton, D. A. G. Israels, L. G., Nabarro, J. D. N. und Till, M.: Brit. med. J., 2 (1955), S. 1172. — Gumpert, St. L., Colomb, F. N. und Wright, J. C.: Ann. N. Y. Acad. Sci., 68 (1958), S. 1024. — Haddow, A. und Timmis, G. M.: Lancet, 1 (1953), S. 207. — Israels, L. G. und Galton, D. A. G.: Ann. N. Y. Acad. Sci., 68 (1958), S. 915. — Koller, P. C.: Ann. N. Y. Acad. Sci., 68 (1958), S. 783. — Ultmann, J. E., Hyman, G. A. und Gellhorn, A.: Ann. N. Y. Acad. Sci., 68 (1958), S. 1007.

Anschrift des Verfassers: Prof. Dr. R. Klima, Wien XIV, Huglgasse 3, Kaiserin-Elisabeth-Spital.

Die diagnostischen Möglichkeiten der Hämoglobinkristallisierung

Von F. Pick

Mit 3 Abbildungen

Seit der Entdeckung der Hämoglobinkristalle durch Hünefeld[24] (1840), die unbeachtet blieb und deren Wiederentdeckung durch Reichert[36] (1849), war es naheliegend, dieses Phänomen auf seine allfällige diagnostische Auswertung hin zu prüfen.

Budge[7] (1850) berichtete, daß in „Krankheiten" der Uebergang zersetzter Erythrozyten in Pigmentkristalle beobachtet werden konnte.

Funke[15] (1851), dem es als ersten gelang, Hb-Kristalle in vitro darzustellen, konnte keinen Unterschied finden zwischen den Hb-Kristallen von normalen und rotzkranken Pferden.

Lehmann[27] (1852) machte die Beobachtung, daß das Blut des gesunden Menschen nicht kristallisiert. Diese Feststellung Lehmanns wurde durch Kunde[25] (1852), Copeman[11] (1887), Bond[4] (1887), Copeman[12] (1890) u. a. bestätigt. Die einfache, von Lehmann eingeführte Technik bestand darin, einen Tropfen Blutes aus der Fingerbeere zu entnehmen, auf einem Objektträger aufzufangen, eine leichte Antrocknung des Bluttropfenrandes abzuwarten und dem Aufsetzen eines Deckglases.

Funke[16] (1852) untersuchte das Blut von 2 Menschen, darunter einen Autopsiefall mit Leukämie mit enormem Milztumor, nach leichter Verdunstung und Zusatz von 1 Vol. H_2O. Funke fand in beiden Fällen regelmäßige isolierte Kristalle, ohne einen Unterschied zwischen den

Kristallisierungen der beiden Fälle feststellen zu können. Aus dem Bericht F u n k e s ist nicht zu erkennen, ob es sich bei dem Lebenden um einen pathologischen Zustand handelte oder ob die beiden Blutmuster erst nach längerem Abstehen untersucht wurden.

Z ä n k e r[44] (1852) fand, daß „in einem Falle von L e u k - ä m i e (L e u c i t h ä m i e) bei enorm vergrößter Milz das Gesamtblut ganz in derselben Weise kristallisiert, wie sonst nur das Milzvenen- und Pfortaderblut". Es unterliegt keinem Zweifel, daß es sich bei dieser Mitteilung um einen Autopsiefall gehandelt hatte und daß Z ä n k e r sich vergleichsweise auf die Hb-Kristallisierung des Milzvenen- und Pfortaderblutes der Pferde bezieht.

F r i e d b e r g[14] (1852) bildete Hb-Kristalle ab, die er, ohne die Methode anzugeben, „aus dem frischen Blut einer venaesezierten S c h w a n g e r e n und eines an Kongestionen nach dem Kopf, nach überstandenem, öfter rezidivierenden I k t e r u s leidenden Mannes" isolieren konnte.

K u n d e[25] (1852) untersuchte das Blut bei „10 sehr verschiedenen pathologischen Zuständen", darunter 2 besonders erwähnte Sektionsfälle eines C a p y l o r i und eines C a v e n - t r i c u l i. K u n d e entnahm das Blut am Kadaver aus dem Herzen und den größeren Venen, beim Lebenden aus der Armvene. Die entnommenen Blutproben wurden 24 Stunden stehengelassen und dann mit „Gummiwasser" vermengt. In allen Fällen konnte Kristallisierung des Hb beobachtet werden. K u n d e schloß: „Eine diagnostische Unterscheidung verschiedener pathologischer Zustände durch die Kristallisation ist ein frommer Wunsch, den ich aber bis jetzt nicht hege."

F u n k e[17] (1853) erhielt „manchmal" aus frischem peripherem Blut nach Zusatz von 1 Vol. destillierten Wassers Hb-Kristalle. Wahrscheinlich handelte es sich bei diesen sporadischen Fällen um für F u n k e nicht erkennbare pathologische Zustände.

T e i c h m a n n[42] (1853) teilte mit, nach Zusatz von 4 bis 5 Teilen Wassers zu menschlichem Blut und Verdunstenlassen dieser Mischung unter dem abgestützten Deckglas, immer Hb-Kristalle erhalten zu haben. Bei den Versuchen T e i c h - m a n n s wurde wohl Leichenblut verwendet.

C o p e m a n[11] (1887) untersuchte die getrockneten ungefärbten Blutausstriche von 5 Patienten mit p e r n i z i ö s e r A n ä m i e. Bei 2 dieser Kranken, die sich im Alter von 27 bzw. 33 Jahren befanden, konnten Hb-Kristalle beobachtet werden, die nach längerer Arsentherapie (L i q u o r a r s e n i - c a l i s 0˙5 ccm 3mal täglich wahrscheinlich während eines Monates verabreicht) nicht mehr zur Ausbildung kamen. Bei „2 bis 3" anderer mit As vorbehandelter Perniziosafälle konnte C o p e m a n keine Hb-Kristallisierung beobachten.

B o n d[4] (1887) fand, unter Anwendung der Technik von L e h m a n n, in 2 „besonders markanten Fällen von p e r n i - z i ö s e r A n ä m i e" bei einem 16jährigen Mädchen und bei einem 36jährigen Manne Hb-Kristalle. Nach einer As-Behandlung von 1 Woche konnten 5 bis 6 Tage später nur mehr wenige oder überhaupt keine Hb-Kristalle beobachtet werden. Nach Absetzen der As-Therapie während einiger Tage trat wieder Hb-Kristallisierung, und zwar 24 bis 48 Stunden nach Anfertigung des Blutpräparates, auf. Die Beziehung As/Hb-Kristallisierung wurde von B o n d wiederholt getestet. In zwei anderen Fällen von p e r n i z i ö s e r A n ä m i e konnte B o n d keine Hb-Kristallisierung feststellen.

B o n d erinnerte an die früheren Beobachtungen der Hb-Kristallisierung bei S p l e n i c L e u c o c y t h a e m i a, die im Blute dieser Kranken post mortem beobachtet werden konnte. Dazu berichtete B o n d, daß die Kristalle nicht nur innerhalb der roten Blutkörperchen, sondern auch in dem exsudierten Hb in Form von großen Platten erscheinen. B o n d gab keine eigenen Versuche auf dem Gebiete der Leukämien an.

Die Versuche B o n d s zur allfälligen Feststellung einer Hb-Kristallisierung bei einer Reihe anderer pathologischer Zustände, geben wir in tabellarischer Form wieder (Tab. 1). Eine Analyse der Versuche B o n d s gestattet die Vermutung, daß es sich, mit Ausnahme der beiden eingangs erwähnten Fälle von „perniziöser Anämie" und des zuletzt verzeichneten Morbus Addison, um Hb-Kristallisierungen gehandelt hat, die unter dem Einfluß septischer Faktoren oder durch die Intervention einer toxischen Denaturierung, welch letztere nichts mit der eigentlichen Krankheit zu tun hatte, zustande gekommen waren.

C o p e m a n[12] (1890) fand unter Anwendung der Technik von L e h m a n n bei der Untersuchung von 25 gesunden Personen, daß deren normalerweise nicht kristallisierbares Hb diese Reaktion in allen Fällen nach Zusatz von putridem Serum zeigte.

S c h a u m a n n[40] (1894) beobachtete in den getrockneten ungefärbten Blutausstrichen zahlreicher Patienten mit B o t h r i o c e p h a l u s a n ä m i e das Erscheinen von Kristallen, die numerisch bis zur Akme der Krankheit zunahmen. „Nach dem Gesundwerden der Patienten erschien die Kristallbildung so gut wie aufgehoben."

H a u r o w i t z, W i n k l e r und K r a u s[20] (1935), die eine Differenzierung zwischen dem Hb Gesunder und dem von Fällen mit A n a e m i a p e r n i c i o s a suchten, konnten die Existenz eines speziellen Hbs nicht nachweisen.

P e r u t z, L i q u o r i und E i r i c h[30] (1951) unternahmen Versuche, um zwischen dem normalen Hb und dem Hb der

Tabelle 1

Diagnose	Zahl der Fälle	Zeit des Eintrittes der Hb-Kristallisierung		
		unkomplizierte Fälle	komplizierte Fälle	agonale Fälle
Sepsis	?	? +		? Meist +
Erysipel	?	? —	24—48^h +	
Diphtherie	?	? —	2—4 Tage +	
Typhusabdominalis	?	? —	? +	
Morbilli	?	? —	? +	
Skarlatina	?	? —	? +	
Anthrax	1	? —		
Pneumonia(Friedländer)	1	—		? +
Malaria	?	—		
Phthisis	?	? —		? Meist +
Miliaria	2	—		
Cancrum oris	1	24^h +		
Opiomania	1			48^h +
Rheumatisches Fieber	1		15^h +	
Arthritis rheumatica	?	—		
Uraemia	?	—		
Coma uraemicum	?	—		
Diabetes	?	—		
Coma diabeticum	1	—		
Coma diabeticum	2			5 Tage +
Icterus catarrhalis	?	—		
Chlorosis gravis	?	—		
Anaemia posthaemorrhagica	?	—		
Lymphogranuloma	?	—		
Tumor hepatis	1	+		
Lymphosarcoma	1	+		
Cachexia cancerosa	?	—		
Combustio (flächenhafte)	?			Meist +
Addison	?	24—48^h +		

Sichelzellanämie zu unterscheiden. Diese Autoren bedienten sich der modernen Technik von Drabkin[13] (1946), die aus einer Aneinanderreihung von Methoden früherer Autoren zusammengesetzt ist, und zwar von: Arthus[2] (1895), Hüfner[23] (1887), Hoppe-Seyler[22] (1867), Bücheler[4]

(1883), Boor[5] (1930), Funke[17] (1853), Heidelberger[21] (1922), Rollet[37] (1863), Arthus[2] (1895) und Cannan und Reddish[9] (1942). Auch die neue Forderung Drabkins einer exakten kristallographischen Beschreibung, beruht auf bereits bekannten und gehandhabten Erkenntnissen von Reichert[36] (1849), Valentin[43] (1861), v. Lang[26] (1863), Gscheidlen[19] (1878), Goffart[18] (1926) und Perutz[29] (1938). Die durch die Technik von Drabkin erreichte tiefgreifende Denaturierung des Hb-Moleküls macht es erklärlich, daß Perutz c. s. bei dem Hb-A und Hb-S eine vollständige, bis in alle Details gehende Identität der beiden Hb-Moleküle finden mußten.

Im Zusammenhange mit unserer Problemstellung halten wir es retrospektiv für zweckmäßig, an folgende vereinzelt dastehende Versuche zu erinnern.

Berlin[3] (1858) berichtete über die Auffindung von Kristallen in Blutegeln, die an Menschen angesetzt waren. sowie von identischen Kristallen, die er aus einer Zecke (Amblyomma exornatum), die auf einer Python gesaugt hatte, isolieren konnte.

Roubaud[39] (1906) fand die bekannten tetraederförmigen Kristalle in Glossina, die auf Cavia genährt wurde.

Stuhlmann[41] (1907) betrachtete die im Kropf von Glossina in einem Falle beobachteten tetraederförmigen Kristalle des Merrschweinchen-Hbs als wahrscheinliche Todesursache für dieses Exemplar einer Tsetsefliege.

Amantea[1] (1926) setzte Zecken (Ixodes ricinus) an Hunden, Katzen und Meerschweinchen an. Durch „verschiedene und geeignete technische Kunstgriffe", deren Natur nicht angegeben wurde, konnte Amantea aus den Zecken Hb-Kristalle isolieren, und zwar in Tetraederform aus dem Meerschweinchenblut und in prismatischer Form aus dem Blut von Canis und Felis. Weder in Hirudo noch in Anopheles, die am Menschen angesetzt worden waren, konnte Amantea Kristalle des Hb finden.

Im Hinblick auf die von uns gestellte Frage der diagnostischen Möglichkeiten, die sich durch die Hb-Kristallisierung ergeben könnten, wandten wir uns an die hämatophagen Reduviiden. Von diesen Arthropoden war bekannt, daß sie schmerzlos bis zu 1 ml Blut während eines Saugaktes aufnehmen können. Bekannt war auch, daß Chagas[10] (1909) die Verwandlung des aufgenommenen Blutes in eine kompakte Masse beobachtete sowie eine analoge Mitteilung von Brumpt[6] (1914), daß dieses Blut in Form eines außerordentlich harten, nur langsam verdauten Pfropfens konserviert wird. Wir konnten die von Chagas und von Brumpt, scheinbar unter sehr ungünstigen Verhältnissen gemachten Erfahrungen nicht bestätigen. In Vorversuchen

konnten wir mit Hilfe der CuSO$_4$-Methode eine rasch ansteigende exzessive Zunahme des spezifischen Gewichtes des
aufgenommenen Blutes feststellen, das aber unter physiologischen Bedingungen immer seine zähflüssige Beschaffenheit
behielt. In weiteren Versuchen stellten wir in dem durch die
hämatophagen Reduviiden aufgenommenen Blute die erwar-
tete Hb-Kristallisierung fest.

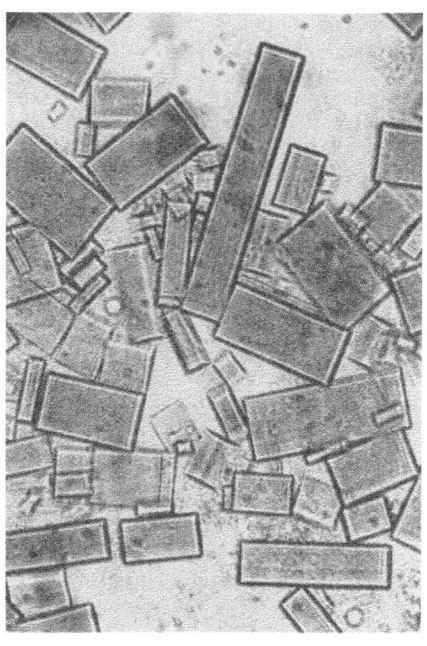

Abb. 1. Hb-Kristallisierung des Blutes eines erwachsenen gesunden
Menschen in P. m e g i s t u s. Länge des größten Kristalles = 100 μ

Diese Art der Hb-Kristallisierung erwies sich als eindeutig spezifisch, d. h., daß das menschliche Hb in rechtwinkeligen Prismen und das der Meerschweinchen z. B. in
Form von tetragonalen Pyramiden kristallisiert. Die Inter-
spezifität ist eine absolute und kann zur Bestimmung der
zoologischen Position eines Wirtstieres verwendet werden
Pick[31] (1951).
Diese in dem Zwischenwirt stattfindende Hb-Kristallisierung ist aber nicht nur interspezifisch, sondern auch intraspezifisch, d. h., daß sie auch individuelle Varianten des Hb

bei einzelnen Vertretern ein und derselben Spezies kristall-
morphologisch zum Ausdruck bringen kann. So kristallisieren
z. B. die verschiedenen menschlichen Hb-Typen, wie das
Hb-A (Abb. 1), das Hb-F (Abb. 2), und das Hb-S (Abb. 3), in
unterschiedlicher Weise.

Eine analoge inter- und intraspezifische Hb-Kristallisierung des menschlichen Blutes konnten wir auch in

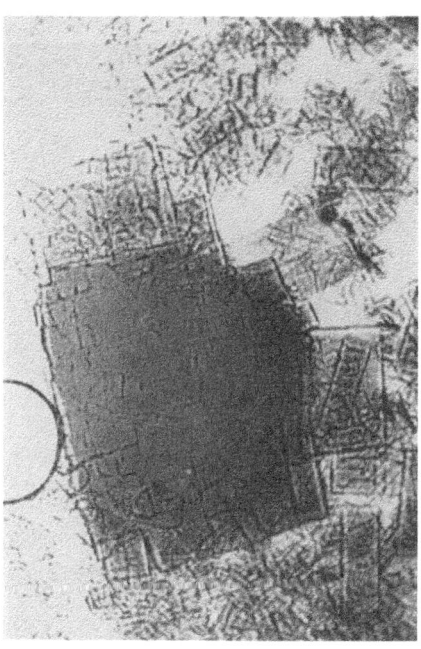

Abb. 2. Hb-Kristallisierung des Blutes eines gesunden menschlichen Säuglings von 3 Tagen in P. m e g i s t u s. Länge des größten
Kristalles = 300 μ

Anopheles, Culex, Aedes und Glossina nachweisen
Pick[34] (1955), sowie vor kurzem im Hamburger Tropen-
institut bei C i m e x.

Die Bedingungen, unter welchen diese Art der Hb-Kristallisierung zustande kommt, sind die einleitende Intervention
eines spezifischen A n t i k o a g u l i n s, Pick[32] (1953) und
die Aktion eines spezifischen H ä m o l y s i n s, Pick[31] (1951),
die schließlich zu einer totalen Hämolyse führt. Die Herabsetzung der Löslichkeit dieses Hämolysates wird durch eine
praktisch fast totale Absonderung des Blutserums erreicht,

Pick[32] (1953). In dem durch die Magenwand der Zwischen-
wirte diffundierten Blutserum lassen sich auf elektrophoreti-
schem Wege alle Globuline und Albumine des Wirtsserums
nachweisen. Verglichen mit den Fraktionen des Proteinogrammes des Wirtes, zeigen die diffundierten Fraktionen eine
deutlich verminderte Migrationsgeschwindigkeit, wobei es
außerdem zur Ausbildung einer distal von dem Albumin

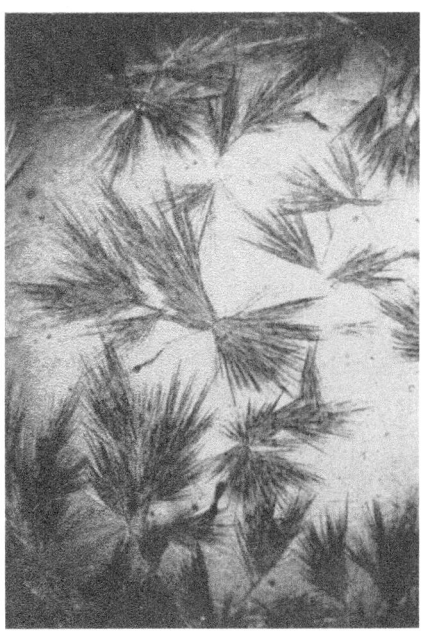

Abb. 3. Hb-Kristallisierung des Blutes eines an Sichelzell-Anämie
leidenden 10jährigen Knaben in P. m e g i s t u s. Maximale Länge
der Kristallnadeln = 400 μ

gelagerten Fraktion kommt. Diese neue Fraktion ist ebenso
kräftig ausgebildet wie die der Albumine. Sie steht in Relation
zu eventuell vorhandenen pathologischen Fraktionen. In
bestimmten pathologischen Fällen des Wirtes kann die
Distanz zwischen der neuen Fraktion und den Albuminen die
horizontale Extension des Proteinogrammes an Länge übertreffen. Wir bezeichnen diese neue Fraktion als ultrarapide
Phase (UR), Pick[35] (1956).

Die Hb-Kristallisierung des aufgenommenen Wirtsblutes
stellt für den Zwischenwirt eine physiologische Reaktion dar

im Sinne der Konservierung eines Nahrungsdepots, Pick[31] (1951).

Diese physiologische Reaktion kann nach Einschluß des aufgenommenen Wirtsblutes zwischen Objektträger und Deckglas fortgesetzt werden. Neben den schon physiologisch dargestellten Hb-Kristallen erscheinen neue Formen, die ebenfalls inter- und intraspezifisch sind, Pick[32] (1953).

Wir bezeichnen die für den Zwischenwirt physiologische Kristallisierung des Hb des aufgenommenen Wirtsblutes als „xenobiologische Hb-Kristallisierung" des Wirtsblutes, die „in vitro" fortgesetzt werden kann.

Seit der epochemachenden Entdeckung des Hb-S durch Pauling[28] (1949) wurden bekanntlich eine Reihe anderer abnormaler hereditärer Hb-Typen entdeckt, wobei die, diesen Hämoglobinopathien zugrunde liegenden molekularen Krankheiten durch biochemische, hämatologische und klinische Methoden gegeneinander abgegrenzt werden konnten. Wie wir oben zeigten (Abb. 1, 2 und 3), kann auch die Methode der „xenobiologischen Hb-Kristallisierung" zur Typisierung abnormaler hereditärer Hämoglobine beitragen.

Darüber hinausgehend konnte gezeigt werden, Pick[34] (1955), daß auch erworbene pathologische Zustände des Menschen auf seine „xenobiologische Hb-Kristallisierung" reperkutieren. Bei malignen Tumoren scheint es grundsätzlich zur Ausbildung von Prismen zu kommen, die endständig beiderseits mit Domen besetzt sind. Bei einem 2 Tage alten Säugling zeigte die „xenobiologische Hb-Kristallisierung" neben der massiven Auskristallisierung des Hb-F vereinzelte kleine Gruppen „tumorähnlicher" Hb-Kristalle. Wiederholte Beobachtungen dieses Einzelfalles könnten zu einer neuen Konzeption der Tumorgenese führen. Auch bei anderen Erkrankungen, Pick[33], wie Poliomyelitis und Hämolytischem Ikterus, zeigte die „xenobiologische Hb-Kristallisierung" trachtenmäßig sich wiederholende und leicht faßbare Differenzen. Bei akuten Krankheiten, wie bei Morbilli, geht die atypische „xenobiologische Hb-Kristallisierung" mit der Erkrankung parallel, um sich nach der Rekonvaleszenz wieder vollkommen zu normalisieren. Floride kavernöse Fälle von Tbc. reperkutieren deutlich sowie eine Reihe anderer untersuchter Krankheiten. Ein zusätzliches Kriterium ist das verzögerte oder rasche Einsetzen der „xenobiologischen Hb-Kristallisierung". Ueberdies können zu differentialdiagnostischen Zwecken die Beurteilung allfälliger pathologischer Fraktionen des verkürzten Proteinogrammes und der UR-Phase des vor der Hb-Kristallisierung biologisch abgesonderten Blutserums herangezogen werden.

Aus Gründen der Zweckmäßigkeit haben wir praktisch nur die obligat hämatophagen Reduviiden verwendet, da einem einzigen Exemplar, das Material für alle angeführten Untersuchungen entnommen werden kann. Aber auch die Gewinnung des Materials im großen ist durchaus einfach. In dem allgemeinen Rahmen unserer Untersuchungen über die Kristallisierung des Hämoglobins haben wir u. a. auch die wenig kongruenten Arbeiten des vorigen Jahrhunderts in Betracht gezogen.

Als Arbeitsmethode adoptierten wir mit gewissen Modifikationen die einfache Technik Lehmanns[27] (1852). Ein der Fingerbeere entnommener Blutstropfen wird auf einen Objektträger gebracht. Man läßt nun etwa 20 Sek. verstreichen, um eine leichte saumartige Antrocknung des Blutstropfens zu erreichen. Hierauf wird der Blutstropfen mit einem Deckglas, am besten von 18 × 18 mm, bedeckt. Das Deckglas soll unter leichtem Druck aufgesetzt werden, damit das Blut über alle vier Kanten des Deckglases austreten kann. Die Koagulierung des um die Ränder des Deckglases befindlichen Blutes sichert einen hermetischen Abschluß des Präparates, das unter diesen Bedingungen bis zu 2 Jahren konserviert werden kann. Die Anfertigung des Präparates kann als gelungen angesehen werden, wenn es nach Umdrehen des Objektträgers einen roten Kreis zeigt, der ungefähr dem ursprünglich angetrockneten Saum des Blutstropfens entspricht. Die zu untersuchenden Präparate werden bei Laboratoriumstemperatur belassen. In Vorversuchen konnten wir feststellen, daß mindestens 6 Präparate von 6 aufeinander folgenden Blutstropfen pro Einzelfall angefertigt werden müssen. Wir bezeichnen daher der Kürze halber diese einfache Methode als „6-Tropfen-Test". Die Untersuchung der Präparate kann mit mittlerem Trockensystem erfolgen.

Unsere ersten Vergleichsversuche galten der Arbeit Hünefelds[24] (1840), der beim Einschluß von menstruellem Blut die Kristallisierung des Hb entdeckte. Unseres Wissens nach ist der Befund Hünefelds niemals überprüft worden. Wir konnten die von Hünefeld beschriebenen Kristalle in Zusammenarbeit mit Dr. Seitz bei 3 Fällen von Metrorrhagien beobachten.

Im Gegensatz zu der jahrzehntelang unbekannt gebliebenen Entdeckung Hünefelds stand die Feststellung Lehmanns[27] (1852), daß frisches Blut keine Hb-Kristallisierung zeigt. Wie eingangs erwähnt, wurde diese Feststellung Lehmanns auch von anderen Untersuchern bestätigt. Durch die Beobachtung mittels des „6-Tropfen-Testes" von frischem Blut von 25 gesunden Erwachsenen, sowie von 10 gesunden Säuglingen mit Dr. Wawerka und von 40 gesunden Schwangeren mit Dr. Hololavsky konnten wir die Richtigkeit der Feststellung Lehmanns und seiner Nachfolger vollends bestätigen.

Nach diesen Vorarbeiten untersuchten wir die Möglichkeiten, die der „6-Tropfen-Test" in erster Linie auf dem Gebiet der Blutkrankheiten im allgemeinen ergeben könnte. Die entsprechenden Fälle wurden uns in entgegenkommender Weise von Prof. H. Fleischhacker zur Verfügung gestellt. Die Untersuchung des frischen peripheren Blutes von 12 Fällen von B^{12}-Perniziosa im Alter von 36, 53, 56, 63, 64, 70, 70, 71, 72, 74 und 74 Jahren in Zusammenarbeit mit Dr. Dittrich, Dr. Stacher, Dr. Lachnit, Dr. Böhnel, Dr. Fürnsatz und Dr. Schindler ergab innerhalb des „6-Tropfen-Testes" in 10 Fällen eine Hb-Kristallisierung in einem Präparat und in 2 Fällen in 2 Präparaten. Wir konnten prismatische, nadelförmige und auffallenderweise halbbogenförmige, oft zu Büscheln angeordnete Hb-Kristalle beobachten.

Gemeinsam mit Dr. Dittrich wurde ein Fall von B^{12}-Perniziosa während 1 Woche ausschließlich mit As in der im vorigen Jahrhundert üblichen Dosierung behandelt. Diese Medikation führte zu einer quantitativen Reduktion und zu einer Verzögerung des Eintrittes der Hb-Kristallisierung, die in den oben erwähnten 12 unbehandelten Fällen innerhalb der ersten 7 Tage auftrat. Hingegen zeigten mit B^{12} behandelte Fälle keine Hb-Kristallisierung.

Wir untersuchten ferner 9 Fälle von Leukämien verschiedener Typen gemeinsam mit Dr. Stacher und Dr. Böhnel. Bei diesen Fällen konnten wir eine massive Hb-Kristallisierung im „6-Tropfen-Test" feststellen, die wir im Blute eines Patienten bereits 24 Stunden nach Anfertigung des Präparates beobachten konnten. Innerhalb der ersten 7 Tage nach der Blutabnahme konnten wir eine Hb-Kristallisierung registrieren, und zwar bei 5 Fällen in allen 6 Präparaten, ferner bei je einem Fall in 5, 4, 2 und 1 Präparat. Die bei den Leukämiefällen beobachtete Hb-Kristallisierung ist vollkommen „therapieresistent". Auf die Differenzierung zwischen lymphatischen und myelogenen Formen der Leukämie kommen wir andernorts zurück.

Die Fälle von B^{12}-Pernziosa und von verschiedenen Typen der Leukämie unterscheiden sich deutlich voneinander durch die Formen der Hb-Kristallisierung und durch ihre Beziehungen zu den aktuell angewandten Medikationen.

In 3 Fällen von Anaemia refractoria sideroblastica, die wir gemeinsam mit Dr. Kahn untersuchten, beobachteten wir in 2 Fällen eine „leukämieähnliche" Hb-Kristallisierung am 6. Tag in 1 Präparat und am 18. Tag in 2 Präparaten. In dem zweiten Fall konnten wir die Hb-Kristallisierung am 28. Tag in 1 Präparat beobachten. Wir

fassen diese Reaktionen als ein Abgleiten in eine leukämische
Phase auf, was in einem Fall durch die neuerliche hämatologische Untersuchung bestätigt werden konnte.

In 5 Fällen von M y x ö d e m konnten wir gemeinsam mit
Dr. S t a c h e r und Dr. B ö h n e l in einem Falle am 22. Tag in
einem Präparat des „6 - T r o p f e n - T e s t e s", Hb-Kristallisierung beobachten.

In einem Falle eines c h r o n i s c h e n i d i o p a t h i s c h e n
I k t e r u s (D u b i n - J o h n s o n) mit Dr. D i t t r i c h und
Dr. S e y f e r t stellten wir am 17. Tag in einem Präparat des
„6 - T r o p f e n - T e s t e s" die Ausbildung von prismatischen
Hb-Kristallen fest. Die einzelnen Kristalle, die im Zentrum
der Präparation lagen, waren zum Teil rot und zum Teil
violett gefärbt, was einer partiellen Reduktion des Hb entsprechen würde. Alle Präparate zeigten bald eine sonst nicht
zu beobachtende „methämoglobinähnliche" Verfärbung, wobei auch die violette Teilfärbung der Kristalle blasser wurde.
Eine Wiederholung des „6 - T r o p f e n - T e s t e s" ergab am
20. Tag in einem Präparat die Ausbildung kristalloider Hb-
Schollen. Die Untersuchung dieses Falles mittels der „x e n o-
b i o l o g i s c h e n H b - K r i s t a l l i s i e r u n g" zeigte neben den
normalen, aber intensiv roten Kristallen des Hb-A auch
atypische Formen, bei denen immer zwei von den einander
diagonal gegenüberliegenden rechten Winkeln durch parallele Kanten ersetzt waren. Die „i n v i t r o" fortgesetzte xenobiologische Hb-Kristallisierung führte zur Wiederherstellung
der normalen rechtwinkeligen prismatischen Form. Ueber
diesen Fall wird an anderer Stelle ausführlich berichtet
werden.

Auf Grund der mitgeteilten Beobachtungen ist ersichtlich, daß der „6 - T r o p f e n - T e s t" durch das Auftreten der
Hb-Kristallisierung mit Sicherheit das Vorhandensein eines
pathologischen Zustandes erkennen läßt. Ferner kann durch
diesen Test auf dem Sektor der Blutkrankheiten zwischen
einer B[12]-Perniziosa und der Gruppe der leukämischen Erkrankungen unterschieden werden, deren diagnostische Unterteilung in späteren Arbeiten behandelt werden wird, sowie
auch die positiven Ausschläge des „6 - T r o p f e n - T e s t e s"
bei anderen Blutkrankheiten.

Abschließend schlagen wir vor, die Definition der „spon-
tanen" Kristallisierung des Hämoglobins durch D r a b k i n[13]
(1946) einer Revision zu unterziehen. D r a b k i n bezeichnete
als „spontan jene Kristallisierung, die praktisch immer bei
Hunde-Hb und oft bei Pferde-Hb" im Verlauf irgend einer
Phase einer mehr oder minder komplizierten physiko-chemischen Methode zur Gewinnung von Hb-Kristallen auftritt.
Wir sind hingegen der Ansicht, daß man als „s p o n t a e H b-

Kristallisierung" nur jene bezeichnen kann, die im „6-Tropfen-Test" allenfalls zur Ausbildung kommt.

Zusammenfassung

1. Die „spontane" Kristallisierung des menschlichen Hämoglobins, die durch den „6-Tropfen-Test" nachgewiesen werden kann, ermöglicht mit Sicherheit auf das Vorhandensein eines pathologischen Zustandes zu schließen.

2. Die „xenobiologische Hb-Kristallisierung" gestattet die kristallmorphologische Differenzierung der bisher untersuchten Hämoglobine A, F und S durch ihre Intraspezifität, die auch die differentialdiagnostische Unterscheidung der bisher untersuchten pathologischen Zustände des Menschen ermöglicht.

Literatur: [1] Amantea, G.: Sulla cristallizzazione dell' emoglobina nell' intestino di alcuni ematofagi. Boll. Soc. Biol. sper., 1 (1926), S. 66—69. — [2] Arthus, M.: Procédé permettant d'obtenir facilement et rapidement des cristaux d'oxyhémoglobine. C. R. Soc. Biol., 47 (1895), S. 686. — [3] Berlin, W.: Ueber die Blutkristalle. Arch. Holl. Beitr. Natur u. Heilk., 1 (1858), S. 75 bis 99. — [4] Bond, C. J.: A contribution to the Pathology of the Blood. Lancet, 2 (1887), S. 509—511, 557—560. — [5] Boor, A. K.: A Crystallographic Study of Pure Carbonmonoxide Hemoglobin. J. gen. Physiol., 13 (1930), S. 307—316. — [6] Brumpt, E.: Le xénodiagnostic. Bull. Soc. Path. exot., 7 (1914), S. 706 bis 710. — [7] Budge, J.: Memorande der speciellen Physiologie des Menschen. Weimar 1850, VI und 294 S. — [8] Bücheler, M.: Beiträge zur Kenntnis des Pferdeblutfarbstoffes. Inaugurations-Dissertation, Tübingen 1883, 30 S. — [9] Cannan, R. K. und Redish, J.: In: S. Mudd und W. Thalhimer, Blood substitutes and blood transfusion, 1942. — [10] Chagas, C.: Nova tripanozomiase humana. Mem. Inst. Cruz, 1 (1909), S. 159—218. — [11] Copeman, S. M.: The Blood in Pernicious Anaemia. Lancet, 1 (1887), S. 1076—1079. — [12] Derselbe: The Crystallization of Haemoglobin in Man and the Lower Animals and of Haemochromogen in Man. J. Physiol., 11 (1890), S. 401—409. — [13] Drabkin, D. L.: The crystallographic and optical properties of the haemoglobin of man in comparison with those of other species. J. biol. Chem., 164 (1946), S. 703—723. — [14] Friedberg, H.: Histologie des Blutes mit besonderer Rücksicht auf die forensische Diagnostik. Berlin 1852, VI und 107 S. — [15] Funke, O.: De sanguine venae lienalis. Inaugurations-Dissertation, Leipzig, 1851, 58 S. Ueber das Milzvenenblut. Zschr. rat. Med., 1 (1851), S. 172—218. — [16] Derselbe: Ueber Blutkrystallisation. J. Prakt. Chem., 56 (1852), S. 193—196. — [17] Derselbe: Atlas der physiologischen Chemie. 1853, 38 S. — [18] Goffart, H.: Beitrag zur Kenntnis der Oxyhämoglobinkristalle placentaler Säugetiere. Zoologisches Jahrbuch, Abteilung allgemeine Zoologie und Physiologie der Tiere. 42 (1926), S. 193—242. — [19] Gscheidlen, R.: Einfache Methode, Blutkrystalle zu erzeugen. Arch. ges. Physiol., 16 (1878), S. 421—426. — [20] Haurowitz, F., Winkler, A. und Kraus, F.: The hemoglobin of man. Zschr.

14

physiol. Chem., 232 (1935), S. 125—145. — [21] H e i d e l b e r g e r,
M.: A method for the preparation of crystalline oxyhemoglobine.
J. biol. Chem., 53 (1922), S. 31—40. — [22] H o p p e - S e y l e r:
Beiträge zur Kenntniss des Blutes des Menschen und der Wirbel-
thiere. Med. chem. Untersuchungen, 2. H. (1867), S. 169—208. —
[23] H ü f n e r, G.: Beitrag zur Lehre vom Blutfarbstoffe. Beitrag
zur Physiologie. 70. Geburtstag Carl Ludwigs, Leipzig, 1887,
S. 74—81. — [24] H ü n e f e l d, F. L.: Der Chemismus in der thieri-
schen Organisation. Leipzig, 1840, XVI und 269 S. — [25] K u n d e,
F.: Ueber Krystallbildung im Blute. Zschr. rat. Med., 2 (1852),
S. 271—287. — [26] L a n g, V. v.: Krystallographische und optische
Mittheilungen über die Blutkrystalle. Sitzber. Math. Naturw.
Cl. Kaiserl. Akad. Wiss., Wien, 46 (II. Abth. Heft VI—X) (1863),
S. 65—98. — [27] L e h m a n n: Ueber die Krystallisirbarkeit eines
der Hauptbestandtheile der Blutkörperchen. Ber. Verh. kgl. sächs.
Ges. Wiss., Math-Phys. Cl., 1852, S. 23—26. — J. prakt. Chem.,
56 (1852), S. 65—68. — [28] P a u l i n g, L., I t a n o, H. A.,
S i n g e r, S. J. und W e l l s, I. C.: Sickle cell anemia, a molecular
disease. Science, 110 (1949), S. 543—548. — [29] P e r u t z, M. F.:
In: Annual Review of Biochemistry, 1957. — [30] P e r u t z, M. F.,
L i q u o r i, A. M. und E i r i c h, F.: X-ray and solubility studies
of the haemoglobin of Sickle-cell Anaemia patients. Nature, 167
(no. 4258) (1951), S. 929—931. — [31] P i c k, F.: Sobre la cristalizacion de la sangre ingerida por triatomas. Nueva reaccion
biologica en los reduvidos hematofagos. Arch. Soc. Biol., Montev.,
18 (1951), S. 100—103. — [32] D e r s e l b e: Sobre la cristalizacion
reduvidica de la hemoglobina humana. Arch. Soc. Biol., Montev.,
20 (1953), S. 83—96; La cristalizacion post-reduvidica de la
hemoglobina humana. Arch. Soc. Biol., Montev., 20 (1953), S. 96
bis 101. — [33] D e r s e l b e: Sobre un caso de cristalizacion
reduvidica atipica de la hemoglobina humana. Arch. Soc. Biol.,
Montev., 20 (1953), S. 101—112; Cristalizaciones reduvidicas
atipicas de la hemoglobina de un caso de leucemia linfoide
cronica. Arch. Soc. Biol., Montev., 20 (1953), S. 149—152; Las
cristalizaciones reduvidicas en la poliomielitis. Posibilidad de
establecer un test de diagnostico de laboratorio mit C. E. Giam-
bruno, Arch. Soc. Biol., Montev., 21 (1954), S. 145—152;
Cristallisations réduvidiques de l'hémoglobine dans un cas de
Maladie à hematies falciformes (Sickle-Cell Disease). Ann. Par.
Hum. Comp., 30 (1955), S. 425—430; Répercussion des états patho-
logiques de l'homme sur les cristallisations de l'hémoglobine,
dans le sang ingéré par les Réduvidés hématophages. C. r. Acad.
Sci., 241 (1955), S. 133—135. — [34] D e r s e l b e: Cristalli-
sation biologique de l'hémoglobine dans le sang ingéré par divers
Diptères hématophages. C. r. Acad. Sci., 241 (1955), S. 1416 bis
1418. — [35] D e r s e l b e: Recherches électrophorétiques sur
l'hémolymphe des Réduvidés hématophages. C. r. Acad. Sci., 242
(1956), S. 564 u. 565. — [33] R e i c h e r t, K. E.: Beobachtungen
über eine eiweißartige Substanz in Krystallform. Arch. Anat.
usw. (1849), S. 197—251. — [37] R o l l e t, A.: Versuche und Beobachtungen am Blute. Sitzber. Math. Naturw. Cl. Kaiserl. Akad.
Wiss., Wien, 46 (II. Abth. Heft V—X) (1863), S. 65—98. —
[89] R o u b a u d, E.: Persönliche Mitteilung. — [40] S c h a u m a n n,
O.: Zur Kenntnis der sogenannten Bothriocephalus Anaemie.

Helsingfors (Berlin), 1894, II und 214 S. — [41] S t u h l m a n n, F.: Beiträge zur Kenntnis der Tsetsefliege. Arb. ksl. Gesundhamt, 26 (1907), S. 301—383. — [42] T e i c h m a n n, L.: Ueber die Krystallisation der organischen Bestandtheile des Blutes. Zschr. rat. Med., N. F., 3 (1853), S. 375—388. — [43] V a l e n t i n, G.: Die Untersuchung der Pflanzen- und der Thiergewebe in polarisiertem Lichte. Leipzig, 1861, VI und 312 S. — [44] Z ä n k e r: Mitgeteilt durch Lehmann, 1852 (27).

Anschrift des Verfassers: F. Pick, Wien XIV, Heinrich-Collin-Straße 30, Hanusch-Krankenhaus.

Interne Erkrankungen mit Gerinnungsstörungen
(Kurzfassung)

Von F. Koller, Zürich

Unter den Erkrankungen mit Gerinnungsstörungen versteht man in erster Linie die Gruppe hämorrhagischer Diathesen, die durch einen Gerinnungsdefekt gekennzeichnet sind und die als Koagulopathien bezeichnet werden. Die hereditären Formen derselben sind relativ selten und daher praktisch von sehr viel geringerer Bedeutung als die gegenteilige Störung: die Thromboembolie. Das Referat befaßt sich daher in erster Linie mit der intravasalen Spontangerinnung und ihrer Bekämpfung.

Die Virchowsche Trias bildet den Ausgangspunkt auch für eine moderne Betrachtung der Pathogenese der Thrombose: Die Verlangsamung der Blutströmung ist in ihrer Bedeutung unbestritten und durch modernere Untersuchungen (Messung der Strömungsgeschwindigkeit usw.) voll und ganz bestätigt worden. Der zweite pathogenetische Hauptfaktor, die Gefäßwandläsion, scheint bei der Fernthrombose in den Venen der unteren Extremitäten eine untergeordnete Rolle zu spielen. Ihre Bedeutung ist dagegen evident bei den arteriellen Thrombosen. Die vom Endothel entblößte Oberfläche aktiviert den sogenannten Kontaktfaktor (Hageman-Faktor), wodurch der ganze Gerinnungsvorgang ausgelöst wird. Die Plättchenagglutination an der lädierten Stelle ist wahrscheinlich bereits die Folge dieses Gerinnungsablaufes (Thrombinbildung). Der dritte pathogenetische Hauptfaktor, die Veränderung der Blutbeschaffenheit (Hyperkoagulabilität), ist schwer zu erfassen, wahrscheinlich deswegen, weil er nur ganz vorübergehend vorhanden ist. Entscheidend scheint dabei die Aktivierung zweier normalerweise völlig inaktiver Plasmafaktoren (der bereits erwähnte Hageman-Faktor und der Faktor IX). Nach der Gerinnung im Serum, finden sich diese beiden Faktoren stets in hochaktiver Form. Es ist daher einleuchtend, daß Beimischung von Serum zum Plasma die Ursache der „Hyperkoagulabilität" darstellt, welche die intravasale Gerinnung, d. h. die Thrombose, verursachen kann. Beimengungen von Serum zum zirkulierenden Blut finden sich bei allen Blutstillungsvorgängen (Operation, Geburt, Trauma entzündliche Vorgänge usw.). Die experimentellen Untersuchungen von H a y e m im letzten Jahrhundert und die modernen Untersuchungen von W e s s l e r haben die thromboseerzeugende Wirkung des Serums außer Frage gestellt. Serum von Fällen mit hereditärem Mangel an Hageman-Faktor oder Faktor IX erzeugt dagegen keine Thrombosen.

T h e r a p e u t i s c h e K o n s e q u e n z e n: Die Verlangsamung der Blutströmung wird durch physikalische Maßnahmen bekämpft, die Gefäßwandläsion läßt sich nur schwer beeinflussen; dagegen verfügen wir über verschiedene Möglichkeiten, die Hyperkoagulabilität zu bekämpfen: die oralen Antikoagulantien (Cumarin- und Indandionderivate) vermindern die Aktivität gerinnungsfördernder Faktoren, das Heparin bildet einen sehr wirksamen gerinnungshemmenden Faktor und der bereits gebildete Thrombus kann, sofern er nicht zu alt ist, durch Aktivierung der Fibrinolyse (mit Streptokinase, Urokinase usw.) wieder aufgelöst werden. Voraussetzung dafür ist allerdings, daß das Alter des Thrombus (nicht mehr als 3 Tage) berücksichtigt wird und bei arteriellen Thromben das Alter des Infarktes. Beim Herzinfarkt z. B. ist nur dann eine Wirkung zu erwarten, wenn die Therapie schon 2 bis 4 Stunden nach Einsetzen der klinischen Symptome begonnen werden kann.

Anschrift des Verfassers: Prof. Dr. F. K o l l e r, Zollikon, Alte Landstraße 42, Schweiz.

Aus der Chirurgischen Universitätsklinik Tübingen
(Direktor: Prof. Dr. W. D i c k)

Thrombose und Embolie

Von W. Dick

Mit 2 Abbildungen

Auch heute noch sind Beinvenenthrombosen eine häufige Ursache bleibender Invalidität, und Lungenembolien belasten noch immer die Mortalitätsstatistiken operativer Kliniken schwer.

Hauptanliegen folgender Ausführungen ist, zunächst das Krankheitsbild der thromboembolischen Krankheit von dem Formenkreis der örtlichen Thrombose abzugrenzen. Jede intravitale u n d intravasale Bildung von Blutgerinnseln wird Thrombose genannt, obwohl damit pathogenetisch sehr differente Prozesse zusammengefaßt werden.

Blutgefäß und Blutgefäßinhalt bilden ein einheitliches Organ, das wie jedes andere auf äußere und innere Reize mit den ihm adäquaten Reaktionen antwortet, und zwar mit Veränderungen 1. der Blutströmung, 2. der Blutzusammensetzung einschließlich der Gerinnungstendenz und 3. der Gefäßwand, die sich klinisch in einer Thrombenbildung — oder in einer Diapedeseblutung — bemerkbar machen. Die genannten drei Faktoren geben uns einen Einblick freilich nur in die f o r m a l e Genese der Thrombose und sind als Virchowsche Trias bekannt.

Oertliche Traumen mechanischer, thermischer, bakterieller, toxischer, allergischer, osmotischer Art sind oft die leicht erkennbare Ursache einer Thrombose, die das Allgemeinbefinden nicht stört und die in der Regel auch auf den Ort der Einwirkung der Noxe beschränkt bleibt. Diese örtlichen Thrombenbildungen erscheinen uns daher motiviert.

Eine andere Gruppe von Thrombosen tritt ohne erkennbare örtliche Schädigung überraschend und unmotiviert auf; sie werden Fernthrombosen genannt, weil sie oft fernab eines Krankheitsherdes entstehen.

Von den örtlichen Thrombosierungen unterscheiden sie sich nicht nur durch „spontane" Entstehung, sondern auch durch ihre Tendenz zum Weiterwachsen und zur embolischen Verschleppung. Diese Eigenschaften haben das Wort „Thrombose" zum Schreckgespenst operativer Kliniken gemacht. Bei Kachexie, Tumorbefall, Infektionskrankheiten und im Alter treten sie gehäuft auf. Alle diese Zustände setzen im Endeffekt, d. h. am Erfolgsorgan, Veränderungen im Sinne der Virchowschen Trias. Da sie einerseits nicht zwangsläufig zur Thrombose führen, andererseits oft fehlen, können wir in ihnen nicht die eigentliche Ursache, sondern nur unobligate, unterstützende Faktoren einer übergeordneten, ursächlichen Störung sehen, die wir thromboembolische Krankheit nennen; diese können wir leider noch nicht durch Laboratoriums- oder sonstige Untersuchungen fassen; wir können lediglich aus dem Auftreten von Fernthrombosen auf sie schließen. Diese Erkrankung hat irgend etwas mit dem Gleichgewicht der Einzelfaktoren der Virchowschen Trias zu tun, und da Blutzusammensetzung, Strömungsgeschwindigkeit und Trophik der Gefäßwand vom Zwischenhirn fördernd und hemmend beeinflußt werden, liegt die Annahme einer Dysregulation vegetativer Vorgänge im Zwischenhirn nahe. Die statistisch erwiesene Abhängigkeit thromboembolischer Ereignisse von Witterungseinflüssen spricht im gleichen Sinne.

Die Fernthromben sitzen wegen der hier herrschenden geringen Strömungsgeschwindigkeit meist in den tiefen Bein- und Beckenvenen; die Buchten der Venenklappen mit ihrem Strömungsstillstand oder ihrer Wirbelbildung sind bevorzugter Sitz. Eine nennnenswerte Intimaläsion, die eine lediglich reaktive Thrombenbildung verständlich erscheinen ließe, liegt primär — im Gegensatz zu den örtlichen Thrombenbildungen — nicht vor; erst später erfolgt eine solche durch den Kontakt des Thrombus mit der Venenwand. Der initiale weiße Abscheidungsthrombus sitzt der glatten Intima daher nur locker auf; er drosselt unter Umständen die Blutströmung, wodurch günstige Voraussetzungen zur Bildung eines Gerinnungsthrombus geschaffen bzw. aufrechterhalten werden. Ein solcher hängt anfänglich nur am weißen Thrombuskopf und kann leicht abgerissen werden.

Anders bei den örtlichen Thromben, die durch lokale Geschehnisse entstehen. Diese schädigen die Intima. Als natürliche Reaktion bildet sich nun ein Gerinnsel an der

Stelle der Läsion. Dieser Thrombus ruht als rein reaktives Produkt, aber nur so lange, als keine erhöhte Gerinnungsneigung des Blutes besteht, wie dies eben normalerweise der Fall ist.

Umgekehrt kann bei Neigung zur Dekompensation des Gerinnungsmechanismus vorwiegend an Stellen verlangsamter Zirkulation eine Gerinnselbildung aus „heiterem Himmel" erfolgen. In solchen Fällen können dann geringgradige Gefäßwandveränderungen, die für eine lokale Thrombose unzureichend wären, die Rolle eines Kristallisationspunktes übernehmen; neuere Untersuchungen lassen aber vermuten, daß es unter Umständen ü b e r h a u p t k e i n e r W a n d l ä s i o n bedarf, jedenfalls nicht solcher, die wir bislang gewohnt waren, als Voraussetzung für eine Thrombozytenhaftung an der Wand anzunehmen.

Eine Intimaläsion hat eine Fixierung des Thrombus an die Gefäßwand zur Folge; je stärker die Läsion, desto fester die Verankerung. Hieraus erklärt sich die geringe Emboliegefährdung bei der Varizenverödung und die so völlig verschiedene Prognose der beiden Thromboseformen.

Aeußere Schädigungen betreffen in erster Linie die o b e r f l ä c h l i c h e n Beinvenen, weshalb oberflächliche Thrombosen meist örtliche Thrombenbildungen sind, während die tiefe Beinvenenthrombose vielfach mit dem Begriff Fernthrombose identisch ist; eine völlige Deckung der Begriffe besteht allerdings nicht.

Die Einteilung der Beinvenenthrombosen in oberflächliche und tiefe ist deshalb zweckmäßig, weil die oberflächlichen kaum je zur Embolie und niemals zum sogenannten postthrombotischen Syndrom führen, das nur nach tiefen Thrombosen auftritt.

Nun wollen wir das Schicksal eines Thrombus verfolgen:

1. Kleine Thromben können durch körpereigene Mechanismen a b g e b a u t werden.

2. Viel häufiger kommt es zur Organisation. Es resultiert entweder ein dauernder Gefäßverschluß, oder aber es kommt zur Rekanalisierung. Damit ist aber meist keine funktionelle Wiederherstellung verbunden, da die Venenklappen insuffizient bleiben; chronische Beinödeme und hartnäckige Ulcera cruris folgen.

3. Schließlich können losgerissene Thrombusteile zur Lungenembolie führen.

Venöse Thromben drosseln den venösen Blutstrom. Die daraus resultierende venöse Stauung und das Oedem hängen einerseits von Größe und Sitz des Thrombus, andererseits von der Leistungsfähigkeit des Kollateralkreislaufes ab.

Neben diesen obligaten strömungsmechanisch bedingten Folgen jeder Thrombose gibt es Komplikationen, die nur bisweilen auftreten: 1. Der Reflexkrampf der begleitenden Schlagader, der das Bild eines arteriellen Gefäßverschlusses erzeugt, 2. die Vereiterung eines Thrombus und 3. die schon erwähnte Thromboembolie.

Bei Embolien, die den Hauptstamm der Lungenschlagader völlig verstopfen, sterben die Kranken innerhalb weniger Minuten infolge Unterbrechung des Kreislaufes und durch Sauerstoffmangel.

Nicht selten verlaufen Embolien tödlich, obwohl nur ein — kleiner — Ast der Lungenschlagader verstopft ist; weder der Ausfall an atmender Lungenfläche noch die geänderte Hämodynamik können den Tod erklären, so daß man an ein reflektorisches Geschehen denkt, denn die Unterbindung einer Lungenschlagader in N a r k o s e wird ohne Folgen ertragen. Allerdings befriedigt auch diese Erklärung nicht restlos.

Nicht tödliche Embolien führen bei insuffizientem Kreislauf zu einem hämorrhagischen Infarkt mit schmerzhafter Begleitpleuritis; sie heilen glücklicherweise meist ohne Dauerfolgen ab.

Zur Diagnose der F e r n thrombose sei nur bemerkt, daß deren subjektive Symptome niemals Frühsymptome sind, denn erst die einige Stunden nach Thrombosebeginn einsetzende entzündliche Reaktion der Gefäßwand löst Schmerzen aus.

Gleichzeitig mit ihr erfolgt eine feste Verankerung des Gerinnsels an die Intima; dadurch erklärt sich die Erfahrungstatsache, daß ein Fernthrombus, der klinische Erscheinungen auslöst, bereits an Gefahren eingebüßt hat. Freilich schließt dies nicht aus, daß hier frisch angelagerte Thrombusmassen, die noch nicht im Stadium der Organisation stehen, ihre Neigung, verschleppt zu werden, noch besitzen.

Die Bekämpfung der Thrombose und ihrer Folgen ist ein vielschichtiges Problem; grundsätzlich kommen folgende Maßnahmen in Betracht:

1. Im Stadium der Thrombose g e f ä h r d u n g :

Verhütung der Thrombose = Thromboseprophylaxe. Da es ohne Thrombose keine Embolie gibt, bedeutet dies auch eine Embolieprophylaxe;

2. bei b e s t e h e n d e r Thrombose:

a) Thrombosetherapie; diese ist gleichzeitig auch eine Embolieprophylaxe,

(b) Prophylaxe gegen deletäre tödliche Reflexe eines Lungenembolus.)

3. bei eingetretener Embolie:
Embolietherapie.

Die brennende Frage: Thrombosebehandlung oder -verhütung wäre leicht zugunsten der Prophylaxe zu beantworten, wenn unsere prophylaktischen Maßnahmen sicher wirksam und völlig harmlos wären. Sie sind weder das eine noch das andere, weshalb der Chirurg auch die andere Alternative, die Thrombosetherapie, prüfen muß.

Voraussetzung einer wirksamen Therapie ist eine frühzeitige und verläßliche Diagnose. Bei der Fernthrombose sind aber, wie bereits ausgeführt, die ersten Symptome niemals Frühsymptome. Wenn es sich lediglich um die Beinvenenthrombose als solche handeln würde, kämen wir nicht in Zeitnot, und wir könnten uns für eine grundsätzliche Thrombosetherapie entscheiden; uns Chirurgen dreht es sich aber vor allem um die fulminante Lungenembolie, gegen die wir leider noch recht machtlos sind.

Erstens weil wir sie klinisch in einem Drittel der Fälle überhaupt nicht erkennen und mangels einer Diagnose eine zielbewußte Therapie nicht einleiten können. Zweitens ist bei fünf Sechsteln der tödlichen Lungenembolien die Embolie das erste klinische Symptom der Thrombose, die bis dahin stumm war; die Embolie erfolgt aus scheinbar heiterem Himmel.

Ist aber einmal eine große Lungenembolie eingetreten, dann kommen wir mit unserer Therapie meist zu spät. Selbst bei bester Organisation vergehen Minuten, bis die Embolie vom Pflegepersonal bemerkt, der verantwortliche Arzt gerufen, die Diagnose gestellt und das Therapeutikum applikationsbereit zur Hand bzw. die Vorbereitungen für eine Operation getroffen sind. Bei drei Vierteln der tödlichen Embolien trat der Exitus innerhalb der ersten 15 Min. nach Eintritt der Embolie ein. Diese Zeit reicht weder aus, um eine Trendelenburgsche Operation einschließlich der Vorbereitungen durchzuführen, noch um eine Behandlung zur Wirkung kommen zu lassen, deren Ziel ein thrombolytischer Abbau des Embolus ist.

Diese Ueberlegungen zeigen uns, daß wir Fortschritte in der Thromboemboliebekämpfung nur über eine wirkungsvolle Prophylaxe erhoffen können.

Da uns das Wesen der thromboembolischen Erkrankung noch weitgehend unbekannt ist, können wir keine k a u s a l e, aber doch eine s y m p t o m a t i s c h e Prophylaxe durchführen, die sich gegen das Symptom Thrombus richtet, indem wir entsprechend der Virchowschen Trias in den Mechanismus der Thrombenentstehung eingreifen 1. durch Beschleunigung der Blutströmung, 2. durch Vermeidung von Gefäßwandschädigungen und 3. durch Herabsetzung der Gerinnungstendenz des Blutes. Als zirkulationsfördernd haben sich das Frühherumgehen und die Kompressionsverbände bewährt. Beide Maßnahmen gehören zusammen und ergänzen sich bei der Prophylaxe sinnvoll. Bei Bettlägerigen verdient das Hochstellen des unteren Bettendes als Prophylaxe Beachtung.

Diesen mechanisch-zirkulationsfördernden Maßnahmen sind medikamentöse gegenüberzustellen, deren Wirkung man mit der eines Kompressionsverbandes verglichen hat; Roßkastanienextrakte mit Vitamin B_1 haben sich nicht nur uns als brauchbares Venotonikum erwiesen, gegen dessen Anwendung es kaum Gegenanzeigen gibt. Ich darf hier auf die Untersuchungen von Deutsch, Kühlmeyer, auch meiner eigenen Klinik verweisen und möchte an dieser Stelle vielleicht doch noch auf das Problem der Zirkulationsförderung etwas näher eingehen.

Da der Querschnitt der venösen Abflußbahnen größer ist als der der zugehörigen Arterien, ist die Strömungsgeschwindigkeit in den Venen und der Druckabfall kleiner. Geringes Druckgefälle bedeutet aber vermehrte Anfälligkeit gegenüber jeder Form von Widerstand.

Der Vergleich eines Rohres oder Gefäßes mit kreisförmigem Querschnitt und eines solchen mit elliptischem Querschnitt, aber gleichem Flächeninhalt lehrt, daß durch dieses in der Zeiteinheit bedeutend weniger Flüssigkeit ausfließt als durch jenes. Da die Querschnitte flächengleich sind, kann dies nur a conto der Strömungsgeschwindigkeit gehen.

Wichtig ist also, daß bereits eine Verformung des Querschnittes, eine Annäherung an die Kreisform entscheidend zur Besserung der Durchströmung beitragen kann. Wenn man weiterhin bedenkt, daß die Verkürzung der Venenmuskulatur nur um 1% der Länge bereits eine ganz erhebliche Steigerung der Zirkulationsgeschwindigkeit verursacht, so beleuchtet auch dies die Bedeutung der Venomotorik.

Wie weit der Gefäßwandfaktor einer Thromboseprophylaxe Angriffspunkte bietet, ist nicht geklärt. Die Anwendung entzündungshemmender Medikamente, z. B. des Butazolidin, die sich bei der Thrombosetherapie bewährt haben, wird diskutiert.

Da ohne Blutgerinnung eine Thrombenbildung nicht denkbar ist, wird eine ausreichende Gerinnungshemmung gegen eine Thrombose schützen. Die Möglichkeit dazu bieten uns die Antikoagulantien Heparin und Dicumarin.

Es genügt allerdings nicht, eine unter Umständen gesteigerte Gerinnungstendenz zu normalisieren, sondern man muß die Gerinnbarkeit des Blutes erheblich einschränken, so daß ein Zustand entsteht, der einer hämorrhagischen Diathese ähnelt.

Die erhebliche Thromboemboliebelastung des Tübinger Krankengutes hat uns zur praktischen Erprobung der Antikoagulantienprophylaxe gedrängt. Es ergaben sich dabei folgende Fragen:

1. Wird durch die prophylaktische Gerinnungshemmung die Thromboemboliefrequenz tatsächlich gesenkt?

2. Ist der Schaden durch unvermeidbare Komplikationen bei der Gerinnungshemmung, z. B. Blutungen, größer als der Nutzen, den die Prophylaxe bringt?

Eine befriedigende Antwort kann nur auf Grund vergleichender Untersuchungen erfolgen, die statistischen Anforderungen gerecht werden. Dies bedeutet im Hinblick auf die zeitlich stark wechselnde Thromboemboliefrequenz parallel laufende Untersuchungen, also Untersuchungen an alternierenden Reihen.

Da medizinisch-statistische Vergleiche nicht selten leichtfertig und unsachgemäß angestellt werden, soll hier eingeflochten werden, wie wir zu unseren Ergebnissen gekommen sind.

Das Gesamtkrankengut der Erwachsenenstationen meiner Klinik betrug vom 1. Dezember 1955 bis 31. März 1958, also innerhalb 28 Monaten, 12.648 Kranke. Nach Abzug jener Patienten, die lediglich untersucht bzw. begutachtet wurden, und jener, bei denen eine Gegenanzeige gegen Antikoagulantien bestand, verblieben 6526 Operierte und Unfallverletzte, auf die sich unsere vergleichende Untersuchung bezieht. Alle Kranken mit einer geradzahligen Aufnahmeprotokollnummer wurden der Antikoagulantienprophylaxe (mit Marcumar) unterworfen, alle ungeradzahligen zur Vergleichsgruppe geschlagen. Die beiden so erhaltenen Patientengruppen sind hinsichtlich ihrer Zusammensetzung vergleichbar, da sie streng alternierend ausgewählt wurden, vor allem, weil sie aus dem gleichen Zeitabschnitt stammen.

Auf Grund der so erarbeiteten Ergebnisse glaube ich, feststellen zu dürfen:

1. Die prophylaktische Gerinnungshemmung führt zu einer deutlichen Einschränkung der Thromboembolie mortalität.

2. Die Gesamtfrequenz von Thrombosen und Embolien ist ebenfalls statistisch gesichert geringer als ohne Prophylaxe (Abb. 1).

3. Die Antikoagulantienprophylaxe ist vertretbar, wenn sich ergibt, daß durch ihre Anwendung mehr Thromboembolien verhütet werden, als durch sie Komplikationen, z. B. Blutungen, erzeugt werden. Die Statistik zeigt, daß die Gesamtbelastung mit Komplikationen bei den Prophylaxefällen auch statistisch eindeutig geringer als bei den nicht mit Antikoagulantien behandelten Patienten ist.

4. Blutungen treten auch ohne Antikoagulantien auf. Wenn man in der Regel auch bei Auftreten einer Blutung unter Antikoagulantientherapie einen kausalen Zusammenhang sehen wird, so ist dieses keinesfalls selbstverständlich. 5. Die Antikoagulantien führen zu keiner Schädigung der Kranken, die als verzögerte Wundheilung in Erscheinung getreten oder nachweisbar wäre. 6. Der Wert einer Antikoagulantienprophylaxe wird im wesentlichen dadurch eingeschränkt, daß eine Reihe von Patienten wegen Kontraindikationen ausgeschlossen werden müssen und gerade diese Kranken besonders thromboembolie-

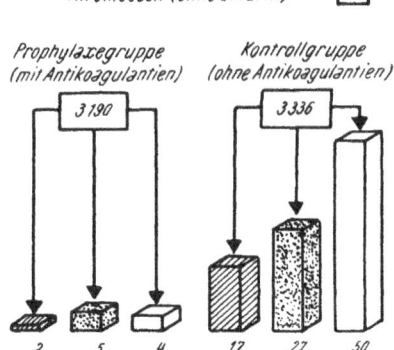

Abb. 1. Vergleich der Antikoagulantienprophylaxe und der Kontrollgruppe

gefährdet sind. Aber auch unter Berücksichtigung dieser Tatsachen ist immer noch ein nach unserer Auffassung signifikanter Unterschied in der Thromboemboliefrequenz beider Gruppen zu erkennen. 7. Weitere Verbesserungen erscheinen mir nur dadurch erreichbar, daß man den Indikationsbereich für die Anwendung von Antikaogulantien erweitert und die Entscheidung darüber, ob ein Patient der Antikoagulantienprophylaxe zugeführt werden soll, allein vom Vorhandensein von Gegenindikationen unter Anlegung eines strengen Maßstabes abhängig macht. 8. Zum Schluß sei festgestellt, daß eine so differente Prophylaxe selbstverständlich nur dort Sinn hat, wo die Frequenz der tödlichen Lungenembolien größer ist als die Frequenz der unvermeidlichen Komplikationen der Prophylaxe.

Grundsatz bleibt die Kombination aller prophylaktischen Prinzipien, soweit sie anwendbar sind, d. h. keine Gegenindikationen bestehen. Es ergibt sich so eine „Pyramide" mit den allgemein roborierenden und medikamentös zirkulationsfördernden Maßnahmen als Basis und dann darauf aufbauend zu frühest möglichem Zeitpunkt, je nach den bestehenden Gegenindikationen, aktive Zirkulationsförderung und bzw. oder Gerinnungshemmung.

Seit Jahren wird vielenorts nach dem Vorschlag von Rappert Panthesin-Hydergin zur Thromboseprophylaxe verwendet. Seine Wirkungsweise ist nicht restlos geklärt; es wirkt anästhesierend, was aber bei der Prophylaxe kaum eine Rolle spielt; es löst Spasmen, was bei einer eintretenden Lungenembolie von Vorteil sein könnte, da es die deletären Reflexe vielleicht nicht aufkommen läßt. Der Gerinnungsablauf wird zumindest nicht nennenswert beeinflußt. Die Hauptwirkung soll in einer Beeinflussung des Vegetativums liegen. Diese Erklärungen sind interessant und kommen der Annahme, in der thromboembolischen Erkrankung eine Dysregulation des Vegetativums zu sehen, entgegen.

Zahlreiche Mitteilungen über günstige Ergebnisse befriedigen insofern nicht restlos, als die Fallzahlen der Statistiken viel zu klein sind, nicht sämtliche Todesfälle durch Sektion geklärt wurden und die Thromboemboliefrequenzen verschiedener Zeitabschnitte miteinander verglichen werden, ein Vorgehen, das bei der bekannten Launenhaftigkeit der Embolien unstatthaft ist.

Ich habe mich daher entschlossen, nachdem ich durch mehr als 2 Jahre in streng alternierender Reihe die Antikoagulantien geprüft hatte, durch 2 Jahre hindurch wiederum alternierend eine Panthesin-Hydergin-Prophylaxe zu versuchen. Leider habe ich an meinem Beobachtungsgut die guten Ergebnisse anderer Untersucher nicht bestätigen können (Abb. 2). Obwohl meine Untersuchungsreihe von keiner anderen an Umfang übertroffen wird, könnte man einwenden, daß eine Beobachtungsreihe von mehr als 9000 Fällen zu klein ist, um ein endgültiges Urteil abzugeben. Ich konnte es aber mit meinem Gewissen nicht vereinbaren, die Hydergin-Panthesin-Versuche fortzusetzen und meinen Patienten eine Antikoagulantienprophylaxe vorzuenthalten, die in unseren Händen doch wesentlich bessere Ergebnisse gebracht hatte. Ich bedauere es, daß uns die Prüfung so enttäuscht hat, denn gerade wir, die wir so große Erfahrung in der Anwendung der Antikoagulantien haben und daher deren Nachteile genau kennen, wären froh gewesen, wenn sich das Panthesin-Hydergin als ein einfacher anzuwendendes, aber annähernd gleich wirksames Mittel erwiesen hätte.

Das Vergleichsgut, auf das sich unsere Beurteilung der Panthesin-Hydergin-Prophylaxe stützt, soll kurz angeführt werden. Vom 1. April 1958 bis 31. Dezember 1959, also während 21 Monaten, wurden an meiner Klinik in den Erwachsenenstationen 12.940 Patienten stationär behandelt. Nach Ausmerzung der Kranken, die nur kurzfristig, d. h. 1—3 Tage an der Klinik waren und der Untersuchungs- und Begutachtungsfälle, verblieben 9396 Operierte und Unfallverletzte, die ebenfalls so wie früher nach dem rein zufälligen Kriterium der geraden bzw. ungeradzahligen Nummer des Aufnahmeprotokolls in eine Panthesin-Hydergin-Prophylaxe und eine Vergleichsgruppe geteilt wurden.

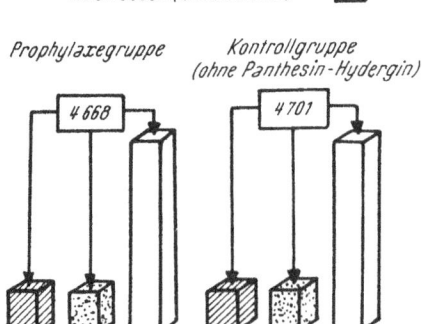

Abb. 2. Vergleich der Panthesin-Hydergin-Prophylaxe und der Kontrollgruppe

Die Vergleichbarkeit der Gruppen wurde durch Stichproben geprüft.

Die Ergebnisse dieser Prophylaxe haben uns, wie schon erwähnt, enttäuscht — ein signifikanter Unterschied hinsichtlich thromboembolischer Komplikationen war zwischen den beiden Gruppen nicht nachweisbar.

Wir haben uns daraufhin selbstverständlich die Frage vorgelegt, ob tatsächlich alle Kranken der Prophylaxegruppe Panthesin-Hydergin, und zwar in hinreichender Menge erhalten haben, denn bekanntlich entziehen sich manche Patienten wiederholten, etwas schmerzhaften Injektionen oder sie vertragen sie nicht, und wir haben deshalb ganz genau die vielen Tausende Krankengeschichten nachkontrolliert und jene Kranken, bei denen die Injektionen nicht in der Temperaturtabelle und nach einem bestimmten Schema genau verbucht waren, ausgeschieden; auch bei diesen Kranken, bei denen Zweifel aufkommen könnten, ob sie auch wirklich Panthesin-Hydergin in hinreichender Dosis erhalten haben, ist der Prozentsatz der tödlichen Embolien praktisch genau so hoch, nämlich $3.1^0/_{00}$, wie bei denen, die Panthesin in nachweislich hinreichender Dosis erhalten haben, bei denen der Prozentsatz $4\cdot9^0/_{00}$ betrug; er ist genau so groß wie bei der Vergleichsgruppe ohne Panthesin-Hydergin mit $4\cdot0^0/_{00}$, also praktisch in allen Gruppen gleich.

Bei Kranken, bei denen der Allgemeinzustand eine intravenöse Infusion (bzw. Dauertropfinfusion) erforderte, wurde das Medikament der Infusionsflüssigkeit zugesetzt, die übrigen erhielten es intramuskulär; insgesamt wurden in der Berichtszeit mehr als 55.000 Ampullen Panthesin-Hydergin verspritzt.

Unsere Untersuchungen an alternierenden Reihen, zuerst mit Antikoagulantien in den Jahren 1956/57 und dann mit Panthesin-Hydergin 1958/59 haben uns wiederum sehr eindrucksvoll gelehrt, daß man bei der Launenhaftigkeit der Embolie verschiedene Zeitabschnitte miteinander nicht vergleichen darf: in der Normalvergleichsgruppe 1956/57 war die Frequenz tödlicher Embolien an meiner Klinik $7\cdot5^)/_{00}$, in den Jahren 1958/59 aber nur $4\cdot0^0/_{00}$. Hätten wir die Panthesin-Hydergin-Prophylaxe ohne Vergleiche in alternierenden Reihen durchgeführt, so wären wir wahrscheinlich einem Fehlschluß verfallen und vermutlich begeisterte Anhänger dieser Methode geworden, denn die Differenz dieser beiden Kontrollreihen ist mit einer Restwahrscheinlichkeit von 0·4 gesichert.

Und nun noch für die, die die höhere Statistik nicht lieben, eine ganz einfache Gegenüberstellung der Antikoagulantien und der Hyderginperiode: In der Antikoagulantienperiode war die Gesamtzahl der Todesfälle in der Prophylaxegruppe um 20 geringer als in der Vergleichsgruppe, und in der Panthesingruppe war sie um 8 Todesfälle größer als in der Vergleichsgruppe!

Bisher liegen keine hinreichend großen Statistiken vor, die Vergleiche aus den gleichen Zeitperioden ermöglichen würden, und deshalb läßt sich die Wirksamkeit der Panthesin-Hydergin-Prophylaxe nicht behaupten.

Unsere Untersuchungen über Panthesin-Hydergin haben wir mit finanzieller Unterstützung der Firma Sandoz durchgeführt, wofür ich auch an dieser Stelle danke. Es spricht für die Objektivität unserer großen pharmazeutischen Firmen, daß sie, auch als sich abzeichnete, daß diese Untersuchungen keine Bestätigung der erwarteten Annahmen bringen würde, uns in jeder Weise unterstützten. Die Untersuchungen über die Antikoagulantienprophylaxe wurde mit Markumar vorgenommen, wobei wir die Hilfe der Firma Hoffmann-La Roche dankbar angenommen haben.

Ueber andere medikamentöse Prophylaxemethoden (Magnesium, Polykarbonsäuren usw.) habe ich keine persönlichen Erfahrungen.

In meinem Krankengut müssen wir bei der gegenwärtigen Zusammensetzung mit etwa 3% thromboembolischen Komplikationen rechnen; wenn wir alle Kranken der Prophylaxe unterwerfen, werden 97% gewissermaßen überflüssigerweise den Unannehmlichkeiten der Prophylaxe ausgesetzt und das ärztliche, technische und pflegerische Personal unnötigerweise belastet. Es wäre daher im Hinblick auf die nicht zu leugnenden Schwierigkeiten einer generellen Prophylaxe wünschenswert, die mehr oder minder große

Thrombosegefährdung schon vor einer geplanten Operation zu erkennen, um entweder einen nicht dringlichen Eingriff zu verschieben oder bei unaufschieblichen Operationen vorbeugende Maßnahmen zu ergreifen, d. h. eine gezielte Prophylaxe zu treiben. Durch eine solche würde vielen Einwendungen gegen die Antikoagulantien der Wind aus den Segeln genommen werden.

Da die Bemühungen, durch eine Laboratoriumsmethode, etwa auf gerinnungsanalytischem Wege, die Thrombosegefährdung zu erfassen, bisher ergebnislos waren, bleiben nur Versuche, durch klinische Feststellungen einen Einblick in die Gefährdungslage zu gewinnen; sie laufen darauf hinaus, Alter, Geschlecht, Ernährungszustand, Grundleiden, Art des operativen Eingriffes usw. etwa nach einem Punktschema zu bewerten.

Wir haben retrospektiv an 150 an Lungenembolie Verstorbenen (bei denen die Todesursache durch Sektion verifiziert worden war) einige der vorhandenen Schemen überprüft.

Nach dem ersten Domanigschen Schema wären von diesen 150 Fällen 53 als thrombosegefährdet erfaßt worden, nach dem zweiten 104 und hätten durch eine (100⁰/oig wirksame) Prophylaxe gerettet werden können. Das Lenggenhagersche Schema hätte 110 Patienten erfaßt und das Rittersche sogar 140.

Bei oberflächlicher Betrachtung könnte es scheinen, als hätte man z. B. im Ritterschen Schema eine recht brauchbare Handhabe, die Thrombosegefährdung zu erkennen und eine gezielte Prophylaxe zu betreiben. Ueber den wirklichen praktischen Wert eines Auswahlschemas sagt uns aber erst die Gegenüberstellung etwas, aus der hervorgeht, wie hoch der Prozentsatz des Gesamtkrankengutes ist, den man bei einer Auswahl nach dem betreffenden Schema der gezielten Prophylaxe unterwerfen müßte, oder mit anderen Worten, wievielen Nichtgefährdeten man die Prophylaxe hätte ersparen können.

Wir haben diese Durchrechnung am stationären Krankengut zweier Jahre vorgenommen und festgestellt, daß man, wenn man sich an das erste Domanigsche Schema gehalten hätte, ein Fünftel aller Kranken der Prophylaxe unterziehen müßte und damit ein Drittel aller tödlichen Lungenembolien — 100⁰/oige Wirksamkeit der Prophylaxe vorausgesetzt — verhindert hätte. Nach dem Schema von L e n g g e n h a g e r hätte man sieben Zehntel der Patienten der Prophylaxe unterworfen und möglicherweise vier Fünftel der Embolietodesfälle verhindert usw.

Am besten, am ökonomischsten, schneidet dabei das Domanigsche Schema II ab: Bei Erfassung von zwei Drittel der Emboliefälle wäre es nur notwendig, ein Drittel des

Gesamtkrankengutes der Prophylaxe zu unterwerfen. Wir
wollen aber nicht auf das nicht erfaßte restliche Drittel der
Embolien kampflos verzichten.

Leider müssen wir auf Grund unserer Untersuchungen
feststellen: Je größer der Patientenanteil ist, den wir der Prophylaxe unterwerfen, desto größer ist auch die Wahrscheinlichkeit, die Zahl der Embolietodesfälle herabzudrücken. Die
beiden Ziele, einerseits die Vermeidung aller Embolietodesfälle, anderseits die möglichste Einengung des Patienten-
kreises, der der Prophylaxe unterzogen wird, lassen sich bisher nicht vereinbaren, d. h. wir müssen auf die gezielte
Prophylaxe verzichten und die Nachteile der generellen auf
uns nehmen, solange wir die Thromboemboliegefährdung
nicht treffender erfassen können.

Allerdings befinden wir Chirurgen uns gegenüber den
nichtoperativen Disziplinen bei Bekämpfung der Thromboembolie in gewissem Sinne im Vorteil, denn zwischen opera-
tivem Eingriff, Einsetzen und Schwinden der Thrombosegefährdung bestehen zeitlich faßbare Zusammenhänge, so
daß die Maßnahmen zur Thromboemboliebekämpfung trotz
der unleugbaren Schwierigkeiten wiederum rationell erscheinen, da sie zeitlich begrenzt sind.

Die Thrombose t h e r a p i e ist ein heiß umstrittenes Gebiet. Auf der einen Seite stehen die praktizierenden Phlebo-
logen, die nur den Kompressionsverband gelten lassen wollen,
auf der anderen Seite die Chirurgen und die Anhänger einer
medikamentösen Therapie. Die Differenzen sind meines Erachtens in dem völlig verschiedenen Krankengut, das die einzelnen Therapeuten überblicken, begründet. Der prakti-
zierende Phlebologe mit seiner weitgehend ambulanten
Klientel hat es der Hauptsache nach mit oberflächlichen, örtlichen Thrombosen zu tun; für den Krankenhaus-Chirurgen
ist die Fernthrombose mit ihren lebensgefährlichen Folgen
das Problem und nicht die akzidentelle, örtliche Thrombose,
die er — nicht zu Recht — zu bagatellisieren neigt.

Die Thrombosebehandlung hat in den letzten Jahrzehnten eine mächtige Wandlung erlebt. Früher wurde jede,
auch die harmlose, oberflächliche Beinthrombose wochenlang
ans Bett gefesselt; jede Maßnahme, die die Zirkulation an-
regte, war streng verpönt aus Furcht, einen Thrombus loszu-
reißen, und unter dieser Therapie gab es nicht selten Embolietodesfälle. Warum, ist uns heute klar. Das Wachstum der
Thromben wurde durch die Drosselung der Blutströmungs-
geschwindigkeit geradezu gezüchtet. Und die sehr sinnfällig
zur Schau getragene Besorgnis hinsichtlich einer Embolie
war nicht nur psychologisch falsch — sie war auch ein schäd-
licher Stress. Diese absolut konservative — man möchte sagen
nihilistische — Behandlungsart ist durch das Frühherumgehen

und den elastischen Kompressionsverband langsam verdrängt worden. Der Kompressionsverband kann aber seine Wirkungen nur bei Unterschenkel- und höchstens bei Oberschenkelbefall entfalten, nicht aber bei solchem der Beckenvenen. Wir wenden den Kompressionsverband bei gehfähigen Patienten gerne an und glauben, damit das Weiterwachsen eines örtlichen Thrombus zu verhindern, wodurch die Emboliegefahr vermindert wird. Aenderungen am schon bestehenden Thrombus können wir aber durch ihn kaum erwarten; dieser wird meist organisiert, fallweise rekanalisiert. Damit tritt aber eine Wiederherstellung der normalen venösen Blutzirkulation nicht ein. Das spielt bei der oberflächlichen Beinvenenthrombose keine Rolle, wohl aber bei der tiefen, bei der das postthrombotische Syndrom droht.

Bei den tiefen Thrombosen ist diese Therapie allein ungenügend, weil wir bei Fernthrombosen mit lokalen Maßnahmen nichts an der thromboembolischen Erkrankung ändern und wir bei tiefen örtlichen Thrombosen im Interesse der Verhütung des postthrombotischen Syndroms einen möglichst raschen und möglichst vollständigen Abbau des Thrombus anstreben müssen. Die Antikoagulantien geben uns gewisse Hoffnungen, diesem Ziele nahezukommen, weshalb wir sie eindrücklichst z u s ä t z l i c h empfehlen.

Das Butazolidin wurde verschiedentlich als Thrombosetherapeutikum gelobt, doch scheint der erste Butazolidinenthusiasmus im Abklingen zu sein. Es besitzt eine stark entzündungshemmende, damit schmerzlindernde, fiebersenkende Eigenschaft, und bei den örtlichen Thrombosen, die letztlich primäre Phlebitiden sind, bringt es auch nach unseren Erfahrungen erstaunliche subjektive Besserungen, ermöglicht oft erst die Anlegung eines Kompressionsverbandes und das Herumgehen. Einen Einfluß auf den Gerinnungsvorgang und auf die Fibrinolyse scheint es nicht zu haben. Wegen der entzündungshemmenden Wirkung kann es die (Fern)thrombose verschleiern, da deren Symptome entzündlichen Ursprungs sind. Ich möchte bei der Behandlung der Fernthrombose auch noch theoretische Bedenken anmelden. Die Verankerung des Fernthrombus und damit die Behebung der Emboliegefahr erfolgt durch entzündliche Gefäßwandreaktionen; deren Unterdrückung könnte die Dauer der Emboliegefährdung verlängern. So gern ich mir die gute Wirkung auf die subjektiven Symptome bei der örtlichen Thrombose zunutze mache, so sehr trage ich Bedenken, es bei der Fernthrombose anzuwenden.

Das Hydergin-Panthesin wirkt schmerzstillend, spasmenlösend und, abgesehen von der subjektiven Erleichterung, zirkulationsfördernd vom arteriellen Schenkel her, sofern die Ursache einer Minderdurchblutung hier zu suchen ist. Auf

den Thrombus bzw. Thrombosierungsvorgang wirkt es meines
Erachtens nicht direkt ein. Ich habe anfänglich gedacht, daß
es vielleicht eine Prophylaxe gegen den reflektorischen
Emboliereflextod darstellt, ausgehend von der Vorstellung,
daß ein Kranker, dessen Reflexbereitschaft im Moment der
Embolie gedämpft ist, die Thrombusverschleppung in die
Lunge als Infarkt und nicht als tödliche Embolie erleben
würde. Unsere Beobachtungen haben uns aber keine sichere
Bestätigung dieser Annahme gebracht.

Die Antikoagulantien stoppen bei optimaler Dosierung
ein Weiterschreiten der Thrombose; da ein Abreißen von
Thrombusteilen und deren embolische Verschleppung in der
Regel von frischgebildeten Gerinnungsthromben erfolgt,
werden Embolien weitgehend verhindert. Endlich lassen die
Antikoagulantien zumindest körpereigene, fibrinolyse-
fördernde Kräfte besser zur vollen Wirkung kommen, so daß
eine Rückbildung von Thrombosen durch sie gefördert wird.
Sie scheinen uns unter den heute zur Verfügung stehenden
und seit Jahren erprobten Medikamenten die günstigsten Aus-
sichten auf Erfolg hinsichtlich der Embolie als auch Vor-
beugung des postthrombotischen Syndroms zu bieten. Indessen dürfte in absehbarer Zeit die fibrinolytische bzw.
thrombolytische Therapie im engeren Sinne unsere therapeutischen Möglichkeiten weiter verbessern.

Sie basiert auf drei Prinzipien:

1. Zuführung des menschlichen, aber körperfremden
aktiven fibrinolytischen Fermentes, des Fibrinolysins. Zu
diesem Zweck muß es vorher extrakorporal aktiviert
werden.

2. Man kann einen körpereigenen Proaktivator des Pro-
fibrinolysins aktivieren, der dann das Profibrinolysin in
Fibrinolysin überführt. Dies geschieht durch Injektion von
Streptokinase. Man kann aber auch durch Urokinase
Profibrinolysin im Organismus direkt zu Fibrinolysin
aktivieren.

Es handelt sich also einmal um die Injektion des wirksamen fibrinolytischen Fermentes, zum anderen um die
Injektion von Aktivatoren dieses Fermentes.

Hierbei besteht ein grundsätzlicher Unterschied. Beim
Gerinnungsvorgang wird an jede Fibrinfaser Profibrolysin
angelagert. Bei Zufuhr von Aktivatoren wird also auch
das Profibrinolysin, das sich im Thrombus selbst befindet,
aktiviert und der Thrombus gewissermaßen von
innen aufgeschlossen. Bei Injektion des fertigen fibrinolytischen Fermentes entfällt dieser sehr wesentliche Wirkungsmechanismus. Größere eigene Erfahrungen mit letzterer
Therapie besitze ich noch nicht, sie sind nicht so leicht zu
erwerben, denn ein Behandlungstag kostet 4000 bis 5000 S.

Schließlich besteht die Möglichkeit der Freisetzung der körpereigenen Aktivatoren der Fibrinolyse im Organismus durch Stoffe, die man sinngemäß als indirekte Fibrinolytica bezeichnet: Es handelt sich hier um Pyretica und Vasodilatantia einerseits und Heparin und Heparin(oid)e anderseits; allerdings herrscht über die Einordnung letzterer noch keine Einmütigkeit.

Wenn ich von weiteren wertvollen Fortschritten sprach, muß allerdings einschränkend vermerkt werden, daß die fibrinolytische Therapie nur dann Aussicht auf Erfolg verspricht, solange das Fibrin noch nicht organisiert ist. Wird der Thrombus aber gelöst, so liegt mehr oder weniger geschädigtes Endothel frei, so daß in erhöhtem Maße die Gefahr der Neubildung eines Gerinnsels besteht. Es ist daher nötig, an die fibrinolytische Therapie sofort eine Antikoagulantientherapie anzuschließen.

Die unvermeidliche Umständlichkeit der Handhabung, die Gegenindikationen u. v. m. bringen alles andere als eine Verminderung der Schwierigkeiten, die wir von der Antikoagulantientherapie her gewohnt sind, mit sich.

Bei der Beurteilung verschiedener medikamentöser Prophylaxe- und Behandlungsverfahren wird die Gefahrlosigkeit und die Unnötigkeit einer Laboratoriumsüberwachung zu sehr in den Vordergrund der Empfehlungen geschoben. Ausschlaggebend ist einzig und allein der Erfolg. Es ist freilich bequem, ein „völlig harmloses" Pharmakon anzuwenden und die trotzdem auftretenden Embolien als schicksalsmäßige Ereignisse hinzunehmen. Ein solches Vorgehen ist in meinen Augen eine Flucht vor der Verantwortung.

Die operative Behandlung der Thrombose wird unseres Dafürhaltens zu sehr in den Hintergrund gestellt. Wenn es sich um eine septische Thrombose handelt und die eitrige Infektion im Vordergrund steht, sollte man den Eiterherd eröffnen, die Thromben ausräumen.

Die Thrombektomie, bei der es gelingt, einen langen Thrombus zu extrahieren und das Gefäß wieder zu nähen, bringt einen unmittelbar guten Erfolg. Nur möchte ich dringendst empfehlen, eine Antikoagulantienmedikation anzuschließen, denn die neuerliche Thrombose, besonders der Nahtstelle, droht.

Mit der Gefäßunterbindung (einer Hauptvene) zur Embolieprophylaxe kann ich mich nicht befreunden, obwohl ich zugebe, daß es verzweifelte Fälle gibt, wo man zu ihr Zuflucht nehmen muß. Sie opfert die Durchgängigkeit des Gefäßes und nimmt bewußt Spätstörungen im Sinne des postthrombotischen Syndroms in Kauf.

Bei den oberflächlichen Thrombosen, speziell bei thrombosierten Varixknoten, kann man mit einem Einschnitt die Kranken meist sofort beschwerdefrei und nach Anlegung eines Kompressionsverbandes gehfähig machen. Man sollte von diesem kleinen Eingriff ebenso häufig Gebrauch machen, wie man thrombosierte Hämorrhoidalknoten durch Stichinzision rasch zur Abheilung bringen kann.

Wenn ich meine therapeutischen Vorschläge nun zusammenfasse, so lauten sie:

1. Feststellung, ob es sich um eine örtliche oder eine Fernthrombose handelt.

2. Die örtliche oberflächliche Beinvenenthrombose, oft bei bestehenden Varizen, ist relativ harmlos. Der Kompressionsverband beim Herumgehen ist in der Regel am Platze; eine Butazolidinbehandlung, eventuell eine operative Thrombusausräumung, kann den Verlauf abkürzen oder oft erst das Anlegen des Verbandes und das Herumgehen ermöglichen.

Bei tiefen Beinvenenthrombosen, eventuell bei Fernthrombosen, ist, wenn die Thrombose im Unterschenkel oder in der unteren Hälfte des Oberschenkels sitzt, die elastische Einwicklung angezeigt; das Herumgehen wirkt, soweit es der Allgemeinzustand erlaubt, ebenfalls günstig. In diesen Fällen sind wir aber, sowohl wegen der Embolieverhütung als auch der Verhütung des postthrombotischen Syndroms, für die Anwendung von Antikoagulantien.

Bei der Fernthrombose wird oftmals die Grundkrankheit ein Herumgehen unmöglich machen, denn mit dem Aufstehen allein, das in dem geflügelten Wort vom „Frühaufstehen" so populär geworden ist, ist es leider nicht getan. In diesen Fällen wird man sich mit einer Antikoagulantienbehandlung bei Bettruhe zufriedengeben müssen. Ob man dabei die Beine einwickeln soll, ist eine noch nicht gelöste Frage, denn der Kompressionsverband ohne Herumgehen ist ein zweischneidiges Schwert; die richtige zirkulationsfördernde Dosierung der Kompression zu finden, ist nicht leicht — ein Zuviel oder ein Zuwenig kann schädlich sein. Das Hochstellen des Bettendes und Hochlagern der Beine fördert die venöse Zirkulation.

Aus der II. Chirurgischen Universitätsklinik Wien
(Vorstand: Prof. Dr. H. K u n z)

Thrombose und Embolie
vom Standpunkt des Chirurgen*

Von H. Kunz

Ich möchte das so umfassende und interessante Referat
von Herrn D i c k durch eigene an einem großen Krankengut
gewonnene Erfahrungen ergänzen und mich dabei auf die
ernsteste Komplikation der postoperativen Thrombose, auf die
tödliche massive Lungenembolie, beschränken. Ich darf zuerst
auf die Frage der Häufigkeit des Vorkommens dieses tragi-
schen Ereignisses eingehen. Wie Sie aus der Tab. 1 entnehmen,
betrug die massive tödliche Lungenembolie in den Jahren
1933 bis 1943 an meiner damaligen Abteilung im Wilhelminen-
spital 5·3% der postoperativen Todesursachen und die Häufigkeit dieser Komplikation auf alle Eingriffe berechnet 0·22%.

Tabelle 1

Zahl der Operationen	Post-operative Todesfälle	Post-operative Todesfälle %	Tödliche massive Embolien	Operations-todesfälle %	% aller Opera-tionen

Wilhelminenspital von Juni 1933 bis Februar 1943

| 25.874 | 1130 | 4·3 | 59 | 5·3 | 0·22 |

Krankenhaus Lainz von März 1943 bis Dezember 1950

| 24.387 | 1465 | 6·0 | 53 | 3·6 | 0·22 |

* Ko-Referat zu W. D i c k (Tübingen).

Als ich dann im Krankenhaus Lainz die Zahl der postoperativen Todesfälle infolge massiver Lungenembolie für den Zeitabschnitt 1943 bis 1950 berechnete, da stellte sich heraus, daß
die Häufigkeit dieser Komplikation wiederum 0'22⁰/o betrug.
Es ergab sich jedoch bei dieser Untersuchung die auffallende
Tatsache, daß zu Ende des Krieges und in der schweren
Nachkriegszeit diese Komplikation prakisch gar keine Rolle
spielte, da im Jahre 1945 sich überhaupt kein Todesfall an
Lungenembolie und im Jahre 1946 nur 1 Todesfall an Lungenembolie ereignete, während vom Jahre 1947 an der Tod an
Lungenembolie deutlichst im Zunehmen begriffen ist. Die
Todesursache „massive Lungenembolie" stand im Zeitabschnitt 1933 bis 1942 an sechster Stelle (5'3⁰/o), sank 1943 bis
1949 an die siebente Stelle (1'9⁰/o) und stieg 1950 bis 1954 an
die vierte Stelle (12'6⁰/o) in der Häufigkeitsskala der Todesursachen. In den letzten 2 Jahren meiner Tätigkeit in
Lainz gelang es uns, die Häufigkeit dieser Todesursache
etwas einzudämmen (6'4⁰/o). Wir haben damals versucht, zum
Teil durch Darreichung von Antikoagulantien und vor
allem durch Frühaufstehen und eine entsprechende Kreislauftherapie eine Thromboseprophylaxe zu betreiben. Ueber die
auffallende Tatsache des seltenen Vorkommens von Thrombose und Embolie in der letzten Kriegs- und ersten Nachkriegszeit und über die Zunahme in den folgenden Jahren
wurde auch von anderer Seite berichtet. Es war naheliegend,
für den vorübergehenden Rückgang der Häufigkeit von
Thrombose und Embolie in den Jahren 1945 und 1946 die damals bestehende schlechte Ernährungslage und für die später
wieder auftretende Zunahme die Besserung der Ernährungslage verantwortlich zu machen. So gaben auch B r a s s und
S a n d r i t t e r auf Grund statistischer Untersuchungen an
einem großen Sektionsmaterial an, daß in Zeiten schlechter
Ernährungslage die Thrombosehäufigkeit abnimmt. Auch von
H. C h i a r i wurde die Vermutung ausgesprochen, daß die
zunehmende Häufung der Todesfälle an Lungenembolie durch
die Zunahme des Durchschnittsgewichtes der Bevölkerung
bedingt ist. Auch wir sind der Meinung, daß auch in unserem
Krankengut der Rückgang in den Jahren 1945 und 1946
wenigstens zum Teil auf diesen Umstand zurückzuführen ist.
Wir möchten aber doch der Vermutung Ausdruck geben, daß
der damalige Rückgang von Thrombose und Embolie zum Teil
auch dadurch verursacht wurde, daß wir damals neben dem
Mangel an Nahrungsmitteln auch einen großen Mangel an
injizierbaren Medikamenten hatten. Ich selbst bin auf Grund
eigener Erfahrungen überzeugt, daß bei der Zunahme von
Thrombose und Embolie die heute in so großem Umfang
durchgeführte Injektions- und Infusionstherapie eine Rolle
spielt, wobei vor allem den intramuskulären Injektionen am

Oberschenkel und Gesäß und nicht zuletzt den antibiotischen Präparaten große Bedeutung zukommt. Ich glaube daher, daß man diese Ursache der Thrombose bei der Thromboseprophylaxe berücksichtigen sollte. Wir haben auch noch festgestellt, wie häufig die massive Lungenembolie im Krankengut unserer Klinik als Todesursache in den Jahren 1957 bis 1959 gefunden wurde. Wir kamen zu dem erschreckenden Ergebnis, daß diese Todesursache jetzt mit 13'9% aller Todesursachen an zweiter Stelle steht und das, obwohl wir uns, wie später noch angeführt wird, bemühen, eine medikamentöse Thromboseprophylaxe zu betreiben. Dabei ist natürlich zu berücksichtigen, daß jetzt die Häufigkeit anderer Todesursachen, wie Peritonitis und pyogene Infektion, abgenommen hat und anderseits das Krankengut der Klinik viel schwerer ist und die ganz großen Eingriffe viel häufiger sind, als dies im Krankengut des Wilhelminenspitals und in Lainz der Fall war. Trotzdem muß das Aufrücken der Todesursache „massive Lungenembolie" an die zweite Stelle der Todesursachen als Alarmzeichen gewertet werden, das uns zwingt, eine energische Thromboseprophylaxe zu betreiben. Auch zur Frage, ob es möglich ist, die Thrombosegefährdung bei einem Kranken präoperativ zu erkennen, möchte ich kurz eingehen. Das einfachste Vorgehen dieser Art ist unserer Meinung nach die Ermittlung der Thrombosezahlen nach dem Schema von E. D o m a n i g. Ich habe in den letzten Jahren meiner Tätigkeit in Lainz bei jedem Kranken ein solches Thrombosegefährdungsblatt schreiben lassen. Aus den Ergebnissen bei 500 Kranken ergibt sich, daß bei 270 Fällen, also bei 54%, eine Thrombosegefährdung auf Grund der Thrombosezahlen über 11 gegeben wäre. Wir hätten somit bei jedem zweiten unserer Kranken eine Thromboseprophylaxe durchführen müssen. Unter diesen 500 Kranken kam es bei 12 Fällen, also bei 2'4%, zu einer thromboembolischen Komplikation. Wir haben nun weiters aus dem Krankengut Lainz und dem unserer Klinik bei insgesamt 220 Fällen von tödlicher Lungenembolie im nachhinein die Thrombosezahl aus der Krankengeschichte ermittelt. Nur bei 14 Kranken, also bei 6% derjenigen, die einer Lungenembolie erlagen, konnte eine Thrombosezahl unter 11 festgestellt werden. Wir hätten somit vor dem Eingriff auf Grund des Schemas von D o m a n i g unter den 220 Fällen nur bei 14 die Thrombosegefährdung nicht erkannt.

Ich möchte daher im Gegensatz zur Ansicht von Herrn D i c k doch der Meinung Ausdruck geben, daß man bei Berechnung der Thrombosegefährdung nach D o m a n i g auf eine generelle medikamentöse Prophylaxe verzichten kann. Dasselbe gilt für die Verwendung des Trombose-Embolie-Index nach W e n z l und K ü h l m a y e r.

4

Bei den 220 Fällen ereignete sich die tödliche Lungenembolie am häufigsten am sechsten bis neunten postoperativen Tag, aber auch schon am ersten bis vierten postoperativen Tag hat diese Komplikation nicht selten zum
Tode geführt. Von den 220 Fällen, die an massiver Lungenembolie starben, waren nur 11% unter 50 Jahre.
Die von Herrn D i c k besprochene Thromboseprophylaxe
mit Panthesin-Hydergin wurde in den letzten 4 Jahren an
unserer Klinik zwar nicht routinemäßig, sondern nur fallweise, vor allem bei besonders thrombosegefährdeten Eingriffen bei insgesamt 790 Kranken der Altersgruppe 41 bis 90
durchgeführt. Sie hat uns, ebenso wie Herrn D i c k, leider
auch enttäuscht. Der Vorteil dieser Prophylaxe, daß, im
Gegensatz zur Anwendung von Antikoagulantien, eine Bestimmung des Prothrombinspiegels nicht notwendig ist, wird
leider zum Teil dadurch aufgewogen, daß ein nicht kleiner
Teil der Kranken Nebenerscheinungen unangenehmer Art,
vor allem Uebelkeiten nach Darreichung des Präparates, bekommt. Solche Nebenerscheinungen waren neben anderen
äußeren Ursachen auch der Grund, daß bei 311 Fällen die
Panthesin-Hydergin-Prophylaxe nicht vorschriftsmäßig, sondern unvollständig durchgeführt wurde. Von den vorschriftsmäßig behandelten 479 Kranken erlagen 6 = 1˙3% einer
massiven Lungenembolie. Bei einer Vergleichsgruppe von
2731 Kranken, bei denen eine medikamentöse Thromboseprophylaxe nicht durchgeführt wurde, betrug die Häufigkeit
der tödlichen Lungenembolie mit 49 Kranken, welche dieser
Komplikation erlagen, 1˙8%. Der Unterschied von 1˙3% zu
1˙8% zugunsten der Panthesin-Hydergin-Prophylaxe ist leider
recht gering. Für die Wirkung der Prophylaxe könnte eventuell noch der Umstand angeführt werden, daß der Panthesin-
Hydergin-Prophylaxe vor allem besonders thrombose-
gefährdete Kranke unterzogen wurden. Berechnet man jetzt
aber die Häufigkeit der tödlichen Lungenembolien bei allen
790 Fällen, dann war die Emboliehäufigkeit mit 2˙02% bei
der Panthesingruppe höher als bei der Kontrollgruppe. Es
ergibt sich daraus, daß eine unvollständig ausgeführte
Panthesinprophylaxe anscheinend mehr schadet als nützt. Es
ist mir natürlich klar, daß unsere Zahlen eine statistische
Verwertung nicht erlauben.
Zusammenfassend möchte ich sagen: Die erstrebens-
werte routinemäßige Thromboseprophylaxe mit Antikoagulantien scheitert bei uns am Mangel an entsprechenden
Hilfskräften zur fortlaufenden Prothrombinbestimmung und
bei den ganz großen Eingriffen, vor allem auch in der
Thoraxchirurgie wegen der Gefahr von Nachblutungen.
Keines der bisher angegebenen Präparate ist imstande,
Thrombose und Embolie mit großer Wahrscheinlichkeit zu

verhüten. Die Frage der medikamentösen Thromboseprophylaxe ist daher ein noch ungelöstes Problem, das aber in Anbetracht der anscheinend zunehmenden Häufigkeit von Thrombose und Embolie allergrößte Beachtung verdient. Der starke Rückgang der postoperativen Todesfälle an massiver Lungenembolie in der letzten Kriegs- und ersten Nachkriegszeit war nicht ausschließlich durch die damalige schlechte Ernährungslage, sondern auch durch den damals bestehenden Mangel an injizierbaren Medikamenten bedingt. Die Thromboseprophylaxe muß daher auch in einer Einschränkung der medikamentösen Therapie, vor allem der intramuskulären Injektionen und der Einschränkung der Anwendung der antibiotischen Wirkstoffe auf das unbedingt notwendige Ausmaß bestehen. Im übrigen ist gute Vorbereitung des Kranken zum Eingriff, schonendes Operieren sowie Frühaufstehen unter entsprechender Herz- und Kreislauftherapie die sicherste und einfachste Art der Thromboseprophylaxe. Die Thrombosegefährdung ist mit dem einfachen Schema von D o m a n i g mit großer Sicherheit zu erkennen.

Aus der I. Medizinischen Universitätsklinik Wien
(Vorstand: Prof. Dr. E. L a u d a)

Ueber die prophylaktische Behandlung mit Antikoagulantien

Von E. F. Hueber

H. Z i l l i a c u s, ein Mitarbeiter von J o r p e s, meinte
kürzlich[1], die Antikoagulantien (A. C.) seien für die Behandlung der Thromboembolie so wichtig geworden wie Insulin
für den Diabetes. Tatsächlich finden sich viele Parallelen,
aber, wie dort, ist eine vorbeugende Behandlung mit A. C. im
engeren Sinne — eine Verhinderung der Entwicklung der Erkrankung — nicht möglich. Wenn wir nämlich Patienten mit
chronischem Herzklappenfehler einer Dauerbehandlung mit
A. C. unterziehen, so setzt die Behandlung letzten Endes erst
dann ein, wenn es bereits ein- oder mehrmals zu einem
lebensgefährdenden, thromboembolischen Ereignis gekommen
ist. Freilich kann die dann vorgenommene Behandlung im
weiteren Sinne als vorbeugend angesehen werden, indem sie
sich gegen das Auftreten neuer Schübe richtet. Der Behand-
lungsbereich ist am besten aus einer Uebersicht unserer Fälle
in der folgenden Tabelle ersichtlich.

Tabelle 1

Rezidivierende Thrombophlebitis (tiefe Waden- und Becken-
thrombose) und Thrombophlebitis migrans .... 76 Fälle
Status-post-Myokardinfarkt .... 84 „
Angina pectoris .... 38 „
Mitralvitien oder Mitralaortenvitien mit Vorhofflimmern ... 23 „
Rezidivierende Rhythmusstörung mit thrombo-embolischen
Episoden. Entflimmern .... 12 „
Thrombosen der Arteria centralis retinae .... 8 „
Endangiitis obliterans (1 Fall von „pulseless disease") ..... 4 „
Thrombose der Arteria carotis interna .... 3 „

Total .... 248 Fälle

Während nun die Dauerbehandlung mit A. C. bei rezidivierender Thrombophlebitis der Extremitäten besonders günstige Erfolge ergab und die Zahl und Gefahr embolischer Zwischenfälle im Verlauf der Betreuung chronischer Mitralaortenfehler durch Jahre deutlich herabgesetzt war, sind unsere Erfahrungen bei der Behandlung intrakranialer Thrombosen weniger eindeutig günstig und bei der Therapie endangiitischer Gefäßstörungen kann man nur im Rahmen akuter Verschlechterungen (arterielle embolische Zwischenfälle mit A. C. (Heparin) erfolgreich entgegenwirken, während die ·Langzeitbehandlung keine eindeutigen Vorteile ergibt (siehe auch Roskam[2]).

Die Behandlung des akuten Myokardinfarktes mit A. C. hat seit den großen Untersuchungsreihen von Wright und Mitarbeitern[3], Gilchrist und Tulloch[4], Russek und Zohmann[5], eigenen Untersuchungen[6] sowie vielen anderen zweifellos größte Bedeutung gewonnen. Man sieht heute sogar in der Unterlassung der Anwendung von A. C. beim akuten Myokardinfarkt einen Kunstfehler. Schon in unseren ersten Veröffentlichungen, 1948 bis 1950[6], aber wurde darauf hingewiesen, daß sich die Behandlung mit A. C. nicht nur auf die kurze Zeit der dramatischen Episodik beschränken dürfe, sondern möglichst lange fortgesetzt werden soll. Wenngleich nun zahlreiche Arbeiten in den letzten Jahren übereinstimmend[6-13, 44 u. v. a.] von positiven Behandlungserfolgen mit der Langzeitbehandlung mit den A. C. berichten, die bei Patienten mit Myokardinfarkt erzielt wurden, Erfolge, die bekanntlich auf der erheblichen Herabsetzung thromboembolischer Komplikationen und der Mortalität beruhen, so sind einzelne andere mit dieser Behandlung zurückhaltend, indem die Schwierigkeit der Beurteilung der Unterschiede von klinischem Reihenmaterial hervorgehoben[16] oder auf die Gefahren hingewiesen wird, wenn unter anderem Hämoperikard und Herzruptur bei Behandlung mit A. C. scheinbar häufiger vorkommen (Tandowsky[15]). Trotz dieses Hinweises, daß dreimal so viele Rupturen vorkommen, bestätigt Tandowsky in der gleichen Veröffentlichung die erhebliche Verringerung thromboembolischer Komplikationen, die im weiteren zu gesteigerter Lebenserwartung und Verbesserung der Berufsfähigkeit führt. Zweifellos ist die Ruptur eine tödliche Komplikation, und die Tatsache des vermehrten Auftretens unter A. C.-Behandlung ist ernst zu nehmen. Sie tritt aber nur im Stadium der Behandlung des akuten Myokardinfarktes auf. Das Auftreten von Hämoperikard ist offenbar nur vorübergehend und beeinflußt den Heilungsverlauf nicht ungünstig. Wahrscheinlich überwiegt die fördernde integrative Beeinflussung der Gesamtsituation, welche die Besserung der Prognose bedingt, selbst wenn die Störung des physiologi-

schen Gleichgewichtes mit der Verminderung des Gerinnungs-
potentiales eine Einzelphase des Wiederherstellungsvorganges
abnorm verlaufen läßt. In ähnlicher Weise könnte man auch
die den klinischen Erfahrungen zunächst widersprechenden
Befunde von Benda[19] deuten, der experimentell am Tier eine
verzögerte Infarktheilung unter A. C. beobachtete. Beim
Menschen kommt es im Rahmen der Verbesserung des
Gesamtorganismus durch Offenbleiben der Kollateralen, Verhinderung der Propagation der Thrombose, Vermeidung
komplizierender Fernthrombosen und Embolien usw. zum
Ausgleich der ungünstigen Steuerung von Einzelmechanismen.
Daher wird unter A. C. beim Menschen nach klinischen Gesichtspunkten eher eine Beschleunigung der Infarktheilung
beobachtet. Es ist z. B. auch wahrscheinlich unrichtig zu
schließen, daß die Dicumarole bei der Behandlung des akuten
Infarktes des Herzens oder der Lunge dem Heparin unter-
legen sind[20], weil bei Tieren mit intravenöser Injektion von
Thrombokinase und Muskelpreßsaft die tödliche Herz-
Lungenthrombose nur durch Heparin und nicht, oder nur
weniger durch Heparinoide oder Dicumarol verhindert werden kann. Freilich muß man auch bei der Beurteilung von
therapeutisch-klinischen Studien der Koronarerkrankung
äußerst vorsichtig sein (Ellis[21]). Die Diagnose der Koronarsklerose ist bekanntlich erst möglich, wenn es zu einem Zu-
sammenbrechen des Koronarkreislaufes bei Myokardinfarkt,
bei Angina pectoris oder bei Kreislaufdekompensation gekommen ist. Es ist daher fast ausgeschlossen, genaue Ver-
gleichsgrundlagen für den Wert vorbeugender therapeutischer
Eingriffe zu erhalten. Sehr große Untersuchungsreihen und
lange Beobachtungsperioden sind erforderlich, um signifikante Unterschiede bei der Behandlung und Prophylaxe von
Koronarerkrankungen mit A. C. hervorzuheben. Ellis[21] gibt
eine Verringerung der Mortalität aus einem sehr großen und
sehr genau gesichteten Material auf 7 bis 12% an, während
sie ohne A. C. 28 bis 33% beträgt. Unsere Untersuchungen[7]
und andere Untersuchungen[9-14 u. v. a.] gelangen zu ähnlichen
Ergebnissen.

Man muß nun wohl annehmen, daß diese Behandlung
von Patienten mit Myokardinfarkt offenbar auch als eine gezielte Behandlung jener Grunderkrankung angesehen werden
kann, die zum Myokardinfarkt führt, nämlich der Koronarsklerose. Man wird noch mehr in dieser Auffassung bestärkt,
wenn man therapeutische Versuche, die das Problem scheinbar von der anderen Seite beleuchten, nämlich die Langzeitbehandlung der Angina pectoris mit A..C, in gleichem
Sinne deutet. So haben kürzlich vor allem die norwegische
Schule unter Owren[22] und Waaler[23], aber auch Foley und
McDevitt[24], Hueber[25] u. a. über gute Erfolge der Di-

cumarolbehandlung von Angina pectoris berichtet. Es ist dabei wiederum die gleiche pathogenetische Grundlage beider Zustände, der Angina pectoris und des Myokardinfarktes, die Arteriosklerose des Koronargefäßsystems, gegen welche sich die Therapie mit den A. C. richtet. Schon Graham, Lyon u. a.[27] hatten aus gleichen Ueberlegungen Heparin angewendet und auch wir[6] hatten vereinzelt damit Günstiges gesehen. Später haben Binder u. a.[28], Rinzler und Gruner u. a.[29], Novy u. a.[31] im Gegensatz dazu keinen günstigen Einfluß der Heparinbehandlung von Angina pectoris beschrieben und wir müssen Friedberg[32] beistimmen, der diese Behandlung als nicht verläßlich ansieht.

Wenn scheinbar im Gegensatz dazu Marcoumar oder Dicumarol bei der Dauerbehandlung von Fällen mit dem Syndrom Angina pectoris — Myokardinfarkt günstige Erfolge ergaben, so ist dies wahrscheinlich darauf zurückzuführen, daß nur mit den Dicumarolen eine Dauerbehandlung durchzuführen ist und daß anderseits die pathogenetisch zugrunde liegende Koronarsklerose nur mit einer Dauerbehandlung zu beeinflussen ist. Sicher ist der Wirkungsmechanismus von Dicumarol dabei nicht einheitlich: Neben der Einschränkung thromboembolischer Komplikationen wird wohl auch die Herabsetzung der Thrombosebereitschaft und die dadurch bedingte Verkleinerung ischämischer Areale sowie jener Mechanismus beitragen, zu dem das pathologische Geschehen an sich schon mit einer gewissen Heilungstendenz beiträgt: die Bildung und Erweiterung von Kollateralen. Man kann wohl annehmen, daß es dann im Gefolge weniger oft zum Auftreten lokaler ischämischer Zonen kommt, und daß dadurch eine Herabsetzung der Anfallsbereitschaft von Angina pectoris bewirkt wird. Je weniger oft aber Angina pectoris-Anfälle auftreten, um so weniger wird das Herzgewebe geschädigt oder das geschädigte Gewebe überbeansprucht. Unabhängig von dieser Annahme, ist es seit Rokitansky den Pathologen geläufig[34-40], daß bei der Pathogenese des Koronargefäßverschlusses bei älteren Individuen auf der Basis der Arteriosklerose intimale und subintimale Blutungen mit folgender Thrombose den Verschluß fördern oder einleiten. Bei jungen Individuen mit Koronargefäßverschluß spielen intimale oder subintimale Blutungen eine geringere Rolle als auslösende Ursachen für den Myokardinfarkt[40, 41]. Es ist wohl anzunehmen, daß die Herabsetzung der Gerinnungsfähigkeit die Zahl und das Ausmaß der thrombotischen Gefäßverschlüsse einschränken und daß dies ein Faktor der günstigen Wirkung der Dauerbehandlung ist. Die Wirkung einer regelrecht geführten Behandlung der Koronarerkrankung mit Angina pectoris und Myokardinfarkt mit A. C. illustriert die Tab. 2. Aus der Tab. ist ersichtlich, daß die Anfälle von Angina pectoris bei einer Serie von 38 ausgewählten Patienten durch Dauerbehandlung mit Marcoumar zwischen 3 Monaten und 4 Jahren in 68·4% gebessert wurden, und weiter, daß bei 84 Patienten, die nach einem akuten Myokardinfarkt zwischen 1 und 5 Jahren dauernd unter Marcoumar standen, nur bei 5 ein Infarktrezidiv auftrat, das nur in 4 Fällen zum Tode führte, während 3 an anderen Todesursachen starben. Diese Befunde wurden in Fortsetzung unserer früheren Arbeiten[26] erhoben; sie stimmen gut mit den Ergebnissen von Foley[25] und Owren[23] überein, denen ein viel größeres Material zur Verfügung steht. Für unsere Serie wurden nur jene Patienten mit Angina pectoris ausgewählt, die auf die übliche Therapie (Nitroglyzerine, MAH-Substanzen: Tersavid*, Niamid, Marplan usw.) nicht genügend oder nicht mehr ansprachen.

Tabelle 2

Dauer der Marcoumar-behandlung Jahre	Zahl der Patienten	Verlauf der Angina pectoris			
		schlechter	gleich	besser	viel besser
1	5	1	1	2	1
2	14	0	3	6	5
3	12	3	2	3	4
4	7	1	1	3	2
Total	38	5	7	14	12

Jahre	Anzahl der Patienten	Reinfarkt	Gestorben
1	16	0	
2	21	2	1
3	17	1	1
4	23	2	2
5	7	0	3
Total	84	5	7

Man kann nun auf Grund der vorliegenden Erfahrungen mit Berechtigung feststellen, daß die Therapie mit A. C. sich beim frischen Myokardinfarkt als Therapie der Wahl erwiesen hat, und es steht weiter fest, daß sich offenbar Zustände von Koronarsklerose mit Angina pectoris — gleichgültig, ob vor der Behandlung ein Koronargefäßverschluß voranging oder nicht — durch Langzeitbehandlung mit A. C. günstig beeinflussen lassen. Es erhebt sich nun die Frage, ob man bei jenem Krankheitsbild, das scheinbar zwischen der einfachen Angina pectoris und dem Vollbild des frischen großen Myokardinfarktes liegt, nämlich beim sogenannten Infarctus imminens (Angina decubitus der Anglosachsen) mit einer sofort einsetzenden Behandlung mit Antikoagulantien den Eintritt des Infarktes verhindern oder hinausschieben kann. Oder mit anderen Worten, ist es möglich, selbst bei

---

* Tersavid® in Deutschland nicht erhältlich.

einem solch bedrohlichen Zustand mit A. C. eine Infarktprophylaxe zu betreiben? Eine präzise Antwort wäre nur aus einer sehr großen, streng ausgesuchten Materialstatistik zu gewinnen, aber auch dann nur auf der Basis einer Wahrscheinlichkeitsrechnung. In den 12 Jahren, in denen wir uns u. a. mit der Krankheitsgruppe der Koronarsklerose und ihrer Komplikationen beschäftigt haben, konnten wir bei einigen derartigen Fällen den Eindruck gewinnen, durch zeitgemäßes Einsetzen der Antikoagulantienbehandlung den drohenden Infarkt zu verhindern, oder zumindest im Einzelfall so lange hinauszuschieben, bis die Behandlungsumstände in der Klinik günstiger waren[7, 26, 41, 43] u. v. a. Wir erinnern uns aber auch an eine Anzahl von Fällen, bei denen infolge Unklarheit des Krankheitsbildes oder wegen vorgerückten Alters bei drohendem Infarkt von einer prophylaktischen Verwendung von A. C. abgesehen worden war und dann der Infarkt prompt eintrat! Anderseits ist aber auch die Prophylaxe mit A. C. nicht immer wirksam, auch nicht bei sofortigem Einsetzen oder etwa mit der Kombination Heparin-Marcoumar. Trotz therapeutisch niederem Niveau des Prothrombinspiegels zeigen Klinik und Elektrokardiogramm schließlich die Zeichen eines Infarktes. Ist doch der letzten Endes verschließende Thrombus manchmal schon tagelang im Verlaufe der zunehmenden Anfälle von akuter Angina pectoris v o r g e b i l d e t vorhanden! Dann genügt die Herabsetzung des Gerinnungspotentials durch Dicumarole oder Heparin nicht mehr und der endgültige Verschluß tritt unweigerlich ein. Die A. C. verhindern nur das appositionelle Wachstum des Thrombus und dessen Hineinwachsen in die Kollateralen. Sie beschränken und verkleinern dadurch das Infarktareal. Eine Auflösung eines vorgebildeten intravasalen Thrombus ist weder durch Heparin noch durch Dicumarol möglich. Neuerdings wird dies mit einer intravenösen Infusion von Streptokinase (Thrombolysin) versucht. Diese Substanz hat sich uns (E. D e u t s c h und E. F. H u e b e r) jüngst bei der Behandlung von peripheren und zerebralen Thrombosen bewährt. Versuche, die Koronarthrombose zu beeinflussen, sind im Gange, man muß nur bei laufender Thrombolysininfusion ständig sehr genaue Kontrollen mit dem Thrombelastogramm durchführen.

In diesem Zusammenhang muß hervorgehoben werden, daß die Dauertherapie mit A. C. gefahrlos ist, wenn die Prothrombinzeit in einem sehr genau arbeitenden Laboratorium kontrolliert werden kann und die Kenntnis und Rücksprache mit dem Patienten schließen lassen, daß die Kontrollen auch genau eingehalten werden. Es müssen die Kontraindikationen beachtet werden. Das Risiko der Behandlung ist unter normalen Umständen außerordentlich gering. Es kann sich aber bei dem gleichen Individuum unter verschiedenen

Bedingungen ändern. Zur Illustration möge folgender Fall dienen:

Es handelte sich um einen zuletzt 81jährigen Mann, der vor 3 Jahren einen akuten Myokardinfarkt erlitt und durch 2 Jahre dauernd mit Antikoagulantien behandelt wurde. Er war beschwerdefrei und ging seiner Beschäftigung und seiner Muße nach. Wegen des vorgerückten Alters hatten wir nun vor einem Jahr die Antikoagulantientherapie aufgelassen. Als dann vor einem halben Jahr sich wieder gelegentlich Angina pectoris-Anfälle einstellten, wurde Tersavid mit gutem Erfolg gegeben und die Anfälle wurden gebessert. Im März 1960 aber intensivierten sich die Anfälle von Angina pectoris wieder, sie traten auch in Ruhe und manchmal in der Nacht auf und Nitroglyzerin half nicht oder nicht genügend. Es erfolgte Aufnahme an die Klinik mit der Diagnose Infarctus imminens. In der Diskussion, ob nun wieder Antikoagulantien angewendet werden sollten, wurde dieser Vorschlag wegen des hohen Alters abgelehnt. Nach 3 Wochen konservativer und Ruhebehandlung besserte sich der Zustand, die Anfälle hörten auf und der Patient konnte schließlich mit Tersavid ambulant entlassen werden. Nach dem Abklingen eines vorübergehenden leichten katarrhalischen Infektes stellte sich nun am 1. Mai 1960 ein plötzlicher Schmerz im rechten Unterbauch ein, der kolikartig war und der mit Fieber und einer geringen Leukozytose einherging. Der Bauch war etwas gespannt und die Appendixgegend druckschmerzhaft. Es erfolgte die Aufnahme zur Beobachtung. Die Schmerzen klangen nach einigen Stunden eher ab und am nächsten Tag war die rechte Unterbauchgegend nur mehr mäßig druckempfindlich. Eine Harnprobe ergab jedoch Albuminurie, die früher nicht vorhanden war. Es wurde mit einem chirurgischen Eingriff zugewartet. Am nächsten Morgen trat nun, nachdem der Patient die Nacht gut verbracht hatte, plötzlich ein sehr starker Schmerz im rechten Bein auf und die Untersuchung ergab, daß sich eine arterielle Embolie eingestellt hatte. Wenige Stunden nach anfänglich konservativer Behandlung stellte sich etwa in der gleichen Höhe ein gleicher Schmerz im linken Bein ein, und auch dieses wies Zeichen der akuten Gefäßembolie auf. Auf eine nun sofort eingeleitete Behandlung mit Heparin* und gleichzeitige Verabreichung von Marcoumar besserten sich die Schmerzen in beiden Beinen im Verlauf eines Tages und der Patient erholte sich zusehends.

Die Behandlung mit A. C. wurde nun dauernd aufrechterhalten, auch als der Patient nach 14 Tagen die Klinik verließ. 3 Monate später starb der Patient plötzlich nach einem zerebralen Insult. Ob diesem eine Blutung oder ein Gefäßverschluß zugrunde lag, wurde nicht entschieden, da keine Obduktion vorgenommen wurde. Katamnestisch muß man sagen, daß es sich bei den abdominellen Schmerzen aller Wahrscheinlichkeit nach um eine renale Embolie von muralen

---

* Die Heparintherapie wurde mit Liquemin „Roche" durchgeführt.

Thromben gehandelt hatte, der dann schnell nacheinander die beiden Beinembolien folgten. Immerhin hatte die Behandlung mit A. C. auch dann noch Erfolg. Man könnte natürlich folgern, daß man besser die Dauerbehandlung nie unterbrochen hätte. Anderseits ist das finale zerebrale Gefäßgeschehen möglicherweise eine Folge der A. C.-Behandlung eines Individuums im Senium.

Als Kontraindikationen sehen wir im allgemeinen folgende Zustände an:

1. hämorrhagische Diathese;

2. frischoperierte Patienten, insbesondere wenn die Blutstillung unzureichend war (Hirnoperationen, transurethrale Prostatektomie);

3. Ulcera oder Tumoren des Magen-Darmtraktes;

4. subakute bakterielle Endokarditis;

5. Leberzirrhose oder schwere Hepatitis;

6. schwere chronische Nierenerkrankungen mit erheblicher Funktionsstörung;

7. sehr alte oder kachektische Individuen;

8. Patienten, bei denen aus irgend welchen Gründen die Prothrombinzeit nicht ordnungsgemäß bestimmt werden kann;

9. Leukosen;

10. Diabetes mellitus gravis.

Zusammenfassung: Es wurde über die prophylaktische Behandlung von 248 Fällen von Angina pectoris, Myokardinfarkt und andere Herz-Kreislauferkrankungen, in deren Verlauf thromboembolische Vorgänge zu Verschlechterung führen, berichtet. Bei 70% von 38 Fällen von Angina pectoris kam es bei einer dauernden Behandlung mit Antikoagulantien zwischen 3 Monaten und 4 Jahren zu erheblicher Besserung der Anfälle. Unter gleichen Bedingungen bekamen 84 Fälle von Myokardinfarkt nur 5mal in 5 Jahren ein Infarktrezidiv; 3 von diesen Patienten starben an nicht durch Thromboembolie bedingter Todesursache. Auch bei rezidivierender Thrombophlebitis der Beine und bei Patienten mit Herzklappenfehlern, die sonst durch thromboembolische Ereignisse lebensbedroht sind, kam es unter Langzeitbehandlung mit Antikoagulantien (Marcoumar) zu einem entscheidend unterschiedlichen Verlauf und geringerer Morbidität.

Literatur: [1] Zilliacus, H.: Circulation, 19 (1959), S. 127. — [2] Roskam, J. und Mitarbeiter: Riv. med. Liege, 13 (1958), S. 721. — [3] Wright, I. S., Marple, C. D. und Beck, D. F.: New York: Grune & Stratton. 1954. — [4] Gilchrist, A. R. und Tulloch, J. A.: Brit. Med. J., 2 (1954), S. 720. — [5] Russek, H. H. und Zohmann, B. L.: J. Amer. med. Assoc.,

156 (1952), S. 1130. — ⁶ H u e b e r, E. F.: Wien. klin. Wschr., 62 (1950), S. 185. — ⁷ D e u t s c h, E. und H u e b e r, E. F.: Wien. klin. Wschr., 62 (1950), S. 272. — ⁸ H u e b e r, E. F., M a y e r, E. und L a v e r a n - S t i e b a r, R.: Folia Clin. Internacional, Barcelona 4, 2 (1954). — ⁹ D e u t s c h, E., H u e b e r, E. F., M a y e r, E. und T ö l k, R.: Die Medizinische, 50 (1957), S. 1858. — ¹⁰ C o s g r i f f, S. W.: J. Amer. med. Assoc., 143 (1950), S. 870. — ¹¹ T u l l o c h, J. A. und W r i g h t, I. S.: Circulation, 9 (1954), S. 823. — ¹² H e l a n d e r, St.: Acta med. scand., 162 (1958), S. 351. — ¹³ P i c k e r i n g, A. und Mitarbeiter: Brit. med. J., 63 (1959), S. 803. — ¹⁴ C o n r a d, F. G. und R o t h e r m i c h, N. O.: Amer. med. Assoc. Arch. int. Med., 103 (1959), S. 421. — ¹⁵ T a n d o w s k y, R. M.: Amer. J. Cardiology, 3 (1951), S. 551. — ¹⁶ C a p i c i, N. E. und L e v y, R. L.: Amer. J. Med., 26 (1959), S. 76. — ¹⁷ B a r s e t h, S. und L a n g e, H. F.: Amer. Heart J., 56 (1958), S. 250. — ¹⁸ L a n g e, H. F. und B a r s e t h, S.: Amer. Heart J., 56 (1958), S. 257. — ¹⁹ B e n d a, L. und Z i s c h k a, W.: Thrombosis et Diathesis Haemorrhagica, 3 (1959), S. 85. — ²⁰ D e u t s c h, E., B e n d a, L. und Z i s c h k a, W.: Thrombosis et Diathesis Haemorrhagica, 2 (1958), S. 510. — ²¹ T h i e s, H. A.: Arzneimittelforsch., 9 (1959), S. 324. — ²² E l l i s, L. B., B l u m g a r t, H. L. und Mitarbeiter: Circulation, 17 (1958), S. 945. — ²³ O w r e n, P. A.: Long Term Treatment in Coronary Heart Disease. Oslo, New York und London: Grune & Stratton. 1957. — ²⁴ W a a l e r, B. A.: Acta med. scand., CL VII (1957), S. 14. — ²⁵ F o l e y, W. F. und M c D e v i t t, E.: Arch. int. Med., 95 (1955), S. 497. — ²⁶ H u e b e r, E. F.: Internat. J. proph. Med. u. soz. Hygiene, 2 (1958), S. 1. — ²⁷ G r a h a m, P. M., L y o n, T. P. und Mitarbeiter: Circulation, 4 (1951), S. 656. — ²⁸ B i n d e r, M., K a l m a n n s o n, G. M. und Mitarbeiter: J. Amer. med. Assoc., 151 (1953), S. 967. — ²⁹ R i n z l e r, S. H, T r a v e l l A. und Mitarbeiter: Amer. J. Med., 14 (1953), S. 483. — ³⁰ G r ü n e r, A. und H i l d e n, T.: Amer. J. Med., 14 (1953), S. 433. — ³¹ K o y, R. C., T o w n e s, A. S. und Mitarbeiter: Amer. Heart J., 50 (1955), S. 308. — ³² F r i e d b e r g, C. K.: Diseases of the Heart. Philadelphia und London: W. B. Saunders & Co. 1956. — ³³ D i g u i d, J.: Lancet, II (1954), S. 891. — ³⁴ M c L e t s c h i e, N. G. B.: Amer. J. Path., 28 (1952), S. 413. — ³⁵ P a r t e r s o n, J. C.: Arch. Path., 25 (1938), S. 474. — ³⁶ W a r t m a n n, W. B.: Amer. Heart J., 15 (1938), S. 459. — ³⁷ H o r n, H. und F i n k e l s t i n e, L.: Amer. Heart J., 19 (1940), S. 665. — ³⁸ P a t e r s o n, J. C.: Canad. med. Assoc. J., 44 (1941), S. 114. — ³⁹ P a p a c t e r a l a m p o u s, N. und Z o l l i n g e r, H. V.: Schweiz. med. Wschr., 83 (1953), S. 859. — ⁴⁰ F r e n c h, A. J. und D o c k, W.: J. Amer. med. Assoc., 124 (1944), S. 1233. — ⁴¹ Y a t e r, W. M. und Mitarbeiter: J. amer. Heart, 36 (1948), S. 334, 481 und 693. — ⁴² N i c h o l, E. St. und Mitarbeiter: J. amer. Heart, 1 (1958), S. 142. — ⁴³ N i c h o l, E. St.: Circulation, 19 (1959), S. 129. — ⁴⁴ J ü r g e n s, J.: Der Internist, 1 (1960), S. 242.

Aus der ehemaligen III. Chirurgischen Abteilung
der Krankenanstalt „Rudolfstiftung"
(Vorstand: Doz. Dr. E. R a p p e r t)
und aus der Privatkrankenanstalt „Goldenes Kreuz" in Wien

Fünf Jahre generelle Thrombo-Embolie-Prophylaxe mit Panthesin + Hydergin (PH 203)

Von E. Rappert

Mit 4 Abbildungen

Mehr als 6 Jahre sind seit meinen ersten Versuchen einer Thrombo-Embolie-Prophylaxe (T. E. P.) mit PH 203 vergangen, und 5 Jahre sind seit der Einführung einer derartigen generellen Prophylaxe verstrichen. Die Zahl meiner Patienten, die außer den üblichen allgemeinen Methoden PH 203 erhielten, ist auf 3079 gestiegen.

Bis zum 30. Juni 1960 wurden bei der generellen Durchführung der angeführten T. E. P. mit PH 203 folgende Resultate erzielt: Bei 2712 chirurgischen und gynäkologischen Operationen (Laparotomien, vaginale Operationen und Plastiken), die von verschiedenen Gynäkologen, die mich mit der T. E. P. betraut haben, durchgeführt wurden, traten 10 thrombo-embolische Komplikationen (T. E. K.) auf (Tab. 1), dies entspricht 0·37%. Die Aufschlüsselung derselben (Tab. 2) ergibt, daß es sich um vier tiefe postoperative Thrombosen, 4 Lungeninfarkte und 2 Spätthrombosen gehandelt hat. Zum Auftreten einer tödlichen Embolie oder einer Blutung ist es niemals gekommen.

Die urologische Statistik (Tab. 3) zeigt, daß bei insgesamt 367 urologischen Operationen (Nephrektomien, Ureter-

Tab. 1. Thrombo-embolische Komplikationen bei gynäkologischen und chirurgischen Operationen nach Thrombo-
Embolie-Prophylaxe mit PH 203

Art der Operationen	Zahl der Opera- tionen	Eingetretene T. E. K.		Davon tödlich Gesamt in %
		Gesamt	in %	
Gynäkologie...............	424	—	—	—
Varizen, periarterielle Sympathektomie...........	374	—	—	—
Struma, Osteotomie.........	133	—	—	—
Noduli, Weichteiloperationen..	302	—	—	—
Appendix...................	503	1	0·2	—
Hernie, Hydrokele...........	213	2	0·94	—
Mamma	120	—	—	—
Lumbale Sympathektomie....	94	1	1·07	—
Gallenblase	313	4	1·28	—
Magen.....................	131	1	0·76	—
Thorax	8	—	—	—
Dickdarm..................	81	1	1·2	—
Schenkelhals	16	—	—	—
Summe....................	2712	10	0·37	0

steinoperationen, Prostatektomien und großen Blasenopera-
tionen, die von Dr. Loebenstein und Dr. Ultzmann
durchgeführt wurden) 9 T. E. K. aufgetreten sind. Es handelte
sich um eine tiefe Thrombose, 5 Lungeninfarkte und 3 tödliche
Embolien. Die Aufschlüsselung zeigt Tab. 4. Bei einer der
tödlichen Embolien handelte es sich um eine Spätembolie, die
erst 8 Tage nach Absetzen der T. E. P. mit PH 203 und 14 Tage,
nachdem der Patient das Bett verlassen hatte (zu frühes Absetzen der Prophylaxe?), aufgetreten ist. Die Prozentzahl der
gesamten T. E. K. bei den urologischen Operationen betrug
demnach 2·45, die der tödlichen Embolien 0·82%.

Bei einer Gesamtzahl von 3079 Operationen betrug demnach der Prozentsatz der T. E. K. 0·61%, die der tödlichen
Embolien 0·1%.

Wodurch ist der Unterschied zwischen den Resultaten
anderer Autoren und denen, die meine Statistik aufzuweisen
hat, zu erklären? Jene verwenden das PH 203 prinzipiell nur
als intramuskuläre Injektion. Es besteht aber auf Grund
meiner Erfahrung (sowohl bei der Thrombosetherapie als

Tab. 2. Aufschlüsselung der postoperativen thromboembolischen Komplikationen bei chirurgischen und gynäkologischen Operationen bei Prophylaxe mit PH 203

Art der Komplikation	Operationsart	Zahl der Kompli-kationen
Postoperative tiefe Thrombose	Gallenblase......................	1
	Hernie...........................	2
	Appendix........................	1
		4
Postoperativer Lungeninfarkt	Magen...........................	1
	Dickdarm........................	1
	lumbale Sympathektomie..........	1
	Gallenblase......................	1
		4
Postoperative Spätthrombose	Gallenblase......................	1
	(4 Wochen nach Absetzen des PH 203) Gallenblase......................	1
	(bereits vor der Operation Thrombose, 2 Wochen nach Operation trotz PH 203 leichtes Rezidiv)	
		2
Summe der T. E. Komplikationen..		10

Tab. 3. Thrombo-embolische Komplikationen bei urologischen Operationen bei Prophylaxe mit PH 203

Art der Operationen	Zahl der Opera-tionen	Eingetretene T. E. K.		Davon tödlich	
		Gesamt	in %	Gesamt	in %
Blase	115	1	0·88	1	0·88
Niere	93	3	3·22	1	1·07
Prostata.....	159	5	3·15	1	0·64
Summe	367	9	2·45	3	0·8

auch auf Grund anderer Statistiken) kein Zweifel, daß die
intravenöse Infusion des Medikamentes der intramuskulären
Injektion weit überlegen ist. Es besteht aber auch kein
Zweifel, daß die von mancher Seite ausgesprochene Ab-
lehnung der T. E. P. mit PH 203 zum größten Teil darauf
zurückzuführen ist, daß die mehrmaligen intravenösen Infusionen sowohl für den Patienten als auch für eine größere
Klinik eine ziemliche Belastung darstellen.

Um nun aus diesem Dilemma — bessere Wirksamkeit
der Infusion mit PH 203 und starke Mehrbelastung durch die-

4

Tab. 4. Aufschlüsselung der postoperativen thromboembolischen Komplikationen bei urologischen Operationen bei Prophylaxe mit PH 203

Art der Komplikation	Operationsart	Zahl der Komplikationen
Postoperative tiefe Thrombose	Niere..............	1
Postoperativer Lungeninfarkt	Niere..............	1
	Prostata............	4
Tödliche Embolien	Niere..............	1
	(8 Tage nach Absetzen des PH 203)	
	Blase..............	1
	Prostata............	1
Summe der T. E. Komplikationen		9

selben — einen Ausweg zu finden, habe ich die operierten Patienten mangels sicherer Laboratoriumsmethoden nach dem vereinfachten Index von Wenzl-Kühlmayer-Rappert in drei verschieden stark thrombo-emboliegefährdete Gruppen eingeteilt (siehe Tab. 5 und 6) und bei jeder dieser 3 Gruppen die auf Grund meiner Erfahrung zweckmäßigste Form der T. E. P., die natürlich im Laufe der Jahre kleine Aenderungen erfuhr, angewendet.

Tab. 5. Thrombo-Embolie-Gefährdung bei Männern in %

Art der Operation	20—30 Jahre	30—40 Jahre	40—50 Jahre	50—60 Jahre	60—80 Jahre
Varizen, periarterielle Sympathektomie..............	0·1	0·2	0·3	0·3	0·4
Struma, Osteotomie..........	0·2	0·4	0·5	0·6	0·8
Noduli, Weichteiloperationen, Appendix..............	0·2	0·7	0·8	1·0	1·3
Hernie, Hydrokele..........	0·3	0·9	1·0	1·2	1·5
Mamma	0·3	1·1	1·3	1·5	1·9
Lumbale Sympathektomie	0·5	1·5	1·7	2·0	2·6
Gallenblase	0·8	2·4	2·8	3·4	4·3
Magen, Thorax, Blase........	0·8	2·7	3·2	3·8	4·8
Niere....................	0·9	2·9	3·4	4·0	5·2
Prostata	1·0	3·1	3·6	4·3	5·5
Dickdarm, Schenkelhals	1·6	5·0	5·9	7·0	9·0

Tab. 6.   Thrombo-Embolie-Gefährdung bei Frauen in %

Art der Operation	20—30 Jahre	30—40 Jahre	40—50 Jahre	50—60 Jahre	60—80 Jahre
Gynäkologie, Varizen, periarterielle Sympathektomie..	0·1	0·4	0·4	0·6	0·6
Struma, Osteotomie.........	0·2	0·7	0·8	1·0	1·2
Noduli, Weichteiloperationen, Appendix................	0·4	1·2	1·4	1·6	2·1
Hernie....................	0·4	1·4	1·7	2·0	2·5
Mamma	1·6	1·8	2·0	2·5	3·3
Lumbale Sympathektomie	0·7	2·3	2·7	3·2	4·1
Gallenblase	1·2	3·9	4·5	5·4	6·9
Magen, Thorax, Blase.......	1·4	4·4	5·1	6·1	7·8
Niere.....................	1·4	4·7	5·4	6·5	8·3
Dickdarm, Schenkelhals......	2·5	8·0	9·3	11·2	14·3

Bei allen jenen Patienten, bei denen der Index unter 4 ist, habe ich die T. E. P. so ausgeführt, wie dies aus Abb. 2 hervorgeht.

Ergibt die Berechnung der Thrombo-Embolie-Gefährdung (T. E. G.) einen Index zwischen 4 und 6, dann wird die T. E. P. so gemacht, wie dies dem Schema auf Abb. 3 entspricht.

Steigt der Index des Patienten über 6 oder handelt es sich um Kranke, bei denen Anhaltspunkte für eine besondere T. E. G. bestehen — bereits vorher abgelaufene Thrombosen, Herz- und Kreislaufschäden, starke Adipositas, das Vorliegen eines Karzinoms usw. —, oder um Patienten mit urologischen Operationen, die, wie aus der Statistik zu ersehen ist, besonders für T. E. K. anfällig sind, dann muß die Prophylaxe ganz besonders energisch betrieben werden (Abb. 4).

Sowohl bei den Patienten mit einem Index von 4 bis 6 als auch bei denen mit einem Index über 6 ist die häufige Durchführung der Infusionen mit PH 203 deshalb keine besondere Mehrbelastung, da sie ja aus den verschiedensten anderen Gründen — Kreislaufstützung, Flüssigkeitszufuhr, Sanierung des Elektrolythaushaltes usw. — an sich durch mehrere Tage intravenöse Infusionen erhalten.

Ich glaube, an Hand meiner Zahlen gezeigt zu haben, daß die T. E. P. mit PH 203 in ausreichender Dosierung — bei schwer gefährdeten Fällen Anwendung des Präparates als intravenöse Infusion —, kombiniert mit den bekannten All-

6

gemeinmaßnahmen imstande ist, die Zahl der postoperativen
T. E. K. und besonders die der tödlichen Embolien auf ein
durch andere Methoden kaum zu erreichendes Minimum
herabzusetzen.

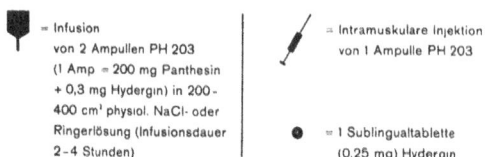

Abb. 1. Erklärung der Symbole der Abb. 2, 3 und 4

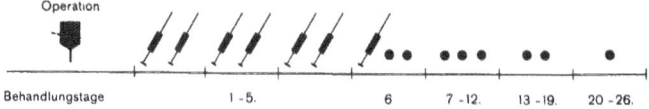

Abb. 2. Thrombo-Embolie-Prophylaxe bei Patienten mit einem
Index bis 4

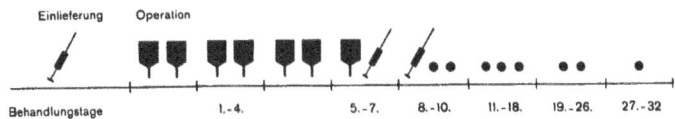

Abb. 3. Thrombo-Embolie-Prophylaxe bei Patienten mit einem
Index von 4 bis 6

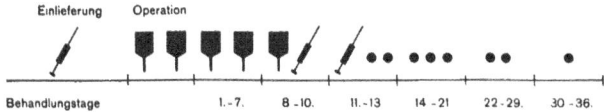

Abb. 4. Thrombo-Embolie-Prophylaxe bei Patienten mit einem
Index über 6, bei urologischen Patienten, bei Patienten mit
schlechtem Kreislauf, starker Adipositas und bei Karzinomkranken

Literatur: R a p p e r t, E.: Zbl. Chir., 77 (1952), S. 1729;
Wien. klin. Wschr., 64 (1952), S. 283; Acta neuroveg. (Wien),
10 (1954), S. 357; Schweiz. med. Wschr., 85 (1955), S. 39; Thrombose und Embolie. Basel: B. Schwabe & Co. 1955; Klin. Med., 3
(1955), S. 133; Klin. Med., 2 (1959), S. 71; Chirurg. Praxis, 1
(1959), S. 11.

Aus der Medizinischen Abteilung und
dem Paracelsus-Forschungs-Institut für Experimentelle Therapie
des Landeskrankenhauses Villach/Kärnten
(Vorstand: Primararzt Univ.-Doz. Dr. F. Lasch)

Weitere Beobachtungen über die Behandlung des Myokardinfarktes im höheren Lebensalter mit Panthesin + Hydergin (PH 203)

Von K. Theinl

Mit 1 Abbildung

Ausgehend von den guten Erfolgen, die Rappert[1] und in der Folge auch andere Autoren mit Panthesin + Hydergin (PH 203) bei der Behandlung und Prophylaxe peripherthrombotischer Prozesse erzielten und auf Grund orientierender Untersuchungen von Klausgraber[2] mit Panthesin beim akuten Myokardinfarkt, haben wir im Laufe der letzten 2 Jahre bei einer Reihe von Erkrankten jenseits des 60. Lebensjahres die therapeutische Anwendung von Panthesin + Hydergin (PH 203) beim Myokardinfarkt erprobt.

Auffallend war, daß in den letzten Jahren auf unserer Abteilung eine Zunahme des Myokardinfarktes im allgemeinen, besonders aber eine solche im höheren Alter zu verzeichnen war, wobei in dieser Gruppe besonders oft Urlauber aufschienen, die den Infarkt durch ungewohnte, körperliche Anstrengungen während ihres Urlaubsaufenthaltes provoziert haben.

Die Antikoagulantienbehandlung, die beim Myokardinfarkt anscheinend eine Besserung der Prognose bewirkt, bedingt bei Patienten im Alter jenseits von 60 Jahren trotz exakter Ueberwachung der Gerinnungsfaktoren eine größere

Zahl von Komplikationen, wie Hämaturien, Darmblutungen, Hirnblutungen, ohne daß sich vor Einleitung dieser Behandlung für diese Zwischenfälle maßgebliche Kontraindikationen hätten nachweisen lassen. Auch die gleichzeitige Verabfolgung von permeabilitätsvermindernden Medikamenten (Rutin, Vitamin C usw.) ist oft nicht in der Lage, diese Komplikationen zu vermeiden.

Die eigene Beobachtung von 2 Todesfällen im Zusammenhang mit einer Antikoagulantienbehandlung, es handelt sich um eine Hirnblutung eines 72jährigen und um eine tödliche Blutung in das retrocökale Bindegewebe bei einem 59 Jahre alten Patienten bei einer Prothrombinzeit im therapeutischen Bereich, waren der Anlaß für uns, beim Myokardinfarkt im Alter jenseits von 60 Jahren systematisch Panthesin + Hydergin (PH 203) zu verwenden, dessen antithrombotische Wirksamkeit schon seit längerer Zeit erprobt worden war, ohne daß sich hierbei Komplikationen ergeben hätten.

Die Komplikationsquote bei den Patienten jenseits von 60 Jahren lag nach unseren Erfahrungen mit 11·3% etwa doppelt so hoch als bei der Beobachtungsgruppe unter diesem Alter (5%). Als Ursache für diese Erscheinung mag die relative Häufigkeit von Leberparenchymstörungen mit Senkung des Prothrombinspiegels und wahrscheinlich auch anderer Gerinnungsfaktoren im höheren Lebensalter gelten, wie sich auch an Hand von routinemäßig durchgeführten Leberfunktionstests immer wieder zeigen läßt. Inwiefern die initiale, spontane Herabsetzung der Prothrombinzeit stressbedingt ist, kann nur zur Diskussion gestellt werden, da sich im Anschluß an einen akuten Myokardinfarkt, oder eine ähnlich plötzlich einsetzende akute Erkrankung anfangs oft ein niederer Prothrombinspiegel findet, der in den folgenden Tagen ohne medikamentöse Behandlung ansteigt. Ebenso konnte die bekannte Verminderung der Kapillarresistenz im höheren Alter öfter beobachtet werden.

Während die guten Erfolge der Panthesin + Hydergin (PH 203)-Therapie und -Prophylaxe bei peripheren Thrombosen meistens mit intravenöser Infusionsapplikation erzielt wurden, haben wir die intramuskuläre Behandlung vorgezogen, um eine eventuell mögliche zu radikale Wirkung auf den Blutkreislauf zu vermeiden. Außerdem stellt die intramuskuläre Gabe ja die wesentlich einfachere Behandlungsform dar. Hierdurch ließen sich auch die bei der intravenösen Gabe im höheren Alter gelegentlich beobachteten Nebenerscheinungen, wie Uebelkeit, Brechreiz und Schweißausbruch, vermeiden. Wir haben in unseren Fällen anfangs für etwa 8 bis 10 Tage 4mal täglich in gleichen Intervallen 1 Ampulle intramuskulär gegeben. Die Behandlung wurde mit 3mal

1 Ampulle täglich 3 bis 4 Wochen weitergeführt. In letzter Zeit sind wir mit 3mal 1 Ampulle vom Beginn der Erkrankung an, an 21 Tagen verabfolgt, bei gleichbleibendem Erfolg, ausgekommen. Die intramuskulären Injektionen wurden lokal gut vertragen und Nebenerscheinungen, wie sie bei intravenöser Gabe gelegentlich auftraten, wurden bis auf 4 Fälle, wo ein leichter Brechreiz beobachtet wurde, nicht gesehen. In keinem Falle waren wir gezwungen, die eingeleitete Behandlung zu unterbrechen.

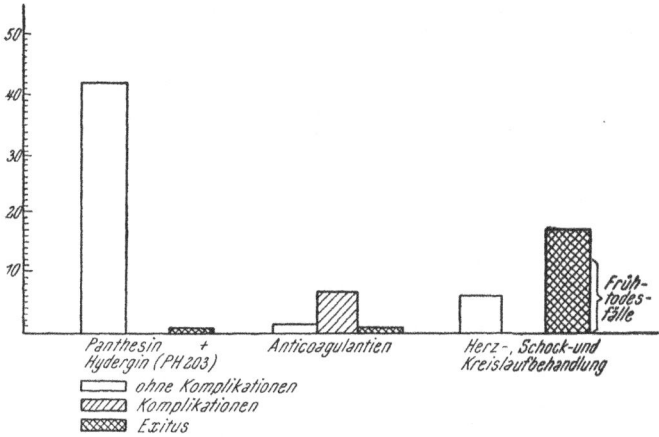

Abb. 1. Graphische Darstellung der Ergebnisse

Zur Frage der Wirkungsweise des Medikamentes läßt sich zur Zeit noch keine bindende Aussage machen, jedenfalls hat die laufende Ueberprüfung des Prothrombinspiegels und der anderen Gerinnungsfaktoren keine Beeinflussung gezeigt. Der Blutdruck blieb während der Behandlung immer konstant. Es scheint in erster Linie die sympathikolytische, zentralsedierende Wirkung des Hydergins, mit der die Hyperaktivität der Gefäße im Schockzustand lösenden Eigenschaft des Pathesins, günstig zusammenzuwirken.

Wir haben im Laufe des Beobachtungszeitraumes von November 1958 bis Ende September 1960 insgesamt 88 Patienten mit Myokardinfarkt im Alter von über 60 Jahren beobachtet. Unter diesen waren 74 Männer und 14 Frauen. Es handelte sich um 42 good risk- und um 46 poor risk-Fälle. 43 Patienten wurden der Panthesin + Hydergin (PH 203)-Behandlung unterzogen, von denen alle bis auf einen Mann, der in der dritten Behandlungswoche einem Sekundenherztod erlegen ist, ein gutes Therapieergebnis zeigten und

Tab. 1. Patienten mit Myokardinfarkt über 60 a

| | Gesamt | Panthesin — Hydergin | | | | | | Antikoagulantien | | | | | | Herz-, Schock-, Kreislaufbehandlung | | | | | | Frühtodesfälle 3 bis 16 Stunden nach Infarkt |
| | | good risk | | | poor risk | | | good risk | | | poor risk | | | good risk | | | poor risk | | | |
		gut	Kompl.	Exitus	gut	Kompl.	Exitus	gut	Kompl.	Exitus	gut	Kompl.	Exitus	gut	Kompl.	Exitus	gut	Kompl.	Exitus	
Männer ..	74	17	—	1	14	—	—	—	3	—	2	4	1	4	—	8	2	—	6	12
Frauen ..	14	9	—	—	2	—	—	—	—	—	—	—	—	—	—	—	—	—	3	—
Total	88	26	—	1	16	—	—	—	3	—	2	4	1	4	—	8	2	—	9	12

beschwerdefrei entlassen werden konnten. In der Gruppe der mit Antikoagulantien Behandelten sahen wir 2 gute, unkomplizierte Behandlungserfolge, während in 7 Fällen Komplikationen, meist in Form von vorübergehenden Hämaturien, auftraten. Ein Sterbefall (Sekundenherztod) scheint ebenfalls in dieser Gruppe auf. In einer weiteren Gruppe haben wir jene Fälle zusammengefaßt, die nur einer Herz-, Schock- und Kreislaufbehandlung unterzogen wurden. Unter diesen waren 6 gute Behandlungserfolge und 6 Todesfälle zu verzeichnen. Die Frühtodesfälle, 12 an der Zahl, es handelt sich um jene Patienten, welche 3 bis 16 Stunden nach der Aufnahme verstarben, ohne daß eine Antikoagulantien- oder Panthesin + Hydergin (PH 203)-Behandlung zur Anwendung kam, sind getrennt angeführt.

Die Nachprüfung unserer mit Panthesin + Hydergin (PH 203) behandelten Patienten hat ergeben, daß alle bis auf 4, die nach 3, 4, 12 und 14 Monaten einem Reinfarkt erlegen sind, teils ohne, teils mit Herzstützungsbehandlung bei gutem Befinden sind.

Besonders auffallend war im Zusammenhang mit der Panthesin + Hydergin (PH 203)-Behandlung, daß sich die Patienten, die oft im Schockzustand zur Aufnahme kamen, nach der Einleitung der Therapie, in der Initialphase naturgemäß durch Kreislaufstützung mit Cardiazol, Koffein und Strophanthin in kleinsten Dosen ($^1/_{16}$ mg) 1- bis 2mal täglich sowie der gelegentlich erforderlichen Verabfolgung von Cortison bzw. Prednisolon zur Schockbehandlung überaus rasch erholen, und vor allem, daß die Notwendigkeit einer Alkaloidmedikation, auch im Vergleich zur Antikoagulantienbehandlung, wesentlich vermindert wurde.

Komplikationen thrombotischer und thromboembolischer Art haben wir in der Gruppe der Panthesin + Hydergin-(PH 203) -Fälle nicht beobachtet. Diese Tatsache kann auch im Sinne der Wirksamkeit des Medikamentes als Thromboprophylaktikum gewertet werden. Der Schlaf der Patienten war leicht zu regulieren und die Herz- und Kreislaufleistung zeigte in allen unseren Fällen konstante Verhältnisse. Insbesondere fiel auf, daß Rhythmusstörungen und vor allem auch die beim Infarkt so häufige psychische Unruhe in allen unseren Fällen vermißt wurde, Umstände, die beim Infarktpatienten besonders vorteilhaft sind.

Allergische Erscheinungen sind nicht aufgetreten. Alle unsere Patienten hielten die beim Myokardinfarkt übliche sechswöchige Liegebehandlung ein. Die Mobilisierungtherapie im Infarktbett, das sich in der zweiten Hälfte der Liegebehandlung mit wenigen Handgriffen in ein Sitzbett umwandeln läßt, bewährte sich im Sinne einer Verkürzung der Aufsteh- und Rekonvaleszenzperiode wesentlich.

Unsere Beobachtungen, über die wir bereits im Frühjahr dieses Jahres in einer vorläufigen Mitteilung berichtet haben, entsprechen den zum Thema gleichzeitig mit uns gemachten Erfahrungen von H. Willems[3] und T. Stasinsky[4].

Zusammenfassend ist zu sagen, daß die Behandlung des Myokardinfarktes mit Panthesin + Hydergin (PH 203) im höheren Lebensalter eine sowohl für den Patienten, als auch für das Pflegepersonal einfache und ökonomische Methode darstellt, die den Vergleich der therapeutischen Erfolge im Verhältnis zur Antikoagulantienbehandlung nicht zu scheuen braucht und darüber hinaus die bei dieser Medikation beim älteren Patienten so häufigen und recht unangenehmen Komplikationen vermeidet. Sie stellt demnach eine Therapieform dar, die dem „primum nil nocere" überaus nahekommt. Nicht zuletzt auch aus diesem Grunde ist diese Behandlung daher insbesondere beim älteren Patienten zu empfehlen.

Literatur: [1] Rappert, E.: Zbl. Chir., 77 (1952), S. 1729. — [2] Klausgraber, F.: Wien. med. Wschr., 106 (1956), S. 945. — [3] Willems, H.: Medizinische, 36 (1959), S. 1611—1615. — [4] Stasinsky, T.: Przegl. lek., 15 (1959), S. 76—79. — [5] Theinl, K.: Wien. med. Wschr., 110 (1960), S. 209—212.

Die Prognose der Leberzirrhose im Lichte der biorhythmischen Leberfunktionsprobe

Von R. Boller und H. Partilla

Wir haben bereits mehrfach auf die prognostische Bedeutung der biorhythmischen Leberfunktionsprobe bei der Hepatitis hingewiesen und konnten dabei an Hand eines großen Materials beweisen, daß man bei der Hepatitis in 97% der Fälle mit einem positiven Ausfall der Galaktoseproben rechnen kann. Der Biorhythmus der Leber bedingt, daß bei Lebererkrankungen die Tagesgalaktose anders ausfällt, als eine während der Nacht durchgeführte Galaktoseprobe. Diesem differenten Ausfall der Galaktoseprobe kommt eine prognostische Bedeutung zu, da bei Fällen schwerster Lebererkrankung eine Umkehr des Leberrhythmus beobachtet werden kann. Technisch wird die Tages- und Nachtgalaktoseprobe um 8 Uhr früh bzw. um 3 Uhr nachts mit je 40 g Galaktose durchgeführt.

Wir überprüften nunmehr die biorhythmische Leberfunktionsprobe an 92 Zirrhosen, 37 cholangitischen Zirrhosen und 3 biliären Zirrhosen. Bei den cholangitischen Zirrhosen ist ebenso wie bei intra- oder extrahepatalem Verschlußikterus der Ausfall beider Galaktoseproben negativ. Er wird nur positiv, wenn sich ein hepatitischer Schub zugesellt. Bei den 92 Fällen von Leberzirrhosen handelt es sich um Lännecsche Zirrhosen, posthepatitische Zirrhosen und Zirrhosen, die sich auf eine Steatosis hepatis bei chronischem Alkoholabusus aufgepfropft hatten. Wir fanden primär oder während des Verlaufes in 71 Fällen einen positiven Ausfall einer oder beider Galaktoseproben. Das sind 78% der Gesamtzahl. Die Leberbefunde waren bei 77 Fällen, also rund 84%, positiv. Man hat somit unwillkürlich den Eindruck, daß die Galaktoseprobe bei der Leberzirrhose diagnostisch einen geringeren

Wert besitzen könnte als bei der Hepatitis. Dazu kommt noch, daß die dekompensierte Zirrhose mit Ascites und Oedemen fast durchwegs negative Galaktoseproben aufweist. Die Erklärung liegt in einem Fermentmechanismus, der im Blut kompensatorisch für die kranke Leber einspringt und auf den wir an dieser Stelle nicht näher eingehen wollen. Die Bedeutung der biorhythmischen Leberfunktionsprobe liegt bei der Zirrhose vor allem in der Möglichkeit prognostische Rückschlüsse zu ziehen. Dazu ist es jedoch erforderlich, daß die Galaktoseproben, auch bei anfangs negativem Ausfall, regelmäßig wiederholt werden. Unter diesen Bedingungen konnten wir folgende Punkte herausarbeiten:

Die unkomplizierte, sowohl primäre als auch posthepatitische Leberzirrhose hat im allgemeinen ohne Behandlung negative Galaktoseproben. Eine positive Nachtgalaktose bei negativer Tagesgalaktose spricht für Progredienz und ist prognostisch ungünstig zu werten. Sind beide Galaktoseproben positiv, die Tagesgalaktose jedoch höher als die Nachtgalaktose, so bedeutet das, daß ein frischer Schub vorliegt, oder vor kurzer Zeit stattgefunden hat. Kommt es im weiteren Verlauf zu einem Umschlag der Galaktoseproben, wobei die Nachtgalaktose höher wird als die Tagesgalaktose, so trübt das die Prognose.

Im allgemeinen wird sowohl bei der kompensierten als auch bei der dekompensierten Leberzirrhose im Verlauf der Behandlung die Galaktoseprobe positiv. Aus ihrem Verhalten lassen sich die bekannten prognostischen Rückschlüsse ziehen. Dauernd, auch im Verlauf der Behandlung negative Galaktoseproben, sind prognostisch infaust. Unter 14 Fällen mit dauernd negativen Nacht- und Tagesgalaktoseproben fanden wir 6 zum Teil tödliche Varizenblutungen, 5 Fälle starben im Koma hepaticum, der Rest konnte nicht gebessert werden und ist bis auf einen Fall bereits verstorben.

Obwohl wir bisher zwischen der ikterischen Zirrhose und der anikterischen Zirrhose nicht unterschieden, liegt gerade auf diesem Gebiet die größte prognostische Bedeutung der biorhytmischen Leberfunktionsprobe. Wir sind mit Hilfe der beiden Galaktoseproben in der Lage, festzustellen, ob es sich um einen hepatitischen Schub bei einer anikterischen Zirrhose oder um eine ikterische Zirrhose handelt. Die ikterische Zirrhose bedeutet ein Endstadium und ist eine Dekompensationsform der Zirrhose. Sie hat dauernd negative Galaktoseproben oder eine hohe Nachtgalaktose. Nur selten ist die Tagesgalaktoseprobe positiv, immer aber viel niedriger als die Nachtgalaktose. Kommt es hingegen im Rahmen einer Zirrhose zu einem hepatitischen Schub, so wird die Tagesgalaktoseprobe positiv. Sind beide Galaktoseproben positv, so ist die Tagesgalaktose höher als die Nachtgalaktose. Die prognostische Wertung ist genau so wie bei Hepatitis. Ist dagegen die Nachtgalaktose hoch positiv, so ist die Prognose eher ungünstig. Meist kommt es jedoch im Verlauf der Behandlung zu einem Umschlag, wobei die Tagesgalaktose höher positiv wird als die Nachtgalaktose. Im weiteren Verlauf, mit Abblassen des Ikterus, können beide Galaktoseproben wieder negativ werden. Die Prognose ist dann günstig zu stellen, die positiven Leberbefunde gehen dabei zurück. Bleibt der Umschlag aus, oder werden bei Zunahme des Ikterus die Galaktoseproben negativ, so ist mit einer Dekompensation, also mit dem Uebergang in eine ikterische Zirrhose, zu rechnen. Die Prognose ist ungünstig.

Bei der Ueberprüfung der biorhythmischen Leberfunktionsprobe an 132 Zirrhosefällen konten wir die prognostische Bedeutung der Galaktoseproben beweisen. Sie verhält sich ähnlich wie bei der Hepatitis. Wir haben aber weiters die Möglichkeit, bei Auftreten eines Ikterus zu unterscheiden, ob es sich um ein intrahepatales Dekompensationsstadium oder um einen hepatitischen Schub einer anikterischen Zirrhose handelt. Der dauernd, auch im Verlauf der Behandlung negative Ausfall beider Galaktoseproben oder die hoch positive Nachtgalaktose ohne Umschlagstendenz, zwingt zu einer ungünstigen Prognose. Der hepatitische Schub mit positiver Tagesgalaktose ist prognostisch eher günstig zu werten.

Wenn somit auch die einmalige Durchführung der biorhythmischen Leberfunktionsprobe bei der Zirrhose einen geringeren Wert hat als bei der Hepatitis, so ist die prognostische Bedeutung um so größer. Sie läßt auch dort prognostische Rückschlüsse zu, wo die Leberbefunde keine Aenderung zeigen. Der Ausfall der Galaktoseproben gibt jedoch zu diesem Zeitpunkt bereits einen Hinweis über den weiteren Verlauf der Krankheit und über das Schicksal des Patienten.

Anschrift des Verfassers: Prof. Dr. R. Boller, Wien IX, Alserstraße 4.

Cholecystektomie und Diabetes

Von **R. Boller** und **E. Deimer**

An einem Krankengut von 3600 Fällen konnten wir nachweisen, daß es infolge von funktionellen Veränderungen des Gallensystems durch Krankheit oder Operation zu einer Diabetesneigung kommt, die sich je nach Fall früher oder später bemerkbar macht. Dieses Verhalten war bei den Gallenoperierten besonders gut erfaßbar, da die entsprechenden objektiven Unterlagen, die wir vor allem der II. Chirurgischen Universitätsklinik zu verdanken haben, aus der Zeit vor und nach der Gallenoperation zur Verfügung standen.

Unter den Gallenkranken hatten 19'1%, unter den Gallenoperierten 23'5% der Fälle einen gestörten Kohlehydrathaushalt.

Eine besondere diabetogene Rolle scheint die plötzliche Ausschaltung einer funktionsfähigen Gallenblase zu spielen. Die Mehrzahl der postoperativen Diabetiker hat nur eine kurze präoperative Gallenanamnese, gegenüber der geringeren Anzahl von Diabetikern mit einer Gallenanamnese über 5 Jahre. Wir führen dies darauf zurück, daß durch die Operation eine Gallenblase entfernt wurde, die durch die lang dauernde Erkrankung allmählich ihre Funktion eingebüßt hat und der Organismus Zeit hatte, sich an die geänderten Verhältnisse zu adaptieren.

Das Durchschnittsalter der gallengesunden, der gallenkranken und der gallenoperierten Diabetiker zum Zeitpunkt des Auftretens des ersten Diabetes zeigt uns deutlich den Einfluß der biliaren Störung auf die Diabetesförderung. Bei den Gallenkranken tritt der Diabetes früher auf als bei den Gallengesunden. Noch deutlicher ist der Unterschied gegenüber den Gallenoperierten. Der Diabetes tritt hier sowohl bei den männlichen, als auch bei den weiblichen Patienten um annähernd 4 Jahre früher auf als bei den Gallengesunden.

Durch die Art der Therapie bekommen wir Auskunft
über den Schweregrad und Verlauf des Diabetes bei gallenkranken und gallenoperierten gegenüber gallengesunden
Diabetikern. Wie wir aus der Tab. 1 entnehmen können,
weisen die Gallenoperierten einen wesentlich schwereren Verlauf auf, als durchschnittlich die Gallenkranken, von denen
die Mehrzahl ohne Insulinmedikation auskommt.

Tabelle 1

	Therapie des Diabetes mellitus	
	bei 243 Gallenkranken	bei 143 Gallenoperierten
Zuckerfreie Kost	33·3%	11·6%
Diabetikerdiät......................	18·9%	11·6%
Antidiabetische Tabletten	7·0%	15·9%
Insulin bis 32 E....................	27·6%	26·1%
Insulin über 32 E	13·2%	34·8%

Eine Untersuchung der Familienanamnese zeigt uns, daß
die Gallenoperierten mit Diabetes eine stärkere familiäre
Belastung durch Diabetes (10·5%) als die Gallenoperierten
ohne Diabetes (5·4%) aufweisen, jedoch ist diese Belastung
nicht so ausgeprägt wie bei den gallengesunden Diabetikern
(14·8%).

Ein ebenfalls wichtiger Faktor ist der Ernährungszustand, um so mehr, als dieser therapeutisch beeinflußbar ist.
Die Tab. 2 zeigt uns, daß bei allen Diabetikern die Ueber-

Tab. 2. Gewichtsverhältnisse

	Anzahl	Untergewicht	Normalgewicht	Uebergewicht
Bei Gallenkranken ohne Diabetes mellitus	♂ 385 ♀ 629	29·1% 33·1%	47·1% 44·5%	23·6% 22·4%
Bei Gallenkranken mit Diabetes mellitus	♂ 69 ♀ 171	24·6% 30·4%	31·9% 39·2%	43·5% 30·4%
Bei Gallenoperierten ohne Diabetes mellitus	♂ 110 ♀ 354	30·0% 28·0%	46·4% 44·4%	23·6% 27·6%
Bei Gallenoperierten mit Diabetes mellitus	♂ ♀ } 143	24·5%	25·9%	**49·6%**
Bei gallengesunden Diabetikern	♂ 336 ♀ 618	29·2% 26·2%	33·0% 35·5%	37·8% 38·3%

gewichtigen prozentual überwiegen, am meisten jedoch bei den Gallenoperierten mit fast 50%.

Zusammenfassend läßt sich sagen, daß rasch einsetzende funktionelle Veränderungen im Gallensystem eine diabetogene Wirkung haben. Besonders gut kann dieses Verhalten an frühzeitig cholecystektomierten Patienten gezeigt werden. Bei relativer Indikation zur Gallenblasenentfernung bedeuten daher eine familiäre Diabetesbelastung und eine Uebergewichtigkeit bei kurzer Gallenanamnese oder erhaltener Gallenblasenfunktion eine Diabetesgefährdung.

Anschrift des Verfassers: Prof. Dr. R. B o l l e r , Wien VIII, Piaristengasse 56.

Aus dem Pathologisch-Anatomischen Institut der Universität Wien
(Vorstand: Prof. Dr. H. C h i a r i)

Die pathologische Anatomie
der Erkrankungen des retikulären Systems

Von H. Chiari

Erkrankungen, bei denen die Zellen des retikulären Systems eine besondere Rolle spielen, sind nicht nur außerordentlich zahlreich, sondern auch sehr verschiedener Art. So können sie örtlich umschriebene Prozesse sein, wie etwa die zahlreichen sogenannten Granulombildungen. Hier seien als einige Beispiele genannt: der allen wohlbekannte miliare Tuberkel, das Knötchen des Morbus Boeck-Besnier-Schaumann, viele virusbedingte Granulome, wie etwa das erst seit einiger Zeit bekanntgewordene Granulom der sogenannten Katzenkratzkrankheit, aber ebenso das allseits geläufige Fremdkörpergranulom. Diese wenigen Beispiele dieser umschriebenen, wenn auch manchmal im Körper weit verbreitet auftretenden Wucherungen von Retikulumzellen mögen genügen und es soll auf diese im einzelnen örtlich umgrenzten Veränderungen hier nicht weiter eingegangen werden.

Wir kennen aber auch Erkrankungen, bei welchen mehr oder weniger die Retikulumzellen des ganzen Körpers in Mitleidenschaft gezogen werden, also sogenannte Systemerkrankungen vorliegen. Unter der Bezeichnung retikuläres, retikulo-histiozytäres oder auch retotheliales System — alles oft promiscue gebrauchte Bezeichnungen — verstehen wir heute, zweifellos unter dem Eindruck des seinerzeit von Aschoff geprägten Ausdruckes „Retikulo-endotheliales System" ein Zellsystem, das in der

Morphologie seiner Einzelelemente, aber auch in seiner Gesamtstruktur weitgehend dem fetalen Mesenchym gleicht, von dem es sich ja auch ableitet. Morphologisch handelt es sich dabei um sternförmig verästelte, durch Plasmafortsätze miteinander in Verbindung stehende, wechselnd plasmareiche Zellen, die einen rundlichen bis ovalen, im Hämatoxylin-Eosin-Schnitt blaßbläulichen Kern mit deutlichem Nukleolus, manchmal auch mit zwei Nukleoli enthalten. Sie bilden, wie das embryonale Mesenchym, eine Art Synzytium und sind miteinander — und dies wird als ein Unterschied gegenüber dem primitiven embryonalen Bindegewebe gewertet —, durch feinste, versilberbare, daher argyrophil genannte Fibrillen, den sogenannten Gitterfasern oder Retikulinfasern verbunden, an welchem, wie man zu sagen pflegt, diese Zellen wie „Weidenkätzchen am Astwerk" hängen.

Wie neue, elektronenmikroskopische Untersuchungen (Herrath u. a.) zeigten, besitzen diese Fäserchen auch eine quere Streifung, liegen zumeist in tiefen „Buchten" des Plasmas der Retikulumzellen eingebettet. Fresen und Wellensiek haben jedoch auch Verbindungen zur plasmatischen Peripherie der Retikulumzellen festgestellt, ja Herrath spricht geradezu von einem intraplasmatischen Verlauf.

Die Hauptfundorte dieser Zellen sind ja allgemein bekannt: Es ist zunächst das mit Recht diesen Namen tragende lympho-retikuläre Gewebe, also vor allem die Lymphknoten, aber auch die Tonsillen, die solitären und agminierten Follikel im Darm, der Thymus und besonders die Milz und das Knochenmark.

Als „retikuläre Uferzellen" stehen sie in den Sinusoiden der Milz, der Lymphknoten und des Knochenmarks mit der Blutbahn bzw. Lymphbahn in unmittelbarer Verbindung, aber auch in der Leber als die bekannten v. Kupfferschen Sternzellen sowie in den Kapillaren der Hypophyse und der Nebennierenrinde. Sie unterscheiden sich dabei nach Fresen durch das Fehlen eines kollagenen Grundhäutchens von den gewöhnlichen Kapillarendothelien.

Besonders Fresen hat in neuerer Zeit nachdrücklich die Meinung vertreten, daß es außer den erwähnten, seit langem bekannten, als retikuläres System im engeren Sinne zu bezeichnenden Zellen auch noch ein erweitertes retikuläres System gibt, dem die zirkumvasal angeordneten, aber auch die subendothelial gelegenen Zellen dieser als sogenannte Indifferenzzonen bezeichneten Bezirke angehören. Daß z. B. letztere bei den Leukosen besonders stark mitreagieren, und zwar mitwuchern, ist seit vielen Jahren bekannt und erzeugt hier sehr kennzeichnende feingewebliche Bilder, die vor allem an den Gefäßen in der Milz sehr gut zu sehen sind. Die für derartige Zellbezirke eingeführte Bezeichnung „aktives Mesenchym" (Siegmund) erscheint sehr glücklich; denn dieses gesamte retikuläre Zellsystem zeichnet sich nicht nur in morphologischstruktureller, sondern auch in funktioneller Hinsicht besonders aus.

So ist für das retikuläre System seine besondere Speicherungsfähigkeit für die verschiedensten Stoffe kennzeichnend, sei es, daß es sich um solche exogener Herkunft, wie etwa die zur Erforschung dieses Systems in so reichem Maße benutzten Vitalfarbstoffe handelt, sei es, daß Stoffe endogener Herkunft dabei eine Rolle spielen, wie etwa Lipoide, Cholesterin, Hämoglobin und seine Abbauprodukte oder andere Proteine verschiedenster Art.

Ebenso kennzeichnend ist die besondere Phagozytosefähigkeit dieses Zellsystems auch gegenüber belebten Mikroorganismen und von besonderer Bedeutung, ohne daß jedoch die beiden genannten Fähigkeiten nicht auch anderen Körperzellen zukämen, allerdings meist nur in weit geringerem Maßstabe, wenn man von den Granulozyten absieht. Weiters wissen wir, daß dieses retikuläre Zellsystem auf das engste mit der Bildung der Antikörper verknüpft ist. Allerdings nicht ganz in dem Sinne, wie man dies früher als gesichert ansah, als unmittelbare Bildungsstätte der Antikörper, sondern vielmehr indem es, worüber neuere Untersuchungen Aufschluß brachten, die Matrix der retikulären Plasmazellen (Rohr) darstellt.

Schließlich ist dieses retikuläre System durch eine besondere Proliferationsfähigkeit ausgezeichnet, welche teils reaktiv, teils spontan, autonom, ohne erkennbare Ursache in Erscheinung treten kann. Dabei kennen wir auch die Möglichkeit der Abgabe von proliferierten Retikulumzellen in die Blutbahn, also einer „hämoblastischen" Funktion, bzw. Fähigkeit.

Angesichts der „Multipotenz" dieses Zellsystems ist es verständlich, daß die durch pathologische Prozesse an diesem bedingte Krankheitsbilder sehr verschiedener Art sein können. Und dies sowohl von klinischen, wie auch pathologisch-anatomischen Gesichtspunkten aus. Man hat versucht, in dieser Vielfalt krankhafter Veränderungen eine Uebersicht zu gewinnen und die dabei auftretenden verschiedenen Krankheitsbilder in mehr oder weniger wohlcharakterisierte Gruppen einzureihen. Die dabei aufgestellten Schemata sind zum Teil recht unterschiedlich, in neuerer Zeit begann sich aber auch hier eine gewisse Uebereinstimmung abzuklären. Ich möchte mich dabei darauf beschränken, nur einige wenige von diesen Schemata anzuführen, die, von pathologisch-anatomischen Gesichtspunkten ausgehend, auf pathogenetischen Gesichtspunkten fußen. So unterscheidet U e h l i n g e r : 1. Speicherungsretikulosen, 2. infektiös-toxische Retikulosen, 3. hyperplastische Retikulosen und 4. dysplastische Retikulosen. R o t t e r und B ü n g e l e r trennen (1955) in 1. r e a k t i v e R e t i k u l o s e n und Granulomatosen bekannter Aetiologie, 2. L i p o i d s p e i c h e - r u n g s r e t i k u l o s e n , 3. e s s e n t i e l l e R e t i k u l o s e n bzw. Granulomatosen unbekannter Aetiologie, welche sie als R e t i k u l o s e n im e i g e n t l i c h e n S i n n e bezeichnen, wobei sie zwei Untergruppen unterscheiden: a) e s s e n t i e l l e R e t i k u l o s e n im eigentlichen oder engeren Sinne und b) B e g l e i t r e t i k u l o s e n , Granulomatosen u. a. Als vierte Gruppe trennen sie die R e t i k u l o s a r k o m a t o s e n ab.

Als Beispiel für die Retikulosen bekannter Aetiologie sei die M o n o n u c l e o s i s i n f e c t i o s a genannt, bei der es zur generalisierten Wucherung retikulärer Elemente kommt. Da sie rückbildungsfähig ist, wäre sie mit G o t t r o n unter die Gruppe der „reversiblen Retikulosen" einzureihen. Allerdings sei nicht verschwiegen, daß K l i m a die bei der infektiösen Mononukleose auftretenden Zellen sämtlich als Reizformen der reifen Lymphozyten ansieht, während wohl die Mehrzahl der Autoren die retikuläre Genese dieser Zellen anerkennt.

Als B e i s p i e l f ü r d i e Lipoidspeicherungsretikulosen generalisierter Art darf etwa der M o r b u s G a u c h e r gelten, besonders seine kindlichen Formen; die häufig hier genannte Phosphatidspeicherkrankheit vom Typus N i e m a n n - P i c k fällt unseres Erachtens etwas aus diesem Rahmen einer r e i n e n Retikulose heraus, als ja sehr verschiedene Körper- zellen n i c h t r e t i k u l ä r e r A r t, die gleichen Fettstoffe ent- halten, ja mit ihnen geradezu überschwemmt erscheinen.

Als Beispiele für essentielle Retikulosen unbekannter Aetiologie möchte ich die A b t - L e t t e r e r - S i w e sche Erkran- kung anführen, ferner die nicht so akut wie diese verlaufen- den, sondern die einen mehr chronischen Charakter zeigenden c h r o n i s c h e n R e t i k u l o s e n ä l t e r e r L e u t e, schließlich die M o n o z y t e n l e u k ä m i e von S c h i l l i n g oder r e t i k u - l ä r e M o n o z y t e n l e u k o s e R o h r s und die sogenannten M i s c h f o r m e n H i t t m a i r s, bei denen auch andere Zellen des hämatopoetischen Systems Proliferation zeigen.

Schließlich gehört als vierte Gruppe die R e t i k u l o - s a r k o m a t o s e in diesen Formenkreis der Systemerkran- kungen, wobei die außerordentliche Polymorphie der Zellen zusammen mit ihrer systemisierten Ausbreitung die beiden maßgebenden Kriterien darstellen.

Nach dieser allgemeinen Uebersicht und Einteilung, die sich vielfach weitgehend mit der Gruppierung dieser generali- sierten Retikulosen durch F r e s e n deckt, möchte ich aus der

Gruppe der essentiellen Retikulosen und der Retikulosarkoma-
tose das jeweilige typische Bild herausgreifen und Ihnen in
seinem feingeweblichen Verhalten kurz schildern.

Ich beginne mit der Abt-Letterer-Siweschen
Krankheit, auch akute Säuglingsretikulose oder auch
akute aleukämische Retikulose genannt.

Das makroskopische Bild dieses Leidens ist sehr
imposant, aber nicht spezifisch. Man kann es am besten dem
Ihnen allen geläufigen Bilde einer Leukose an die Seite
stellen. Gleich wie für den Kliniker, ist auch für den pathologischen Anatomen zunächst die Haut insofern auffallend,
als sich in der allgemeinen Decke, aber auch in den sichtbaren Schleimhäuten kleine Blutungen finden, welche in
den Gelenkfalten der Haut oft verstärkt auftreten, was
Glanzmann zu der Bezeichnung „Faltenpurpura"
führte.

Auch finden sich in der Haut nicht selten kleine, meist
flache Knötchen, die auch ulzerieren können. Blutungen
finden sich auch in den serösen Häuten und den Schleimhäuten, z. B. des Verdauungstraktes. Das lymphoretiku-
läre Gewebe des letzteren pflegt sowohl in den Tonsillen
wie auch in den agminierten und solitären Follikeln vergrößert zu sein, ebenso erscheinen die Lymphknoten des
ganzen Körpers gleichfalls vergrößert, am Schnitt graurötlich,
weich homogen, auch Nekrosen sind in denselben beschrieben.
Daß bei diesem ja Klein- und Kleinstkinder betreffenden
Leiden auch der Thymus vergrößert ist, erscheint im Hinblick
auf seine Gewebsstruktur verständlich. Das Knochenmark
ist diffus rot, auch kommen manchmal nicht unerhebliche
osteolytische Herde vor, die schon intra vitam röntgenologisch
zu sehen sein können. Die Leber wird meist nur wenig, aber
doch deutlich vergrößert gefunden, am Schnitt sieht man oft
kleine grauweißliche Fleckchen. Am stärksten vergrößert ist
die Milz, die manchmal bis in das kleine Becken reichen
kann, am Schnitt aber feinere Details vermissen läßt.

Dieser makroskopische Befund ist nicht spezifisch und
die Diagnose einer Retikulose der mikroskopischen
Untersuchung vorbehalten. Diese liefert allerdings recht
kennzeichnende Bilder.

So zeigt sich z. B. in den Lymphknoten eine durchaus
verwischte Struktur, weil durchwegs größere hellkernige
Zellen vorliegen. Auch vielkernige Riesenzellen, am ehesten
den Fremdkörperriesenzellen gleichend, kommen manchmal
vor. Mitosenzahl wechselnd. Dieses feingewebliche Bild erhält
nun ein spezifisches Gepräge dadurch, daß man mittels Ver-
silberungsverfahren zwischen diesen Zellen eine große Zahl
argyrophiler Fasern und Fäserchen nachweisen kann. Stärkere
Vergrößerung zeigt einen engsten Zusammenhang zwischen

6

diesen Zellen und den versilberbaren zarten Fäserchen, wie dies eben für die Retikulumzellen kennzeichnend ist. Einen analogen Befund kann man am K n o c h e n m a r k erheben, ebenso sind in der L e b e r die periportalen Felder reich an Retikulumzellen, aber auch innerhalb der Acini sieht man die Kupfferschen Sternzellen vermehrt, ja oft kleine, knötchenartige Gruppen bildend. Frei in den Kapillaren liegend, findet man aber nur höchst selten rundliche monozytenartige Zellen. Dementsprechend besteht die Bezeichnung „aleukämische Retikulose" durchaus zurecht. Die gleichen Zellen sind es, die ohne Bevorzugung der eher kleinen Follikel in der Hauptsache auch in der M i l z der Vergrößerung der Organs zugrunde liegen, ebenso auch der Vergrößerung des lymphoretikulären Gewebes im Darmtrakt.

Obwohl die Prognose dieser Abt-Letterer-Siweschen Erkrankung eine infauste ist, wobei als letzte Todesursache meist ausgedehnte nekrotisierende Prozesse an den Tonsillen, in der Haut, auch in den Lungen gefunden werden, ebenso auch gangränöse Veränderungen an den Peyerschen Plaques zur Beobachtung kommen, soll im folgenden kurz ein Fall geschildert werden, der eine ausgesprochene Wendung zum Besseren nahm und auch bemerkenswerte Aenderungen im histologischen Bild zeigte*.

Es handelte sich um einen früher stets gesunden Knaben, der im fünften Lebensmonat mit Lymphknotenschwellung, Leberschwellung und starker Milzschwellung erkrankte. Gleichzeitig Auftreten von Knötchen und Blutungen vorzüglich in der Haut des Stammes. Röntgenologisch kleinere und größere Defektbildungen in den langen Röhrenknochen, den Rippen und der Calvaria. Anämie von 1·1 Mill. Erythrozyten, Hb 18%, weiße Blutzellen 8200. Schwerkranker Zustand. Im Lymphknotenpunktat, ebenso im Punktat aus den Aufhellungsherden im Knochen reichlich Retikulumzellen, ebensolche in einer Hautexzision, wobei sich auch mehrkernige Riesenzellen fanden.

Eine bei dem im moribunden Zustande in die Klinik eingelieferten Kinde sogleich eingeleitete ACTH-Behandlung mit insgesamt 726 mg, brachte eine fast schlagartige Besserung, indem sich die vergrößerten Lymphknoten, aber auch die vergrößerte Milz und Leber rasch verkleinerten. Die Aufhellungsherde in den Knochen gingen zurück, die Hautblutungen sistierten und die Hautknötchen verschwanden. Auffallende Besserung des Allgemeinzustandes, die Zahl der Erythrozyten stieg auf 4·4 Millionen, Hb auf 40—50%. Das Kind starb am 50. Tage nach Einleitung der ACTH-Behandlung an einer hochfieberhaften Pneumonie.

In einem seinerzeit exzidierten H a u t s t ü c k c h e n fand sich eine sehr starke, lockere Wucherung von Retikulumzellen,

---

* Der Fall wurde seinerzeit (1955) von meinem Mitarbeiter K u c s k o in den Verhandlungen der Deutschen Gesellschaft für Pathologie mitgeteilt.

daneben mehrkernige Riesenzellen (Demonstration), während ein Hautstückchen, das der Leiche entnommen worden war, und zwar an Stelle eines der erwähnten Knötchen, ein kernarmes, an kollagenen Fasern reiches Gewebe zeigte, an welchem die Diagnose einer bestehenden Retikulose n i c h t mehr zu stellen war (Demonstration). Analog war das Bild an einem während des Lebens exzidierten L y m p h k n o t e n : Vor der Behandlung eine diffuse Wucherung von Retikulumzellen, auch einzelne Riesenzellen mit zahlreichen kleinen Kernen, Struktur des Knotens verschleiert. Nach der Behandlung nur mehr einzelne typische Retikulumzellen, auch sehr selten nur eine vielkernige Riesenzelle, sonst aber überwiegend typische Lymphozyten, allerdings ohne die regelrechte Anordnung mit Follikeln und Funktionszentren (Demonstration). Im Knochenmark auch einzelne Nekroseherde, umsäumt von Schatten von Retikulumzellen. Die periportalen Felder der L e b e r keineswegs zellreicher als de norma, vielmehr wie fibrös umgewandelt. In der Lunge die Septen stellenweise verbreitert, ähnlich einer interstitiellen Pneumonie, und zwar von plasmazellulärem Charakter, die als unmittelbare Todesursache anzusehen war.

Wir dürfen, wie aus diesen gezeigten Bildern zu entnehmen ist, mit Berechtigung von einem deutlichen S t r u k t u r w a n d e l d e r V e r ä n d e r u n g e n i m S i n n e e i n e r F i b r o s i e r u n g u n d Z e l l v e r a r m u n g sprechen, der einerseits als anatomisches Substrat der Besserung des Zustandes des Patienten angesehen werden darf, anderseits am ungezwungendsten durch die Wirkung der ACTH-Medikation erklärt werden kann. Heute wissen wir, daß analoge Effekte auch durch Nebennierenrindenpräparate erzielt werden können.

Was nun die R e t i k u l o s a r k o m a t o s e n anlangt — von der Schilderung der l o k a l i s i e r t e n Typen, wie sie seinerzeit von O b e r l i n g und von R o e s s l e beschrieben worden sind, sei hier abgesehen —, so handelt es sich hier um Veränderungen, welche g e n e r a l i s i e r t im Bereiche des retikulären Systems auftreten.

Die dieses Krankheitsbild kennzeichnenden anatomischen Veränderungen seien an der Hand eines einschlägigen, schon vor längerer Zeit* beobachteten Falles kurz skizziert (Demonstration):

36jährige Frau, 2 Jahre vor dem Tode bemerkt sie erstmals ein kleines K n ö t c h e n i n d e r H a u t d e s l i n k e n V o r d e r a r m e s, später traten weitere derartige Knötchen auch am Stamm auf, es folgte ein Exanthem, Blutbefund stets normal. Allmähliche Vergrößerung der äußerlich tastbaren Lymphknoten, besonders im Nacken. Zunehmender Verfall und schließlich, bei

---

* Publiziert von I. M a y e r und St. W o l f r a m. Arch. Derm., 181, S. 347.

vorgeschrittener Kachexie, Exitus an einer interkurrenten Pneumonie. Die Sektion zeigte die nunmehr sehr zahlreichen und auch ziemlich großen, teilweise auch exulzerierten Knoten in der Haut (Demonstration), die vergrößerten L y m p h k n o t e n erschienen mäßig derb, am Schnitt grauweiß, gut gegeneinander abgegrenzt. In der S c h l e i m h a u t d e s R a c h e n s analoge, bis etwa 1 cm im Durchm. haltende Infiltrate, die sich aber u n s c h a r f gegen die Umgebung abgrenzen. Gleichartige Gewebsmassen auch in der Mukosa der Uvula und der Epiglottis (Tonsillen waren entfernt worden). M i l z vergrößert, auf der Schnittfläche zahlreiche teils zackig begrenzte, teils bis pfefferkorngroße, scharf umschriebene H e r d e , beide von grauweißlicher Farbe. Die L e b e r leicht vergrößert, aber mit freiem Auge ohne besondere Auffälligkeiten. K n o c h e n m a r k makroskopisch, z. B. in der linken Tibia größtenteils graurötlich, mit einzelnen Blutungen.

Die m i k r o s k o p i s c h e Untersuchung eines der erwähnten H a u t k n o t e n (Demonstration) zeigte ein u n s c h a r f gegen die Umgebung, aber auch gegen das subkutane Gewebe und anschließende Skelettmuskulatur abgegrenztes Geschwulstgewebe (Demonstration). Stärkere Vergrößerung ließ in diesem sehr polymorph Zellen mit ebensolchen Kernen, auch mit unregelmäßigen Mitosen erkennen, ein feingewebliches Bild, das prima vista als ,,polymorphzelliges Sarkom'' imponierte. Erst der Silberimprägnation deckte in einer überaus großen Zahl gröbere, aber fast noch mehr feinste argyrophile Fäserchen auf, die mit diesen Tumorzellen in innigster Verbindung standen, eben ,,wie Weidenkätzchen am Astwerk'' hingen. Es handelte sich also zweifellos um ein Gewebe, wie es als Retikulosarkom bezeichnet wird.

Die histologische Untersuchung weiterer Organe ergab die gleichen Zellansammlungen nun auch in den L y m p h k n o t e n, i m K n o c h e n m a r k, in den N i e r e n, aber auch im F e t t - g e w e b e, in der q u e r g e s t r e i f t e n M u s k u l a t u r, in der H y p o p h y s e, sowie in großer Ausdehnung in der M i l z, vielfach an Stelle der Follikel. Noch deutlicher erscheint die Bindung dieser Zellhaufen an bestimmte Organbezirke in der L e b e r, wo sie fast ausschließlich in den p e r i p o r t a l e n F e l d e r n anzutreffen sind (Demonstration).

Derartige Bilder sprechen sehr für eine ,,s y s t e m i - s i e r t e'', g e n e r a l i s i e r t e A f f e k t i o n. Allerdings wird heute von zahlreichen Autoren die Ansicht vertreten, daß eine besondere, dieses Bild einer Systemerkrankung nur vortäuschende, sogenannte ,,h i s t o h o m o l o g e'' oder ,,h o m o i o - s y s t e m a t i s c h e A r t d e r M e t a s t a s i e r u n g v o r l i e g e'', die von einem örtlich begrenzten Retikulosarkom ihren Ausgang nehme. Jedoch dürfte es in den meisten Fällen, wie auch in dem eben angeführten, schwerfallen, den dann zu postulierenden Primärtumor nachzuweisen. Man müßte dann viel eher m u l t i p l e Primärgewächse annehmen, wie dies etwa die in dem skizzierten Falle so zahlreichen, infiltrierend-aggressives Wachstum zeigenden Knoten in der Haut vermuten ließen.

Bei der Besprechung der pathologischen Anatomie der Erkrankungen des retikulären Systems sei abschließend noch ein Krankheitsbild erwähnt, das 1944 bzw. 1948 von W a l d e n - s t r ö m bekanntgemacht wurde und seither seinen Namen trägt.

Das m a k r o s k o p i s c h e Bild der anatomischen Veränderungen ist nach dem derzeitigen Stand unserer Kenntnisse, weder charakteristisch noch spezifisch. Wie bei den Leukosen, steht die Trias: r o t e s K n o c h e n m a r k, M i l z - v e r g r ö ß e r u n g und L y m p h k n o t e n s c h w e l l u n g e n im V o r d e r g r u n d, wozu noch eine meist ausgesprochene A n ä m i e sich hinzugesellt. B l u t u n g e n in der Haut und Schleimhäuten sind eher selten. Der K n o c h e n pflegt eine O s t e o p o r o s e zu zeigen.

Am S c h n i t t erscheint die vergrößerte M i l z zumeist gleichmäßig graurot, jedoch haben wir auch deutlich erkennbare Malpighische Körperchen gesehen, wie dies bei der Lymphadenose als Regel gilt. Die L y m p h k n o t e n sind am Schnitt markig, graurötlich, manchmal leicht miteinander verbacken, was einen Unterschied gegenüber den meisten Leukosen bedeutet.

Die D i a g n o s e des Leidens ist auch hier der m i k r o - s k o p i s c h e n U n t e r s u c h u n g vorbehalten, wenn auch unserer Ansicht nach dabei auch noch andere Befunde, und zwar solche, welche sich auf die b l u t c h e m i s c h e n V e r - ä n d e r u n g e n beziehen, zu berücksichtigen sind.

Dies geht besonders anschaulich aus einem von uns autoptisch untersuchten Fall hervor, bei dem, wie dies so oft im Schrifttum vermerkt wird, die auffallend hohe Senkung den Verdacht auf das Vorliegen eines M. Waldenström wachgerufen hatte. Die* Senkung betrug 132/138 n. West., die Elektrophorese zeigte einen sehr hohen Paraproteingradienten in β-Stellung, der 47% des Gesamteiweißes (7·2) betrug. Mittels der Ultrazentrifuge wurden Makroglobuline mit einer Sedimentationskonstante von 18 S, ebenso mit der Immunoelektrophorese (45%) nachgewiesen, dagegen γ-Globulin-Elektrophoresewerte von nur 3—5%!. Blutbild 3·4 Mill. Erythrozyten, Hb 65%. Weiße 6000, davon 48% Segmentierte, 38% Lymphozyten. Die Obduktion ergab makroskopisch eine mäßige Vergrößerung der M̩ i l z, Wirbelsäule röntgenologisch mit höhergradiger Osteoporose. Im Femurknochen z a h l r e i c h e r o t e M a r k h e r d e. Die Lymphknoten nur in der Nachbarschaft eines, wie wir glauben, gleichzeitig bestehenden R e t o t h e l s a r k o m s d e s M a g e n s, vergrößert. Ein gleiches Tumorgewebe in bereits röntgenologisch während des Lebens festgestellten Infiltraten beider L u n g e n

* Für die Ueberlassung der klinischen Daten sind wir Herrn Doz. Dr. R e i m e r der II. Medizinischen Universitätsklinik (Vorstand: Prof. Dr. K. F e l l i n g e r) zu besonderem Dank verpflichtet.

und in mediastinalen Lymphknoten. Ein derartiges Zusammentreffen ist unseres Erachtens nach sehr selten und das m a k r o - s k o p i s c h e E r s c h e i n u n g s b i l d ist unserer Meinung nach von einem Retothelsarkom, bzw. Lymphosarkom überhaupt nicht abzugrenzen, wenn nicht eindeutige blutchemische Befunde vorliegen. Deshalb sei diese eigenartige Beobachtung hier angeführt.

H i s t o l o g i s c h ist der M. Waldenström vor allem gekennzeichnet durch die K n o c h e n m a r k s v e r ä n d e r u n g e n, die am konstantesten und auch am ausgeprägtesten vorliegen. Es findet sich eine teils diffuse, teils auch umschriebene starke Z e l l v e r m e h r u n g; dies allein ist schon bei den meist im höheren Lebensalter stehenden Patienten — wobei es sich meist um Frauen handelt —, ungewöhnlich. Die genauere Analyse dieser Zellen ergibt, daß es sich dabei um verschiedene Zelltypen handelt, von denen die e i n e n typischen Lymphozyten weitgehend ähneln, als welche sie sicherlich von zahlreichen Autoren früher auch angesehen wurden, bis vor allem R o h r auf Uebergänge dieser Zellen zu den sogenannten kleinen Retikulumzellen aufdeckte, so daß jetzt wohl die Mehrzahl der Autoren seiner Anschauung, es seien „lymphoide Retikulumzellen", beipflichtet. Als z w e i t e Zellart finden sich P l a s m a z e l l e n in wechselnder Form und auch wechselndem Reifezustand mit allen Uebergängen zur dritten Zellart, zu R e t i k u l u m z e l l e n, die ebenfalls vermehrt sind. Zwischen diesen letzteren läßt sich zumeist ein deutliches, zartes, argyrophiles Netzwerk nachweisen. Auffallend ist die von mehreren Autoren vermerkte große Zahl von M a s t z e l l e n, der man im Knochenmark oft begegnet, Auch Russelsche Körperchen sind zu sehen.

Dem gleichen, stets an Plasmazellen reichen Z e l l g e m i s c h, das zu einem besonders bei schwacher Vergrößerung „b u n t e n Z e l l b i l d", in welchem allerdings Zellen mit kleinen, runden, chromatinreichen Kernen überwiegen, Anlaß gibt, begegnet man auch in den v e r g r ö ß e r t e n L y m p h - k n o t e n, die in ihrer Struktur verwischt sind, und auch das p e r i n o d u l ä r e G e w e b e erscheint besonders von Plasmazellen und kleinen lymphoiden Zellen durchsetzt. Auf dieses Befallensein des perinodulären Gewebes haben zahlreiche Autoren aufmerksam gemacht (Z o l l i n g e r, L e n n e r t). Dies bedeutet einerseits einen Unterschied gegenüber den gewöhnlichen Lymphadenosen, mit denen gewisse Verwechslungsmöglichkeiten bestehen, anderseits aber könnte man diesen Kapseldurchbruch auch für die schlechtere Verschieblichkeit der Lymphknoten gegeneinander verantwortlich machen.

In der M i l z sieht man neben Plasmazellen, lymphoiden Zellen und typischen Lymphozyten wiederum gewucherte Retikulumzellen, teils in der Pulpa, teils an Stelle der vielfach als solche kaum mehr erkennbaren malpighischen

Körperchen. Lennert verweist außerdem auf eine Ablagerung von fibrinnegativen Eiweißmassen in Milz und auch Knochenmark, die er als „Eiweißseen" bezeichnete. Wir haben dies auch in Lymphknoten gesehen (Demonstration). In der Leber sind analoge, homogene Massen, welche die erweiterten Venae centrales und auch die an diese angrenzenden Kapillaren ausfüllten, auch von Wuketich und Siegmund gesehen wurden, welche dem Vorhandensein dieser „kohlehydratreichen, PAS-positiven, fibrinnegativen Paraproteinen als zellfreier plasmatischer Gefäßinhalt" eine große diagnostische Bedeutung für den M. Waldenström zumessen. Die Leberzellen zeigen besonders in der Nachbarschaft der in wechselndem Maße ein analoges „Zellgemisch" aufweisenden Periportalfelder oft auffallend große Kerne mit wechselndem Chromatingehalt, großen Nukleolen, erhöhten RNS-Gehalt im Zytoplasma, Amitosen und auch mehreren Nukleolen: Zeichen einer erhöhten Leberaktivität, die aber unseres Erachtens nicht für den M. Waldenström spezifisch sind, wohl aber mit den Störungen des Eiweißstoffwechsels sich gut vereinen lassen (vgl. Wuketich und Siegmund).

Analoge Zellherde, wie die beschriebenen „Zellgemische", kann man, allerdings in wesentlich bescheidenerem Ausmaße, nahezu in allen Organen mit Hilfe des Mikroskops nachweisen. So nennt Zollinger z. B. die Haut, die Dura mater, das Zentralnervensystem, die Hypophyse, die Nebennieren, Ovarien, Muskeln, Darmtrakt, Lennert erweitert dies noch durch das Vorkommen in Myokard, Schleimhäuten, Mesenterium, Pankreas, Hoden, Nebennierenkapsel, Epithelkörperchen. Ja, auch im Auge wurden diese Zellansammlungen gefunden. Die ebenfalls mitbetroffenen Nieren können aber außerdem noch das Bild einer Glomerulonephrose zeigen, die allerdings im gewöhnlichen Hämatoxylinschnitt leicht der Feststellung entgeht, hingegen sieht man nach Zollinger eine bei PAS-Färbung besonders deutliche Verplumpung" der Basalmembran und/oder des Mesoangiums der Glomerula". Der gleiche Autor sah auch in den Kanälchen, offensichtlich als Folge ihres geschädigten, nicht mehr normal rückresorbierenden Epithels, ziemlich kompakte Eiweißzylinder, und an diese manchmal angelagert, vielkernige Fremdkörperriesenzellen. Also ein Bild, wie es als sogenannte „Myelomniere" beim plasmazellulären Myelom wohlbekannt ist. Eine begleitende interstitielle Nephritis entbehrt nach Zollinger eines spezifischen Charakters.

Im Herzen begegnet man außer kennzeichnenden Zellansammlungen auch einer Verbreiterung des interstitiellen Gewebes, das von feinschlierigen bis feinkörnigen Eiweißmassen durchtränkt ist. Infiltrate fehlen an solchen Stellen, wohl aber sind degenerative Muskelveränderungen zu sehen, also Bilder, wie sie die M y o k a r d o s e kennzeichnen.

Faßt man die den M. Waldenström kennzeichnenden morphologischen Veränderungen zusammen, so erscheint es berechtigt, wenn man, die Beziehungen zwischen den retikulären Plasmazellen und den lymphoiden Retikulumzellen im Sinne von R o h r anerkennend, dieses Krankheitsbild als eine l y m p h o i d z e l l i g - p l a s m a z e l l u l ä r e R e t i k u l o s e bezeichnet, wie dies wohl heutigentags von zahlreichen Autoren vertreten wird.

Die A b g r e n z u n g des M. Waldenström gegenüber anderen Krankheitsbildern, bei denen sowohl lymphoide Zellen, wie vor allem Plasmazellen, eine besondere Rolle spielen, ist teils leicht, teils oft ungemein schwierig. So kann schon die gewöhnliche L y m p h a d e n o s e gewisse Schwierigkeiten bereiten (D a l g a a r d); vielmehr allerdings jene Krankheitsbilder, bei denen die reichlich vorhandenen Plasmazellen im Vordergrunde des anatomischen Bildes stehen.

Leicht ist hier die Abgrenzung gegen die Kahlersche Krankheit t y p i s c h e r Prägung mit ihrer ausschließlichen Lokalisation im Skelett und der Bildung zwar multipler, aber wohlumschriebener, mit ausgesprochener Knochenzerstörung einhergehenden Knoten. Schwieriger ist die Abgrenzung schon gegenüber jenen Formen dieses Leidens, in denen es auch zu e x t r a o s s a l e n Absiedlungen gekommen ist, wie dies gar nicht so selten in der M i l z (nach F r e s e n in 11˙5%), der L e b e r und in L y m p h k n o t e n (je 5˙2% nach F r e s e n) vorkommt, wobei wir z. B. gerade in Lymphknoten weitgehende Amyloidablagerung sahen. Doch pflegt die Art der Absiedlungen, beispielsweise in der Leber, makroskopisch mehr den gewöhnlichen Tumormetastasen, z. B. etwa eines Sarkoms, zu gleichen. Außerordentlich schwierig erscheint uns die Abgrenzung des M. Waldenström aus dem feingeweblichen Bilde gegenüber der sogenannten plasmazellulären Leukose. Verläuft diese l e u k ä m i s c h — wobei Werte bis zu 200.000 Zellen, darunter 93% Plasmazellen, im Blute bekannt sind —, so ist die Abgrenzung angesichts dieses leukämischen Blutbildes noch etwas leichter, als gegen die a l e u k ä m i s c h e n Formen dieses Leidens. Allein, es wird diese Abgrenzung auch dadurch erschwert, daß in vielen dieser Fälle sich auch eine Hyperglobulinämie und Paraproteinurie, und zwar nach F r e s e n in etwa 25% der plasmazellulären Leukosen, nachweisen lassen.

Z u s a m m e n f a s s e n d sei betont, daß zwischen dem Morbus Waldenström und den erwähnten Krankheitsbildern weitgehende Aehnlichkeiten im morphologischen Feinbild bestehen, was ja angesichts der von vielen Autoren angenommenen einheitlichen Matrix der dabei zu beobachtenden Zellen durchaus verständlich erscheint. Allerdings möchten wir der Meinung Ausdruck geben, daß außer dem feingeweblichen Bild in den verschiedenen Organen, vor allem aber in dem Knochenmark, den Lymphknoten und der Milz, auch der blutzytologische und vor allem auch der blutchemische Befund sehr sorgfältig zu beachten sein wird, um zu einer sicheren diagnostischen Abklärung im Einzelfalle zu gelangen.

Literatur: Dalgaard: Acta path. et microbiol. Scand., 27 (1950), S. 506. — Fresen: Verh. dtsch. Ges. Path. 37. Tagg. (1953), S. 26 ff. — Derselbe: Erg. Path., 40 (1960), S. 139 ff. — Fresen und Wellensiek: Verh. dtsch. Ges. Path. 43. Tagg. (1959), S. 353. — Gottron: Vortrag in der Oesterreichischen Dermatologischen Gesellschaft Wien 30. Juni 1961. — Herrath: Verh. dtsch. Ges. Path. 37. Tagg. (1953), S. 13 ff. — Lennert: Frankf. Z. Path., 66 (1955), S. 201. — Rotter und Büngeler: In Kaufmann-Staemmler, Lehrbuch der speziellen pathologischen Anatomie, 11. und 12. Auflage, Bd. 1/I 1955. — Uehlinger: Beitr. path. Anat., 83 (1930), S. 719. — Waldenström: Acta med. Scand., 117 (1944), S. 216. — Derselbe: Schweiz. med. Wschr., 78 (1948), S. 927. — Wuketich und Siegmund: Frankf. Z. Path., 69 (1958), S. 62. — Zollinger: In „Makroglobulinämie Waldenström", herausgegeben von G. Riva. Basel-Stuttgart: Benno Schwabe & Co. 1958.

Klinik und Therapie
der Erkrankungen des retikulären Systems
Von H. Schulten

Das retikuläre System — das ging auch aus den Ausführungen von Herrn Chiari hervor — ist im menschlichen Körper außerordentlich weit verbreitet. Es ist eigentlich selbstverständlich, daß es bei vielen Erkrankungen auch anatomisch beteiligt ist. Es kann hier nicht Aufgabe sein, alle diese Zustände, zu denen z. B. auch der Typhus oder die Tuberkulose gehören, bei denen dieses System offenbar Hauptsitz des Leidens ist, aufzuzählen. Man versteht darunter — nach Uehlinger —

1. die Speicher-Retikulosen,
2. die infektiös-reaktiven Retikulosen,
3. die hyperplastischen Retikulosen und
4. die dysplastischen Retikulosen.

Auch unter diesen Krankheitsbildern mußte aus Zeitmangel für diesen Vortrag eine Auswahl getroffen werden. So sollen die doch recht seltenen Speicherkrankheiten nicht berücksichtigt werden, ebensowenig die infektiös-reaktiven Retikulosen, zu denen wahrscheinlich auch die Lymphogranulomatose zu rechnen ist, die ein eigenes Referat erfordern würde.

So bleiben hier nur die hyperplastischen und dysplastischen Retikulosen zu besprechen, wobei sich herausstellen wird, daß nicht nur die Grenzen zwischen diesen beiden unscharf sind, sondern auch die zu den reaktiven Retikulosen.

Manche Fälle sind eindeutig maligne Tumoren, die sich von einer Stelle aus kontinuierlich oder metastatisch im Körper verbreiten; andere gehören in die außerordentlich problematische Gruppe der Systemerkrankungen, deren wichtigste Vertreter bekanntlich die Leukämien sind. Es besteht heute vielfach die Neigung, diese Leukosen zu den malignen Tumoren zu rechnen; dem entspricht der laienhafte Begriff des Blutkrebses. Ich habe starke Zweifel, ob diese Einordnung berechtigt ist, obgleich diese Zustände natürlich klinisch maligne sind.

Hier muß auch der Begriff der Pseudoleukämie kurz erwähnt werden, aber nur, um vor ihm zu warnen. Man wollte damit Krankheiten bezeichnen, die ein leukämieartiges Bild machen, ohne echte Leukämien zu sein. Das führt dazu, ganz heterogene Dinge, wie die Retikulosen, das Lymphogranulom, die Lymphosarkome usw., unter einem Namen zusammenzufassen.

Nosologisch relativ unproblematisch ist das Retothelsarkom (R ö s s l e, R o u l e t) oder die dysplastische Retikulose. Der Begriff deckt sich wohl weitgehend mit dem angelsächsischen des malignant lymphoma. Es handelt sich hierbei um eine keineswegs seltene Krankheit. Mein Mitarbeiter P r i b i l l a ist zur Zeit dabei, die Fälle meiner ziemlich kleinen Klinik zusammenzustellen. Er fand 82 Krankengeschichten mit 51 Autopsien. J a n s s e n stellte bei einer Statistik über 20.000 Sektionen 59 Retothelsarkome neben 19 Retikulosen und 35 Plasmozytomen fest.

Ich erinnere mich aus meiner Studentenzeit kaum, diese Diagnose überhaupt nur gehört zu haben. Wohl aber spielte das Lymphosarkom eine ziemlich große Rolle. Offenbar konnten früher diese beiden Zustände nicht scharf geschieden werden. Das Lymphosarkom wird heute relativ selten diagnostiziert, die Summe der Retothel- und Lymphosarkomdiagnosen dürfte aber annähernd gleichgeblieben sein.

Man teilt die Fälle zweckmäßigerweise in die lokalisierten und die generalisierten ein, wobei man unter den lokalisierten diejenigen, die von den Lymphknoten und diejenigen, die ,von anderen Organen ausgehen, unterscheiden kann.

Die sekundär generalisierten Fälle entsprechen den metastasierten malignen Geschwülsten. Es gibt aber wohl auch primär generalisierte Fälle, die eigentlichen Retothelsarkomatosen; hier wird die Abgrenzung von den Retikulosen teilweise problematisch.

Alle Lymphknotengruppen können primär und natürlich auch sekundär befallen sein. Besonders häufig sind die Drüsen am Hals und im Nacken, im Mediastinum und Mesenterium befallen. Auch die Tonsillen und das lymphatische Gewebe am Epipharynx (mit Uebergreifen auf die Schädelbasis) können Ausgangspunkt der Krankheit sein. Die Mediastinalfälle scheinen besonders bösartig zu sein. Die

Patienten sterben oft schon vor der Generalisation an lokaler Kompression von Luftwegen und Gefäßen. Die mittlere Lebensdauer beträgt nur 8 bis 5 Monate. Kaum ein inneres Organ ist nicht manchmal Sitz der Krankheit. Magen und Darm, Schilddrüse, Hoden, Leber und Pankreas sowie Haut und Knochen sind oft beteiligt. Die Knochenfälle können schwierig von Ewing-Sarkomen zu unterscheiden sein. Seltene Lokalisationen sind Lunge, Pleura und Herz.

Die Generalisation erfolgt überwiegend, aber keineswegs ausschließlich, in die blutbildenden Organe: Knochenmark, Milz, Lymphknoten und Leber. So kommt es dann zu Bildern, die zur Einordnung in den überholten Begriff der Pseudoleukämien führten.

Das Blutbild ist meist unspezifisch verändert; im weiteren Verlauf kommt es zur Blutarmut, meist mit den Charakteristika der Tumoranämie. Ziemlich häufig sind Leukopenien. Monozytosen sind viel seltener, als man nach dem Zusammenhang zwischen Retothel und Monozytenbildung erwarten sollte. Wir sahen unter 80 Fällen nur 4mal auffallende Monozytenvermehrungen im peripheren Blut.

Manchmal bestehen Fieberschübe. Vor kurzem beobachtete ich einen Fall, bei dem unklare Temperaturschwankungen im Vordergrund standen, als deren Ursache schließlich ein Retothelsarkom in den Drüsen des Bauchraumes gefunden wurde.

Lokale Fälle mit peripherem Lymphknotenbefall soll man chirurgisch angehen, einmal, um die Diagnose, die klinisch immer nur vermutet werden kann, histologisch zu sichern, dann aber auch, um möglichst viel von dem erkrankten Gewebe zu entfernen. In jedem Fall soll man energisch nachbestrahlen. Fälle mit geringer Ausbreitung soll man, wie beim Lymphogranulom, gleichfalls einer Bestrahlung zuführen; Fälle, die weitgehend generalisiert in Behandlung kommen, soll man zytostatisch behandeln, wobei derzeit die besten Erfolge mit Stickstofflost, Endoxan, TEM und Leukeran zu erzielen sind. Auch Prednison in hohen Dosen kann allein oder mit den vorher genannten Mitteln kombiniert gegeben werden.

Die primären Behandlungserfolge sind oft erstaunlich gut. Vor kurzem beobachtete ich einen Kranken, bei dem vor 17 Jahren ein großer Halslymphknoten bestrahlt worden war und der erst jetzt mit einem generalisierten Bild kam, das sich aber gleichfalls. zunächst jedenfalls, mit Röntgenbestrahlung beherrschen ließ.

Auch die Erfolge mit Zytostatika sind oft erstaunlich gut. Mit einer gewissen Vorsicht kann man sogar sagen, daß ein entsprechendes Krankheitsbild, das auffallend gut auf

4

diese Mittel anspricht, wahrscheinlich ein Retothelsarkom ist.
Es scheint mir sehr bedeutsam, daß die Tumorerkrankungen,
die etwas mit den blutbildenden Organen zu tun haben, wie
die Leukämien, häufig so gut auf eine zytostatische Behandlung reagieren, was bei den anderen Sarkomen und den
Karzinomen leider so selten der Fall ist.

Früher oder später kommt es allerdings wohl immer zum
Rezidiv und nach Monaten oder Jahren tritt der Tod ein. Der
eben erwähnte Fall zeigt, wie vorsichtig man hier mit der
Annahme einer Heilung sein muß.

In jeder Beziehung viel problematischer als das Retothelsarkom ist die essentielle maligne oder hyperplastische Retikulose. Bei manchen Fällen ist es zweifelhaft, ob man nicht
besser von einer generalisierten Retothelsarkomatose sprechen
sollte. Manchmal steht auch zur Diskussion, ob wirklich eine
essentielle Retikulose oder eine ausgedehnte reaktive Form,
etwa bei einem unklaren Infekt, vorliegt.

Die nosologische Stellung ist nicht einfach zu um-
schreiben. Bezeichnet man die Fälle als Systemerkrankung,
so liegt nahe, sie zu den Leukämien zu rechnen. In der Tat
spricht man oft von der dritten Leukämieform. Man muß
dann allerdings gleich dazu bemerken, daß diese Fälle fast
immer aleukämisch verlaufen. Man zieht ja auch oft eine
Parallele zu den Erkrankungen des lymphatischen Apparates
-- lymphatische Leukämie und Lymphosarkom. Hier liegen
die Dinge aber auch schon rein diagnostisch einfacher, da
hier die Leukämieform sich allermeist aus dem Blutbild diagnostizieren läßt.

Enge Beziehungen bestehen offenbar auch zu den akuten
Stammzellenleukämien. Klinisch wie pathologisch-anatomisch
können Zweifel bestehen, welches Bild eigentlich vorliegt.

Die Fälle sind viel seltener als die entsprechenden Sarkome; immerhin konnte ich in 2 Jahren 12 sichere oder sehr
wahrscheinliche Fälle diagnostizieren, einige übrigens erst bei
der Autopsie.

Klinisch besteht häufig, wie bei akuten Leukämien,
Fieber, oft wird das Bild von hämatologischen Symptomen
beherrscht. Sehr oft bestehen Leukopenien, nicht selten aber
auch Leukozytosen mit einem Differentialbild, das an eine
chronische, häufiger an eine akute myeloische Leukämie
denken läßt. Die Anämie kann beträchtlich sein, meist als
aplastische, gelegentlich aber auch als hämolytische Form.
Kommt schließlich dazu noch eine Thrombopenie, so liegt die
Diagnose einer primären Knochenmarksinsuffizienz, einer
Panmyelopathie oder Panmyelophthise nahe. Im Gegensatz
dazu zeigt aber die Krankheit ziemlich oft Lymphknoten-
Milz- und Lebervergrößerung. Besonders verdächtig sind
bräunliche umschriebene Hautinfiltrate, die nicht ganz selten

5

auftreten und übrigens auch histologisch die Sicherstellung der Diagnose erlauben. Sehr selten verläuft die Retikulose leukämisch, d. h. als Monozytenleukämie. Etwas häufiger sieht man wie bei Retothelsarkomen mäßige Monozyten. Der Sternalmarkbefund ist nicht immer so eindeutig wie man erwarten sollte. Gewöhnlich findet man viele einkernige große Zellen, von denen zweifelhaft bleibt, ob es sich um Myeloblasten oder um noch jüngere Vorstufen, d. h. Retikulumzellen, handelt. Hier kann gelegentlich, wenn nicht periphere Drüsen oder Hautinfiltrate eine Probeexzision erlauben, die histologische Untersuchung eines durch Knochenbohrung gewonnenen Markstückes weiterhelfen.

Der Verlauf ist grundsätzlich ungünstig, sofern es sich wirklich um eine essentielle Retikulose handelt. Manche Fälle — namentlich bei Kindern — verlaufen ziemlich akut, andere subakut mit einer Dauer von 1 bis 2 Jahren, eventuell auch noch wesentlich länger.

Therapeutisch sind die Fälle ziemlich undankbar. Neben der symptomatischen Behandlung kann man Antibiotika versuchen, in der Hoffnung, daß dem Zustand ein Infekt zugrunde liegt, außerdem Zytostatika und große Prednisondosen.

Es bleiben schließlich noch einige Sonderformen zu besprechen.

Da ist zunächst die lymphoidzellige Retikulose mit Makroglobulinämie oder der Morbus Waldenström. Seitdem wir gelernt haben, diese Fälle zu diagnostizieren, stellen wir sie keineswegs selten fest. Es besteht aber kein Anhalt, daß wie bei den Agranulozytosen und erworbenen hämolytischen Anämien eine echte Vermehrung stattgefunden hat.

Die Fälle haben sich früher offenbar unter anderen Diagnosen verborgen, wahrscheinlich sind meist atypische Plasmozytome oder aleukämische lymphatische Leukämien angenommen worden.

Wenn die klinische Symptomatologie auch nicht sehr eindrucksvoll ist, so gelingt dem Erfahrenen doch heute die Diagnose auch schon klinisch.

Richtungweisend ist die extreme Senkung, oft verbunden mit einer gewissen Anämie und Gewichtsabnahme. Man denkt an ein Plasmozytom, es fehlen aber die röntgenologisch nachweisbaren Knochenherde, meist auch die Albuminurie und die Niereninsuffizienz sowie die Durchsetzung des Markes mit Plasmazellen; statt dessen finden sich kleine lymphozytenartige Retikulumzellen. Viel häufiger als beim Myelom sind auch Drüsen-, Milz- und Leberschwellungen sowie eine hämorrhagische Diathese. Die Elektrophorese scheint die Diagnose Plasmozytom zu bestätigen, die nähere Analyse der

Eiweißkörper, von der in den weiteren Vorträgen dieses Tages noch gesprochen werden wird, zeigt, daß es sich um pathologische Eiweißkörper besonderer Art, eben um Makroglobuline, handelt.

Die Prognose ist zwar infaust, der Verlauf ist aber häufig langfristiger als beim Plasmozytom. Auch fehlen die quälenden Knochenschmerzen und die Frakturen. Wir haben mehrfach Fälle erlebt, die jahrelang ohne wesentliche Beschwerden die Symptome der Makroglobulinämie aufwiesen; andere verlaufen aber doch akuter. Es scheint aber eine Krankheitsdauer von zehn und mehr Jahren nicht ganz selten. Die Kranken sterben schließlich an Anämie und Kachexie, immer wieder taucht der Verdacht auf, daß maligne Tumoren bei ihnen häufiger sind als bei anderen Menschen; es müßte dann die Störung des Eiweißstoffwechsels dafür einen günstigen Boden abgeben. Therapeutisch sind die Fälle wenig zu beeinflussen. Wir hatten den Eindruck, daß nach Endoxan und Prednison eine gewisse Besserung eintreten kann.

Hierher gehört meines Erachtens auch das Plasmozytom, bei dem eine tumorige Wucherung der plasmazellulären Retikulumzellen des Knochenmarkes, manchmal auch solcher an anderen Körperstellen vorliegt. Die Krankheit nimmt eine eigentümliche Mittelstellung zwischen Systemerkrankungen und malignen Tumoren ein. Die einzelnen Herde wachsen aggressiv-infiltrierend wie ein Sarkom. Das Leiden beginnt aber fast stets im gesamten Knochensystem. Lokalisiert beginnende Fälle sind große Ausnahmen. Viel seltener als das klassische multiple Plasmozytom ist eine diffuse Knochenmarksinfiltration mit pathologischen Plasmazellen, in extrem seltenen Fällen mit einer Ausschwemmung von Plasmazellen ins Blut. Man kann hier mit Recht von einer Plasmazelleukämie sprechen.

Knochenschmerzen, eventuell sogar Frakturen, extreme Senkung, Anämie und Albuminurie, davon in etwa $1/3$ der Fälle Ausscheidung des Bence-Jonesschen Eiweißkörpers, weisen auf die Krankheit; Knochenröntgen, Sternalpunktion und Elektrophorese stellen sie sicher.

Hämatologisch sind die Symptome von den eben erwähnten Fällen, von der Plasmazelleukämie abgesehen, unspezifisch.

Wie immer, wenn man gelernt hat, eine Krankheit besser, d. h. frühzeitiger zu diagnostizieren, hat sich auch hier herausgestellt, daß die Fälle manchmal erstaunlich gutartig, d. h. langfristig, verlaufen können. Ich sah Fälle, bei denen bis zu 10 Jahren praktisch ohne Beschwerden eine hohe Senkung bestand, die dann vergeblich mit antibiotischen Stößen, Herdsanierungen und ähnlichen, unnötigen Maßnahmen bekämpft wurde, bis das zugrunde liegende Plasmozytom erkannt wurde. Andere Fälle verlaufen allerdings viel bösartiger in 1 bis 2 Jahren zum Tode.

Leider ist es nicht möglich, aus dem reifen oder unreifen Knochenmarksbild oder aus der Art der elektrophoretischen Veränderungen eine Prognose zu stellen, wie man zeitweise angenommen hatte. Therapeutisch spricht ein kleiner Teil der Fälle auf Urethan und Endoxan gut an, die meisten sind ziemlich refraktär. Damit bin ich am Ende meiner Ausführungen. Die Kürze der Zeit erlaubt nicht, auf andere hierhergehörige Erkrankungen, z. B. die Lymphogranulomatose, das großfollikuläre Lymphoblastom, das vielleicht in manchen Fällen ein Frühstadium des Retothelsarkoms ist, und auf die Speicherkrankheiten einzugehen.

Man wird vielleicht sagen, daß diese Krankheitsgruppe der Retikulosen zwar wissenschaftlich und theoretisch ganz interessant ist, daß aber bei der grundsätzlich schlechten Prognose und der unbefriedigenden Therapie praktisch aus diesen differentialdiagnostischen Feinheiten nicht viel herauskommt. Das ist sicher bis zu einem gewissen Grade richtig. Aber hier wie bei anderen nosologischen Forschungen arbeiten wir für die Zukunft.

Es sei nur daran erinnert, daß es lange Zeit ziemlich gleichgültig für den Kranken war, ob er eine perniziöse. aplastische oder hämolytische Anämie hatte. Therapeutische Konsequenzen hatte das kaum. Ebenso war es mit der Differentialdiagnose der Endocarditis lenta. Heute sind wir unseren medizinischen Vätern dankbar, daß sie uns die differentialdiagnostischen Mittel für diese Leiden geliefert haben: Unsere so erfolgreiche Therapie wäre ohne sie ganz unmöglich.

Hoffen wir, daß auch auf dem schwierigen Gebiet der Retikulosen in nicht zu ferner Zukunft die Diagnose auch eine wirksame Therapie im Gefolge hat.

Literatur: Haas: Zum klinisch-hämatologischen Bild der Retikulosen. Fol. haemat., 74 (1956), S. 65. — Meer, van der und Zeldenrust: Reticulosis and Reticulosarcomatosis. Leiden: Universitäre Pers. 1948. — Rüttner und Maier: Zum Problem der Retikulose. Schweiz. med. Wschr. (1960), S. 1105. — Schulten und Kanzow: Makroglobulinämie. Fol. haemat. N. F.

Anschrift des Verfassers: Prof. Dr. Hans Schulten, Köln, Medizinische Universitätsklinik.

Aus dem Physiologischen Institut der Universität Wien
(Vorstand: Prof. Dr. G. Schubert)

Möglichkeiten der elektrophoretischen und sedimentationsanalytischen Charakterisierung von Paraproteinen

W. Auerswald

Mit 2 Abbildungen

Bevor auf die Frage der Charakterisierungsmöglichkeiten von Paraproteinen durch physiko-chemische Methoden eingegangen wird, erscheint es erforderlich, den Begriff „Paraprotein" näher zu betrachten. Erstmals wurde eine Definition in dieser Richtung 1940 von Apitz[1] gegeben; in seiner Arbeit „Die Paraproteinosen" sagte er, mehrere Gründe zwängen dazu, die verschiedenen pathologischen Eiweißstoffe bei Plasmozytomträgern als eng zusammengehörig aufzufassen und von normalen Eiweißkörpern als eine besondere Gruppe abzutrennen. Auf die qualitative Seite des Problems eingehend, meint Apitz dann, wenn auch die Bildung von Paraproteinen durch Plasmazellen erwiesen sei, so ist diese Verwandtschaft zur Serumeiweißbildung doch ganz problematisch und er betont schließlich, die Unterschiede zwischen den abnormen Eiweißkörpern, für die er den Namen „Paraproteine" vorschlägt, und normalem Körpereiweiß seien qualitativ und von sowohl chemischer wie physikalischer immunologischer und histologisch-färberischer Art.

Auch Bennhold[2] nimmt unter pathologischen Bedingungen die Bildung qualitativ abartiger Eiweißkörper an, in seinem Schema der Pathoproteinämie stellt er den Dysproteinämien mit ihren rein quantitativen Veränderungen die

Heteroproteinämien gegenüber. In diese Gruppe von Zuständen mit qualitativ veränderten Eiweißkörpern ordnet er als Paraproteine die in großer Menge bei Myelom und Morbus Waldenström gefundenen Proteine ein, als Alloproteine in geringerer Menge gefundene pathologische Eiweißkörper und schließlich nur serologisch nachweisbare abartige Proteine wie Immunkörper.

Angesichts dieser lange verwendeten Vorstellungen unternehmen Cleve und Mitarbeiter[3] in ihrer Arbeit „Atypische Proteine" den Versuch einer Abklärung des Begriffes Paraprotein, denn es war offensichtlich, daß die Apitzsche wie die Bennholdsche Auffassung angesichts der neuesten Erkenntnisse der Proteinchemie einer Ueberprüfung bedurften.

Cleve bekennt zu Beginn seiner Arbeit, der Begriff des atypischen Proteins — und damit auch des Paraproteins — lasse sich nicht widerspruchsfrei definieren; man mag darunter Eiweißkörper verstehen, welche normalerweise bei der überwiegenden Zahl der Organismen gleicher Art nicht vorkommen oder man mag damit Eiweißkörper meinen, die in so kleiner Konzentration vorhanden sind, daß die sich normalerweise dem Nachweis entziehen. Sie können Varianten normaler Eiweißkörper sein, wie das Haptoglobin und das Doppelalbumin oder es kann sich um pathogene Paraproteine handeln. Proteine wie das C-reaktive Protein machen bei der begrifflichen Einordnung weitere Schwierigkeiten, da es offenbleiben muß, ob es sich um ein Produkt einer Abwehrleistung oder um den Ausdruck einer Stoffwechselstörung handelt. Antiinfektiöse Antikörper möchte Cleve nicht in die Gruppe der atypischen Proteine einbezogen wissen, da es sich hier um eine typische Antwort auf einen akuten Infekt handelt. Hier liegt allerdings bereits eine deutliche Schwäche dieser Definition, indem nämlich zwischen einem infektiösen Antigen und anderen Antigenen unterschieden wird.

Die Diskussion über die Charakterisierungsmöglichkeit eines Proteins — und diese ist ja das Kernproblem bei der Frage, ob ein Eiweißkörper als atypisch bezeichnet werden kann oder nicht — muß von der Tatsache ausgehen, daß die Bausteine der Proteine, die Aminosäuren, eine invariable und für jede Proteinart charakteristische Reihenfolge — „Sequenz" aufweisen. Diese Sequenz der Aminosäuren begründet die physiko-chemischen Eigenschaften, biologischen Funktionen und die serologische Spezifität der einzelnen Eiweißkörper vor allem. Ausgehend von der „template"-(Matrizen-)Theorie der Eiweißsynthese, die den DNS-Molekülen der Gene die primäre Informationsfunktion zuordnet, die durch Vermittlung der RNS-Moleküle des Zytoplasmas die Synthese der

Proteinmoleküle steuert, sieht C l e v e vor allem die folgenden
Möglichkeiten für die Entstehung atypischer Proteine:
Angeborene Varianten auf Grund genetischer Mutationen
ohne krankmachende Bedeutung: z. B. Doppelalbumine.
Durch maligne Entartung entstandene irreversible Mutationen somatischer Zellen: Plasmozytomzellen, Makroglobulinämie Waldenström.
Durch besondere Reize bedingte Aktivierung ruhender
„templates": C-reaktives Protein.

Will man also annehmen, daß atypische Proteine gebildet
werden können, dann wird man vor allem die folgenden
Varianten in Betracht ziehen müssen: Entweder wird es sich
um Proteinmoleküle handeln, die sich hinsichtlich ihrer
Aminosäure-„Sequenz" von normalen Proteinen unterscheiden
oder es sind Eiweißkörper, die zwar einer normalen Sequenz
folgend gebildet wurden, die aber infolge nicht rechtzeitigen
Abbrechens der Synthese zu Gebilden veränderten Molekulargewichtes wurden, oder schließlich ist auch damit zu rechnen,
daß normal gebildete Proteinmoleküle durch Einflüsse ihres
Milieus zu einer mehr oder weniger starken Assoziation veranlaßt werden. Aufgabe der vorliegenden Ueberlegungen ist
es nun, zu prüfen, inwieweit mit Hilfe der Elektrophorese
— und hier soll nur die freie Flüssigkeitselektrophorese in
Betracht gezogen werden — sowie der Sedimentationsanalytik
die oben genannten Eigenschaften aufgedeckt werden können.
Die in Frage stehenden Methoden gestatten — dies muß einschränkend hervorgehoben werden — die Erfassung nur
weniger physiko-chemischer Parameter, nämlich die Bestimmung der Mobilität im elektrischen Feld in Abhängigkeit von
den Milieubedingungen, insbesondere des p_H, die Ermittlung
der Diffusionskonstante, die Berechnung der Sedimentationskonstante und die Erfassung des Molekulargewichtes. Diese
Parameter sind grundsätzlich zwar auch für qualitative Aussagen geeignet, jedoch ergeben sich in der Praxis — auf die
Serumproteine angewandt — große Schwierigkeiten beim Versuch ihrer Verwendung in diesem Sinne.

Im folgenden soll am Beispiel einiger Paraproteinarten
und sogenannter atypischer Proteine gezeigt werden, welcher
Art die physiko-chemischen Befunde sein können.

Die M y e l o m sera sind bisher wohl am gründlichsten
untersucht worden. Die Elektrophorese gibt meist das typische
Bild einer allgemeinen Proteinvermehrung, wobei diese zu
Lasten eines sehr hohen, scharfen, schmalbasigen Gradienten
fällt. Die Mobilität dieses Paraproteingradienten liegt in 50%
der Fälle im γ-Globulin-, in 40% der Fälle im β-Globulin-
bereich. In wenigen Fällen wurden Gradienten im α-β-Bereich
beobachtet, aber es gibt auch Plasmozytome ohne auffällige
Gradienten mit bloßer β-Globulinvermehrung. Elektrophore-

4

tische Analysen rein dargestellter Plasmozytomproteine ergaben Mobilitätswerte von —0'8 bis —3'2 . 10^{-5} cm² volt⁻¹ sec⁻¹
und die Gradienten unterschieden sich gegenüber den normalen Globulinen gleicher Mobilitätsklasse durch die
schmalere Gaussche Verteilungskurve, was für eine geringere
Streuung der in der Paraproteinfraktion vereinigten Unter-
mobilitäten spricht. Wenn man die Abhängigkeit der Mobilität von Plasmozytomproteinen vom p_H prüft, dann findet
man Kurvenverläufe, die sich von den entsprechenden Korrela-
tionen normaler Proteine nicht unterscheiden (Putnam und
Udin[4]).

Etwas aufschlußreicher sind die sedimentationsanalytischen Befunde an Plasmozytomprotein. Ziemlich regelmäßig
findet man — unabhängig von der elektrophoretischen Mobilität des Paraproteins — steile Gradienten im Sedimentations-
bereich 7 S, wenn man das Gesamtserum ultrazentrifugiert.
Auch isolierte Paraproteine sedimentieren analog. Daneben
gibt es Myelome, bei denen Paraproteine höherer Sedimentationsklassen gefunden werden, und zwar entweder allein oder
in Kombination mit einem 7 S-Protein. Die Tatsache, daß
elektrophoretisch einheitliche Komponenten unter Umständen
in mehrere Sedimentationsklassen aufgelöst werden können,
ist bezeichnend für den Umstand, daß Moleküle gleicher oder
sehr ähnlicher Ladung aus Proteinen sehr unterschiedlicher
Art zusammengesetzt sein können. Im übrigen weist
Putnam[5] darauf hin, daß es auch bei bestimmten Plasmo-
zytomeiweißkörpern höherer Sedimentationsklassen gelungen
ist, durch geeignete Agentien (Mercaptoaethanol) diese in
6 bis 7 S-Untereinheiten aufzulösen. Es ist von Interesse, daß
in seltenen Fällen bei Plasmozytomseren besondere Gradienten
sehr niedriger Sedimentationskonstanten gefunden wurden.
Paraproteine im 3 S-Bereich legen den Gedanken nahe, daß
es sich hierbei um zirkulierende Bence-Jones-Eiweißkörper
handeln könnte.

Die Literatur über Paraproteine wurde in den letzten
Jahren durch die Veröffentlichung über die Makroglobulinämie bereichert, wobei die Sedimentationsanalytik
neben den pathologisch-anatomischen Ueberlegungen im Vordergrund stand. Die elektrophoretischen Befunde bei dem von
Waldenström beschriebenen patho-physiologischen Zustand
sind dürftig; man findet ähnlich wie beim Plasmozytom
Extragradienten im γ- bis β-Globulinbereich. Wenn man
allerdings die Abhängigkeit der Mobilität eines solchen
Gradienten vom p_H studiert, dann findet man einen gegenüber
β- und γ-Globulinen deutlich steileren Kurvenverlauf, wie er
auch für normale $α_2$-Makroglobuline typisch ist und auf einen
relativ geringeren Anteil von basischen und sauren Aminosäuren zurückzuführen sein dürfte.

In der Ultrazentrifuge zeigt sich dann ein Gradient im 19 bis 20 S-Bereich, aber es wurden inzwischen auch bei Morbus Waldenström Makroglobuline in Sedimentationsbereichen von 15 bis 25, ja sogar bis 32 S gefunden. Häufig handelte es sich nicht um einen einheitlichen Gradienten, sondern um 2 bis 3 Komponenten verschiedener Sedimentationskonstanten. Schon früher hatte man Versuche über die Dis- und Assoziationsfähigkeit von Globulinen mit Alkohol und verdünnten Säuren angestellt, wobei es gelang, 6 S-Komponenten in solche mit der Sedimentationskonstante 9 S überzuführen. Deutsch und Morton[7] behandelten ein β-γ-Makroglobulin, das aus Komponenten mit 18 S, 25 S und 32 S bestand mit Zystein und lösten es in 6.5 S-Komponenten auf. Bei Entfernung des Zysteins durch Dialyse kam es zu einer Reassoziation. Wurden aber die Sulfhydrilgruppen der 6.5 S-Komponenten durch Monojodazetat blockiert, dann blieb die Reassoziation aus. Diese Versuche zeigten, daß offenbar die Verknüpfung randständiger SH-Gruppen unter Disulfidbildung bei der Bildung von Makroglobulinen entscheidend ist. Es sei hier erwähnt, daß Isliker und Mitarbeiter[8],[9] analoge Möglichkeiten für nichtpathologische Proteine, wie z. B. 19 S-α_2-Makroglobuline nachweisen konnte.

Was Zustandsbilder betrifft, bei denen Paraproteine mit Sedimentationskonstanten zwischen 7 und 12, sogenannte atypische Makroglobuline auftreten, so wurde der Versuch unternommen, nicht nur die auf Null extrapolierte Sedimentationskonstante als Beurteilungskriterium heranzuziehen, sondern auch die Steigungskonstante als charakteristischen Parameter einzuführen. In einer Studie verschiedener atypischer Paraproteine konnten Jahnke und Scholtan[10] zeigen, daß bedeutende Unterschiede in der Steigungskonstante, das ist der Konzentrationsabhängigkeit der Sedimentationsgeschwindigkeit derartiger Proteine bestehen. Solche Verschiedenheiten dürften aus ähnlichen Gründen wie die bekannten Viskositätsphänomene Hinweise auf das Vorliegen unterschiedlicher physiko-chemischer Moleküleigenschaften geben.

Eine Gruppe von Serumeiweißkörpern mit besonderer Assoziations- und Dissoziationsneigung, die gewöhnlich auch zu den Paraproteinen gerechnet wird, sind die sogenannten Kryoglobuline. Diese Proteine zeichnen sich durch ihre besondere Labilität bei Temperaturen unterhalb 37º C aus und werden meist als abnorme Eiweißkörper angesehen. Sie werden vielfach bei Plasmozytom, gelegentlich bei Morbus Waldenström, aber auch bei anderen Hyperglobulinämien, wie z. B. bei Retikulosarkom oder chronischer Hepatitis, im Serum gefunden. Es ist aber nicht uninteressant, daß auch bei klinisch ungeklärten Fällen Kryoglobuline gefunden werden können; man spricht dann von „essentieller Kryoglobulin-ämie". Offenbar handelt es sich bei dem Auftreten von Kryo-globulinen um ein „spezielles protein-chemisches Syndrom" (Jahnke und Scholtan[11]). Schon die Beurteilung der Kryo-globuline entsprechend der kritischen Gelierungstemperatur zeigt bedeutende Unterschiede, liegen doch die Grenzen dieser Temperatur zwischen 32 und 20° C. Die elektrophoretische Mobilität wurde meist im γ-Globulin-, manchmal im β_2-Globulinbereich gefunden. Sowohl im Gesamtserum wie an isolierten Kryoglobulinen ergab die Sedimentationsanalyse einen bis mehrere Gradienten. Es wurden dabei Sedimenta-tionskonstanten eines weiten Bereiches festgestellt: $S_{20} = 7\cdot9$, 15, 18, 20, 24, 27, 30 und 34 S. Braunsteiner und Mit-arbeiter[12] untersuchten ein Serumkryoglobulin, das isoliert bei 26° C Gradienten mit 6, 12, 19 und 27 S aufwies; Maß-nahmen, welche die Dissoziation fördern, wie Erhöhung der Temperatur, Aenderung des p_H, der Ionenstärke oder Ver-minderung der Proteinkonzentration führten zu einer Ver-minderung der Komponente mit 27 S und zu einer Ver-mehrung der Komponenten mit niedrigeren Sedimentations-konstanten. Es ist bemerkenswert, daß Edsall und Mit-arbeiter[13] aus dem Serum Gesunder ein kälteunlösliches Protein isolierten, das am Totalproteingehalt mit nur $0\cdot15^0/0$ beteiligt war und Sedimentationskonstanten von 8, 15 und 28 S aufwies.

Auch in dem seit mehr als 100 Jahren wegen seiner besonderen Thermolabilität bekannten Bence-Jones-Protein wurde das Produkt eines atypischen Proteinstoffwechsels ver-mutet und mit Hilfe verbesserter Methodik wurde dieser Eiweißkörper in letzter Zeit eingehend untersucht. Die Dis-kussion ist im Fluß, es steht aber bereits fest, daß es sich trotz gleichartigem Verhalten gegenüber Temperaturänderun-gen um eine Vielfalt von Komponenten handeln muß. Aus dem Harn wurden Bence-Jones-Proteine mit elektrophoreti-schen Mobilitäten im Bereich zwischen $-1\cdot4$ und $-4\cdot7 . 10^{-5}$ cm² volt⁻¹ sec⁻¹ isoliert. Es handelte sich dabei sowohl um mehr einheitliche als auch um komplexe Gradienten. Putnam und Stelos[14] verweisen besonders auf die häufig festgestellten schiefen Gradienten im Elektrophoresediagramm, die für ein Gemisch von Fraktionen verschiedener, aber sehr nahestehen-der Mobilität sprechen. Die Hauptmobilität ist häufig mit derjenigen einer Serumfraktion, z. B. eines Paraproteins bei Plasmazytom identisch, ohne daß daraus auf Identität der Serum- und Harnfraktion ohne weiteres geschlossen werden dürfte. Die Sedimentationskonstanten der in der Ultrazentri-fuge gefundenen Gradienten liegen zwischen $2\cdot4$ und $4\cdot4$ S, meist werden aber zwei Hauptgradienten mit $2\cdot8$ und $3\cdot4$ be-schrieben. Berechnungen des Molekulargewichtes aus Sedimentationskonstante und Diffusionskonstante ergeben Werte von 45.000, gegenüber den früher meist angenommenen 35.000 bis 37.000. Es steht jedenfalls fest, daß das Molekulargewicht so niedrig ist, daß eine Passage des Nierenfilters ohne weiteres möglich ist. Wenn auch manche Autoren an eine Dimerisation bei einer Nierenpassage aus höhermolekularen Proteinen dachten, so deuten neuere Untersuchungen mit markierten Aminosäuren darauf hin, daß es sich beim Bence-Jones-Eiweißkörper um das unmittelbare Produkt einer frühzeitig abgebrochenen Synthese handelt, das infolge seiner Filtrierbarkeit keine nennenswerten Plasmakonzentrationen erreicht.

Im allgemeinen nicht zur Kategorie der Paraproteine gerechnet, aber dennoch als atypisches Protein klassifiziert, sollen hier noch kurz Proteine erwähnt werden, die im Rahmen reaktiver Vorgänge gebildet werden, wie z. B. das C-reaktive Protein und der Rheumafaktor. Insbesondere der Rheumafaktor war in letzter Zeit Gegenstand zahlreicher Untersuchungen, bei denen auch physiko-chemische Methoden angewandt wurden. Ursprünglich war man durch serologische Phänomene — wie die Hämagglutination sensibilisierter Schaferythrozyten durch Sera primär chronischer Rheumatiker — auf das Vorliegen besonderer Eiweißfaktoren aufmerksam geworden und mittels des Latextestes wurden Befunde über die Reaktion der Rheumatikerseren mit γ-Globulin, das an Latexpartikeln adsorbiert ist, gesammelt. Versuche einer Isolierung des für diese Reaktionen verantwortlichen Eiweißkörpers führten zu einem Protein mit der Mobilität des γ-Globulins und die Sedimentationsanalyse ergab vorerst zwei Komponenten mit 7 S und 19 S, wobei die Rheumafaktoreigenschaft mit der schweren Komponente verbunden war (S v a r t z[15]). Genauere Untersuchungen einer großen Anzahl von Rhematikerseren zeigten dann, daß in etwa der Hälfte der Fälle zusätzlich noch eine 22 S-Fraktion vorhanden war (F r a n k l i n und Mitarbeiter[16]). Dieses als 22 S-Rheuma-Makroglobulin bezeichnete Protein ließ sich durch Behandlung mit 5 Mol. Harnstoff in eine 7 S- und eine 19 S-Komponente zerlegen, wovon die schwere Komponente die Rheumafaktoreigenschaft aufwies. Die Diskussion über diese Befunde ist nicht abgeschlossen, aber es wurde in Betracht gezogen, daß der 22 S-Eiweißkörper ein pathologisches Reaktionsprodukt zwischen der 19 S-Fraktion und einem leicht veränderten 7 S-Globulin sein könnte. Erklärungsversuche dieser Phänomene betrachten die 19 S-Komponente als Ausdruck einer Autoaggression gegen Gewebsantigene, die mit dem 7 S-γ-Globulin gemeinsame Determinanten aufweisen.

Nach Besprechung der vielfältigen Befunde, die mit Hilfe der Elektrophorese und in der Ultrazentrifuge an

8

Patientensera erhoben wurden, muß nun abschließend nochmals die Frage gestellt werden, ob mit diesen Methoden etwas Verbindliches über das Vorliegen eines abnormen Proteins, also eines Paraproteins im engeren Sinne der Definition, ausgesagt werden kann. Um die ganze Problematik deutlich zu machen, wurde von uns versucht, durch schonende Fraktionierungsmethoden die Globuline des normalen Serums so anzureichern, daß auch nieder konzentrierte Unterfraktionen erfaßbar werden. In den folgenden Abbildungen sind sowohl

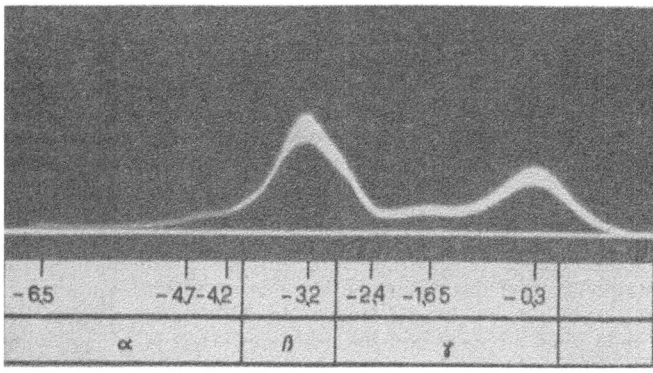

Abb. 1. Elektrophorese-Diagramm eines angereicherten Globulingemisches (Gerät Fokal B, Veronal-Natrium-Puffer, p_H 8·6, Ionenstärke 0·1. Die Zahlen kennzeichnen die Mobilitäten der enthaltenen Hauptfraktionen)

das Elektrophoresediagramm (Abb. 1) wie das Sedimentationsdiagramm (Abb. 2) eines solchen Globulingemisches wiedergegeben. Man erkennt deutlich, daß die wesentlichen Mobilitäten und Sedimentationskonstanten, wie sie bei Paraproteinen beschrieben wurden, vorkommen. Daneben muß aber auch beachtet werden, daß asymmetrische Gradienten auf das Vorliegen weiterer Zwischenfraktionen hinweisen.

Zusammenfassend muß man zu dem Schluß kommen, daß die einfache Bestimmung der Mobilität und der Sedimentationskonstante kaum gestattet, ein Protein als Paraprotein, d. h. als qualitativ von normalen Serumproteinen verschieden zu kennzeichnen. Selbst detailliertere Bestimmungsversuche, wie etwa die sedimentationsanalytische Verfolgung von Dis- und Assoziationsvorgängen, die Bestimmung der Mobilität in Abhängigkeit von p_H und Ionenstärke sowie die Erfassung der Abhängigkeit der Sedimentationsgeschwindigkeit von Konzentration und Milieu, die eine genauere

Charakterisierung isolierter Eiweißkörper ermöglichen, sind, solange die Zusammensetzung des normalen Serums nicht auch hinsichtlich der niedrigst konzentrierten Fraktionen vollkommen geklärt ist, nicht geeignet, ein Protein im strengen Sinne als Paraprotein zu bezeichnen. Im übrigen bieten aber die Methoden der Elektrophorese und Ultrazentrifugation eine wesentliche Hilfe zur Aufdeckung quantitativ abnormer

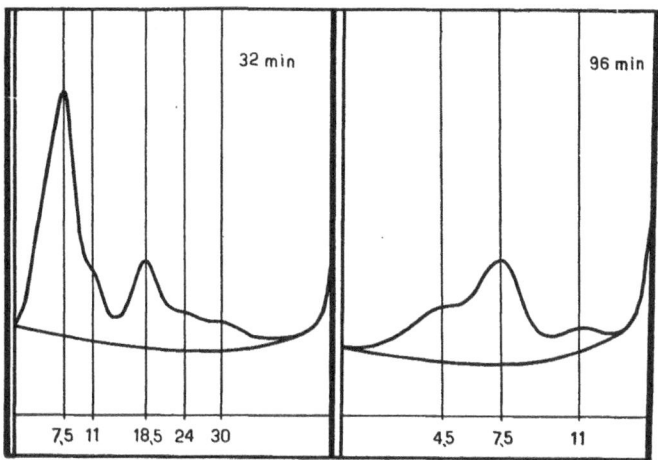

Abb. 2. Sedimentationsdiagramm des in Abb. 1 wiedergegebenen angereicherten Globulingemisches nach 32 bzw. 96 Minuten Zentrifugation (Ultrazentrifuge Modell Spinco E, analytischer Rotor A, 52.640 RPM). Die Zahlen geben die Sedimentationskonstanten der enthaltenen Hauptfraktionen wieder

Proteinverteilungen und zur Selektion auffälliger Fraktionen, die weiteren Untersuchungen zugeführt werden sollen.

Literatur: [1] Apitz, K.: Virchows Arch., 306 (1940), S. 631. — [2] Bennhold, H. und Ott, H.: Klinik der Gegenwart, 1 (1955), S. 603. — [3] Cleve, H., Delcher, H., Hartmann, F. und Lang, N.: Klinische Physiologie Bd. I., Lfg. 2, S. 119, Georg Thieme. 1960. — [4] Putnam, F. W. und Udin, B.: J. biol. Chem., 204 (1953), S. 727. — [5] Putnam, F. W.: Arch. Biochem. Biophys., 79 (1959), S. 67. — [6] Schönberger, V. M., Schmidtberger, R. und Schultze, H. E.: Zschr. Naturforschung, 13b (1958), S. 761. — [7] Deutsch, H. F. und Morton, J. I.: Science, 125 (1956), S. 600. — [8] Isliker, H.: Adv. Prot. Chem., 12 (1957), S. 387. — [9] Derselbe: Helvet. med. Acta, 25 (1958), S. 1. — [10] Jahnke, K. und Scholtan,

10

W.: Die Bluteiweißkörper in der Ultrazentrifuge, Georg Thieme. 1960. — [11] D i e s e l b e n : Die Bluteiweißkörper in der Ultrazentrifuge, Georg Thieme. 1960. — [12] B r a u n s t e i n e r, H., F a l k n e r, R., N e u m a y r, A. und P a k e s c h, F.: Klin. Wschr., 32 (1954), S. 722. — [13] E d s a l l, J. T., G i l b e r t, G. A. und S c h e r a g a, H. H.: J. Amer. Chem. Soc., 77 (1955), S. 157. — [14] P u t n a m, F. W. und S t e l o s, P.: Biol. Chem., 203 (1953), S. 347. — [15] S v a r t z, N.: Acta med. Scand., 158 (1957), S. 163. — [16] F r a n k l i n, E. C., K u n k e l, H. G., M ü l l e r - E b e r h a r d, H. J. und H o l m a n, H. R.: Amer. J. Rheum. Dis., 16 (1957), S. 315.

Aus der Medizinischen Klinik
(Vorstand: Prof. Dr. A. Hittmair)
und dem Medizinisch-chemischen Institut der Universität Innsbruck
(Vorstand: Prof. Dr. R. Stöhr)

Charakterisierung von Paraproteinen durch Papier- und Immunelektrophorese

Von F. Gabl und H. Wachter

Mit 1 Abbildung

Krankheiten, bei welchen vermehrt pathologische Globuline, sogenannte Paraproteine, im Serum und anderen Körperflüssigkeiten auftreten, sind durchaus nicht selten. Nach Gilliam[1] stellten 1949 in den USA Plasmozytome 16% der Tumoren des RES und des lymphatischen Gewebes als Todesursache dar. Laut Ainley[2] betrug in Belfast die Häufigkeit der Plasmozytome die Hälfte der Lymphogranulome und ein Drittel der Leukämien.

Allein an der Medizinischen Klinik in Innsbruck konnten wir in den vergangenen 3 Jahren an die 30 verifizierte Fälle von Plasmozytomen beobachten. Durch routinemäßige Einführung der Papierelektrophorese ist die Diagnose typischer Fälle sehr erleichtert. Doch zeigen etwa 20% der Patienten besonders im Frühstadium kein typisches, sondern ein fast normales Serumeiweißbild. Zwar vermag in solchen Fällen die zusätzliche Harnelektrophorese meist eine Klärung zu bringen. Owen[3], wir selbst[4] und andere haben wiederholt darauf hingewiesen.

In letzter Zeit wurde mehrfach die chemische Zusammensetzung von Paraproteinen untersucht. Müller-Eberhard und Kunkel[5], Laurell und Mitarbeiter[6] u. a. wiesen einen erhöhten Kohlehydratgehalt nach, der besonders in Makro-globulinen recht konstant nahe bei 10% liegt. Weniger kon-stant und hervorstechend ist der Lipoidgehalt der Para-proteine[7].

Sehr eingehend wurden in den vergangenen Jahren immunologische Aspekte der pathologischen Globuline studiert.

Arbeitsgruppen um G r a b a r, H ä s s i g, S c h e i d e g g e r, S c h u l t z e, L o h s s, K o r n g o l d und L i p a r i konnten einer-seits die Verwandtschaft zu normalen γ-Globulinen auf-zeigen, anderseits wurden die Paraproteine als defekte Immunglobuline erkannt.

Diese besitzen jedoch auch bestimmte individual- und gruppenspezifische Determinanten, die für die Vielfalt der Paraproteine mitverantwortlich sind[8].

Die Anwendung dieser Erkenntnisse für die Belange der Klinik ließ sowohl interessante theoretische Einsichten, als auch eine Verbesserung der diagnostischen Möglichkeiten erwarten.

Material und Methodik

Es standen für unsere diesbezüglichen Untersuchungen 19 Sera unseres Patientengutes zur Verfügung. Neben der Bestimmung von Gesamteiweiß[9] und Glykoproteiden (Gesamt-hexosen)[10] wurden die Papierelektrophorese[11] mit Holo-, Glyko-[12] und Lipofärbung[13], die Mikroelektrophorese und Immunelektrophorese in Agargel[14] durchgeführt. Als Antisera verwendeten wir Antihumanserum vom Pferd des Pasteur-Institutes und Anti-γ-Globulinserum vom Kaninchen der Behringwerke.

Das Paraproteinserum wurde nativ oder 1 : 1 mit physio-logischer Kochsalzlösung verdünnt aufgetragen.

Ergebnisse (Tab. 1)

Von den 19 untersuchten Fällen gehören 5 dem γ-, 4 dem β_2-, 5 dem β_1 und 1 dem α_2-Typ an.

4 Fälle zeigen ein uncharakteristisches Eiweißbild.

Das Gesamteiweiß liegt zwischen 5·4 und 23·2 g%, wobei die Hyperproteinämie bei den β_2/γ-Typen deutlich zum Aus-druck kommt, während bei denen mit uncharakteristischem Elektrophoresebild eine Tendenz zur Hypoproteinämie be-steht.

Die Glykoproteide, ausgedrückt als Gesamthexosen, be-tragen zwischen 79 und 796 mg% (Mittel 242 mg%).

Der Kohlehydratanteil der Paraproteine, errechnet aus dem jeweiligen Gesamtwert und der elektrophoretischen Para-proteinfraktion, beträgt zwischen 0·9 und 7%. Er ist besonders

Tab. 1. **Zusammenstellung der Ergebnisse von 19 Fällen von Plasmozytom**

(Gesamteiweiß, Glykoproteide in mg% Gesamthexosen, Elektrophoresetyp, Holo- und Glykoprotein in % nach der elektrophoretischen Auswertung, Kohlehydratanteil des Paraproteins in %, Lipoidgehalt des Paraproteins, Wanderung in Agar-Gel und Präzipitationslinien im γ-Bereich mit Anti-γ-Globulinserum von Kaninchen)

Nr.	Pat.	G.E. g%	Glyko mg%	PAPIER-Elphor Typ	PARAPROTEIN Holo %	Glyko %	$\frac{G}{H}$ %	Lipo	AGAR-Elphor Mob.	Jmmunlinien mit Anti γ/K
1	Bl ♂	6.8	249	$0/\gamma$	17	13			γ?	
2	Sa ♂	7.4	198	$0/\gamma$	25	19				
3	Va ♀	5.4	97	$0/\beta$	13	32		±		
4	Zo ♀	5.9	180	$0/\gamma$	19	6	1,0	±	γ_1	
5	Vi ♀	7.8	271	α_2	40	61	5,3	±	α_2	
6	Ga ♂	7.5	189	β_1	24	68	7,0	±	β_1	
7	Pr. ♂	8.3	267	β_1	46	75	5,3	-	β_1	
8	Schl.♀	9.9	172	β_1	48	74	2,7	41% ++	β_1	
9	Wal.♀	7.5	272	β_1	39	68	6,2	+	β_1	
10	Wag.♀	9.9	259	β_1	38	75	5,2	44% ++	β_1	
11	Ge. ♂	10,1	197	β_2	49	44	1,8	+	β_{1-2}	
12	Go. ♀	10,1	186	β_2	67	82	2,2	+	β_2	
13	Pa. ♂	13,0	247	β_2	63	39	1,2	+	β_{1-2}	
14	Stu. ♂	9,0	234	β_2	44	78	4,6	+	β_{1-2}	
15	Scha.♀	14,2	228	γ_1	63	33	0,9	+	γ_1	
16	Brg.♂	8,3	168	γ_1	43	41	2,0	+	β_2	
17	Sm.♀	8,0	132	γ_1	26	31	2,0	+	γ_1	
18	Bn. ♂	23,2	796	γ_2	63	68	3,7	++	β?	
19	Pi. ♂	9,0	262	γ_2	34	29	3,6	+	γ_1	

in den schneller wandernden Paraproteinen gegenüber den normalen γ-Globulinen wesentlich erhöht.

3 der Parafraktionen zeigen einen starken, 9 einen deutlichen und 4 keinen oder nur sehr schwachen Lipoidgehalt.

In der Immunelektrophorese (Abb. 1) weisen 17 von den 19 Fällen ein atypisches Verhalten gegenüber Anti-γ-Globulinserum auf. Alle 4 Fälle mit uncharakteristischem Papierelektrophoresebild fallen darunter. Eine Verbreiterung und Verkrümmung der γ-Linie (Grabar-Gruppe I) ist bei 4 (Nr. 10, 11, 16, 17), eine Zusatzlinie zur γ-Linie, die in diese

einmündet (Grabar-Gruppe II), bei 6 (Nr. 2, 4, 5, 8, 9 und 12)
vorhanden. Bei weiteren 6 besteht eine Kreuzung der γ-Linie
durch eine Zusatzlinie (Grabar-Gruppe III) (Nr. 1, 6, 13, 15,
18, 19).

Diskussion

Die von uns erhobenen Befunde decken sich im wesentlichen mit denen anderer Autoren. Konstant ist die Erhöhung

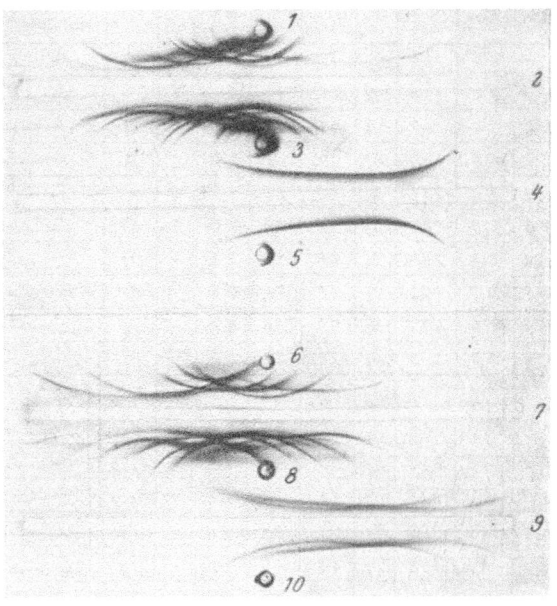

Abb. 1. Immunelektrophorese vom Serum eines Gesunden und
eines Plasmozytom-Patienten (Paraprotein Grabar-Gruppe III,
γ-Linie verdoppelt mit Ueberkreuzung)
1 = Normalserum; 2 = Antihumanserum vom Pferd; 3 =
Normalserum; 4 = Anti-γ-Globulinserum vom Kaninchen;
5 = Normalserum; 6 = Paraproteinserum; 7 = Antihumanserum vom Pferd; 8 = Paraproteinserum; 9 = Anti-γ-Globulinserum vom Kaninchen; 10 = Paraproteinserum

der Gesamtglykoproteide (Mittel 242 mg%, Normwert
120 mg%). Shetlar[15] fand bei 6 Fällen von Multiplem
Myelom im Mittel 200 mg%.

Die zusätzliche Heranziehung des Glyko- und Lipo-
proteidogramms ergibt einerseits einen gewissen Aufschluß
über die Zusammensetzung des jeweiligen Paraproteins. Sie

läßt anderseits bei nur geringer Holoproteinzacke diese besser erkennen, wie auch K ü h n und H a n u s c h[16] feststellen. Ein sehr hoher Kohlehydratanteil von etwa 10% weist nach K u n k e l[17] außerdem auf das Vorliegen einer Makroglobulinämie hin. Der Vorteil der Agarelektrophorese liegt in der besonders raschen Erzielung eines qualitativen Befundes (innerhalb 2 Stunden). Sie scheint auch etwas empfindlicher für die Auffindung einer Paraproteinzacke als die Papierelektrophorese zu sein.

Eine wesentliche Ergänzung zur Charakterisierung von Paraproteinämien stellt die Immunelektrophorese dar. Sie ist bei Verwendung eines hochpotenten Anti-γ-Globulinserums in der Empfindlichkeit den anderen Methoden überlegen und gestattet auch Paraproteinämien mit noch quantitativ normalem Eiweißbild zu erfassen. Allerdings scheint eine Unterteilung in verschiedene Immungruppen wohl nur unter Anwendung zusätzlicher Antiseren, wie Anti-β_2 A- und Anti-β_2 M-Seren, möglich[18]. Ein Zusammenhang zwischen Kohlehydratgehalt und elektrischer Mobilität kann festgestellt werden, jedoch nicht ein solcher zwischen Kohlehydratgehalt und immunologischem Verhalten.

Z u s a m m e n f a s s u n g : An Hand von Untersuchungen bei 19 Fällen von Paraproteinämie (Plasmozytome) werden die Vorteile einer zusätzlichen routinemäßigen Anwendung von Glyko- und Lipoproteidogramm und der empfindlichen Immunelektrophorese demonstriert.

L i t e r a t u r : [1] G i l l i a m, A. G.: Blood, 8 (1953), S. 693. — [2] A i n l e y, N. J.: Ulster med. J., 23 (1954), S. 47; zit. nach „I Plasmocitomi" von R. Di Guglielmo. Roma: Abruzzini Editore. 1955, S. 5. — [3] O w e n, J. A. und R i d e r, W. D.: J. clin. Path., 10 (1957), S. 373. — [4] G a b l, F.: Med. Klin., 53 (1958), S. 404. — [5] M ü l l e r - E b e r h a r d, H. J. und K u n k e l, H. G.: J. exper. Med., 104 (1956), S. 253. — [6] L a u r e l l, C. B., L a u r e l l, H. und W a l d e n s t r ö m, J.: Amer. J. Med., 22 (1957), S. 24; zit. aus „The Plasmaproteins" von F. W. Putnam, Bd. II, S. 374. New York: Academic Press. 1960. — [7] W e i s m a n - N e t t e r, R. S. und H i r s c h - M a r i e, H.: Proteides of the biol. fluids, S. 144. Amsterdam: Elsevier. 1958. — [8] P u t n a m, F. W.: J. biol. Chem., 233 (1958), S. 1448. — [9] P h i l l i p s, R. A., V a n S l y k e, D. D. und Mitarbeiter: Zit. aus „Practical Clinical Biochemistry, von H. Varley, S. 189. London: William Heinemann. 1958. — [10] V a n H o l t, C.: Klin. Wschr., 32 (1954), S. 661. — [11] G r a s s m a n n, W. und H a n n i g, R.: Zschr. physiol. Chem., 290 (1952), S. 1. — [12] B j ö r n e s j ö, K. B.: Scand. J. Clin. Lab. Invest., 7 (1955), S. 153. — [13] S w a h n, B.: Scand. J. Clin. Lab. Invest., 4 (1952), S. 274. — [14] S c h e i d - e g g e r, J. J.: Intern. Arch. Allergy Apl. Immunol., 7 (1955), S. 103. — [15] S h e t l a r, M. R.: Texas. Rep. Biol. Med., 10 (1958),

S. 228; zit. aus „Die Eiweißzucker" von J. Kellen. Leipzig: G. Thieme. 1960. — [16] K ü h n, R. A. und H a n u s c h, A.: Klin. Wschr., 36 (1958), S. 908. — [17] K u n k e l, H. G.: In „The Plasmaproteins" von F. W. Putnam, Vol. I Chapter 7 "The Glycoproteins". Academic Press. New York: 1960. — [18] R o u l e t, D. L. A., S p e n g l e r, G. A., G u g l e r, E., B ü t l e r, R., R i c c i, C., R i v a, G. und H ä s s i g, A.: Helvet. med. Acta. (Im Druck.)

Aus der I. Medizinischen Universitätsklinik Wien
(Vorstand: Prof. Dr. E. L a u d a)

Zur klinischen Abklärung von Paraproteinämien

Von F. Wewalka und B. Schobel

Mit 1 Abbildung

Die Erkenntnisse, daß eine schmalbasige Zacke in der Elektrophorese im β- oder γ-Bereich beim Myelom häufig ist. ermöglichte es, öfter und früher die Vermutungsdiagnose Myelom zu stellen. Durch die leichtere Erfassung solcher Fälle erfuhr man Näheres über dieses oder verwandte Krankheitsbilder. Eine solche schmalbasige Zacke, die von R i v a als M-Gradient bezeichnet wird, findet sich auch regelmäßig bei der Makroglobulinämie Waldenström[20].

In einer Nomenklaturbesprechung an der diesjährigen Tagung der Deutschen Gesellschaft für Innere Medizin in Wiesbaden kam man überein, die Bezeichnung Paraproteinämie möglichst für das Myelom und die Makroglobulinämie Waldenström vorzubehalten und ferner nur auf jene wenigen Fälle mit anderen Erkrankungen anzuwenden, bei denen die Abartigkeit eines Serumeiweißkörpers nachgewiesen wurde. Zu einer endgültigen Definition konnte man sich nicht entschließen.

Die Möglichkeit, elektrophoretische Eiweißuntersuchungen als diagnostisches Hilfsmittel zu verwenden, führt dazu. daß man bei der Diagnosestellung 3 verschiedene Befunde miteinander korrelieren muß: nämlich den klinischen Befund, den morphologischen bzw. den histologischen Befund des Knochenmarks und schließlich den Befund der Serumeiweißuntersuchungen. Beim klassischen Multiplen Myelom bestehen hier keine Schwierigkeiten; gleichgültig, ob es sich um

Tab. 1. Vorkommen von M-Gradienten in der
Serumelektrophorese

Multiples Myelom β_{2A}-Globuline („modifiziert") γ-Globuline („modifiziert")	Vermehrung d. Plasma- zellen (Knochenmark) Knochenherde (Rönt- gen) Bence-Jones Protein Paramyloidose
Makroglobulinämie β_{2M}-Globuline	Makroglobulinvermeh- rung (Ultrazentrifuge) Vermehrung der lymphoiden Retikulum- zellen (Knochenmark)
atypische Makroglobulinämie (Jahnke) atypischer Morbus Waldenström (Riva)	
Essentielle Kryoglobulinämie	Kryoglobulinnachweis

Symptomatisch bei: Lympho-retikulären Erkrankungen (Lymph-
(selten!)   adenose, Lymphosarkom, Lymphogranulom,
Retikulosarkom)

Karzinom
Tbc   Symptome wie Grundkrankheit
chronische Lebererkrankungen
Amyloidose, hämolytische Anämie

Ohne nachweisbare Grundkrankheit:

(kryptogenetische Paraproteinämie)   Antikörpermangelsyndrom?

ein Plasmazytom mit multiplen Knochenherden, um eine
diffuse osteoporotische Form, oder um eine plasmazelluläre
Leukämie handelt, liegt der Prototyp einer Paraproteinämie
vor, wenn auch die Abartigkeit des bei diesen Fällen vermehrten Eiweißkörpers nicht in jedem einzelnen Fall nachgewiesen wurde. Die Wanderungsgeschwindigkeit der abnormen Fraktion in der Elektrophorese war bisher für die
Benennung des Myeloms maßgebend[26]. Soweit man mit
immunologischen Methoden feststellen kann, handelt es sich
beim Myelomprotein um einen Eiweißkörper aus der Gruppe
der γ-Globuline, zu denen die β_{2A}, β_{2M}, und γ-(γ_2)-Fraktion
gehören, gleichgültig,. welche elektrophoretische Beweglich-
keit das abnorme Protein besitzt[6, 7, 11]. Ein modifiziertes
Globulin der γ-(γ_2)-Fraktion liegt in den meisten Myelom-
fällen vor. Vor kurzem gelang es Kommerell und
Schultze[10] in 2 Fällen, den pathologischen Eiweißkörper als
ein β_{2A}-Globulin zu definieren. Das klinische Bild dieser
β_{2A}-Myelome zeichnet sich durch eine besondere Gutartigkeit
im Verlauf und durch das Fehlen einer Bence-Jones-Protein-
ausscheidung aus.

Als Makroglobulinämie Waldenström[24] bezeichnen wir derzeit eine Erkrankung, die mit einer Vermehrung von Serummakroglobulinen, vor allem der β_{2M}-Fraktion einhergeht. Die klinische Symptomatik dieser Fälle mit Schleimhautblutungen, Sehstörungen, Lymphknotenschwellung, Leber- und Milzvergrößerung ist so bekannt, daß man sie nicht näher beschreiben muß.

In den letzten Jahren wurden außerdem Fälle mit M-Gradienten, bzw. Paraproteinzacken in der Elektrophorese beschrieben, die in ihrer klinischen Symptomatik einer Makroglobulinämie Waldenström entsprachen, jedoch keine Makroglobulinvermehrung im Serum aufwiesen. Jahnke und Scholtan sprachen von atypischer Makroglobulinämie[8], während Riva die Bezeichnung atypischer Morbus Waldenström wählte[9]. Neben der Nomenklatur ist auch die Einordnung dieser Fälle nicht endgültig.

Hier muß weiters noch die essentielle Kryoglobulinämie[17, 23] besprochen werden, weil auch dabei ein M-Gradient in der Elektrophorese gefunden wird. Das Protein dieser Fraktion präzipitiert in der Kälte. Dadurch wird die klinische Symptomatik, die der Kälteagglutininkrankheit[3] ähnelt, bestimmt. Häufig ist das Vorkommen von Raynaud-ähnlichen Krankheitsbildern, von peripheren Hautnekrosen und Hautblutungen. Selbst die klinische Symptomatik der Dyspragia abdominalis Ortner wurde durch einen solchen abnormen Eiweißkörper hervorgerufen[22]. Es sei hier auch erwähnt, das Kryoglobuline — allerdings meist in geringerer Menge — bei einzelnen Fällen von multiplem Myelom und Makroglobulinämie beobachtet wurden[17].

Schwierigkeiten in der Korrelierung der klinischen, bzw. histo-morphologischen Befunde mit dem Ergebnis der Serumeiweißuntersuchung bestehen dort, wo man einen M-Gradienten findet, aber der betreffende Patient an einer anderen Grundkrankheit, wie Lymphadenose, Lymphosarkom usw. leidet, und weder ein Plasmozytom, noch eine Makroglobulinämie Waldenström vorliegt. Für diese seltenen Fälle, die der Tab. 1 zu entnehmen sind, ist es notwendig, alle Möglichkeiten zum Nachweis der Abartigkeit des vermehrten Eiweißkörpers auszuschöpfen, um die Bezeichnung Paraproteinämie zu rechtfertigen. Dies ist bisher nur selten geschehen.

Wir haben uns besonders mit einer Gruppe Patienten beschäftigt, die einen M-Gradienten in der Elektrophorese zeigen, und bei denen offenbar überhaupt keine Ursache für das Auftreten dieser abnormen Globulinfraktion nachgewiesen werden kann. In diesen Fällen ist es unumgänglich notwendig, nicht nur eine Paraproteinämie nachzuweisen.

sondern auch alle diagnostischen Möglichkeiten zur Auffindung einer entsprechenden Grundkrankheit heranzuziehen.

Wir haben in den letzten Jahren sechs derartige Fälle wiederholt untersucht, die in Kürze ausführlich publiziert werden. Zur Aufklärung ist es unerläßlich, wiederholte Untersuchungen des Sternalmarks, eventuell ergänzt durch eine Knochenbiopsie, Untersuchung des Harnes auf Bence-Jones-Eiweißkörper und umfassende Knochenröntgenuntersuchungen auszuführen, um nicht ein Plasmozytom zu übersehen. Eine Makroglobulinämie kann nur durch die Ultrazentrifugenuntersuchung erfaßt werden; der Siatest gibt nur grobe Anhaltspunkte, er ist niemals beweiskräftig.

Bei den symptomatischen Paraproteinämien kann die Grundkrankheit an der dafür.typischen Symptomatik erkannt werden, da das Vorliegen einer Paraproteinämie die Klinik dieser Fälle meist nicht wesentlich verändert. In unseren Fällen wurden auch diese weitgehend ausgeschlossen.

Die Papierelektrophorese ist zur Erfassung der Fälle zwar günstig, kann jedoch nicht zum weiteren Nachweis der Abartigkeit herangezogen werden. Bis zu einem gewissen Grad können andere Färbungen auf Lipoproteide oder Glykoproteide einen weiteren Aufschluß geben[13, 14]. Sie wurden auch in unseren Fällen untersucht.

Die Immunelektrophorese wird oft mit Erfolg zum Nachweis der Abartigkeit verwendet[4, 21]. Sie kann aber auch bei sicheren Paraproteinosen normal sein. Zur näheren Aufklärung der Eiweißkörper ist diese Art der Untersuchung jedoch unerläßlich. Sie wurde deshalb von uns auch in den 6 Fällen mit M-Gradienten ohne Grundkrankheit ausgeführt. sie zeigte in 5 Fällen mit Antihuman-γ-Globulin vom Kaninchen ein für Paraproteinämie sprechendes Verhalten.

In Einzelfällen wird die Ausscheidung des abnormen Proteins im Harn[16, 25] oder Speichel[5] oder die Ablagerung von Paramyloid[1, 12] den Nachweis der Abartigkeit eines Serumeiweißkörpers ermöglichen.

Als bisher beste Möglichkeit zum Nachweis einer Paraproteinämie erscheint uns die zweidimensionale Stärkegelelektrophorese. Es wird hier nach vorheriger Serumauftrennung am Papier eine zweite Auftrennung in einem Stärkegelmedium angeschlossen, die 90° auf die erste Auftrennung erfolgt, so daß ein zweidimensionales Bild zustande kommt. Diese ursprünglich von Poulik und Smithies[19] angegebene Methode wurde von uns etwas modifiziert. Auch im Stärkegelmedium zeigen die abnormen γ-Globuline ein abwegiges Verhalten, das sich am besten aus der Abb. 1 entnehmen läßt. In 2 Fällen ist die Fraktion als scharf begrenzte Bande an der Kathodenseite zu erkennen; während

in 2 Fällen in verschiedener Lokalisation übereinander-
liegende, immer schwächer werdende Fraktionen vorhanden
sind. Diese Aufspaltung in mehrere Fraktionen ist durch die
Unterschiede des Molekulargewichtes der einzelnen Komponenten bedingt. Es liegt ein ähnliches Verhalten wie bei
den Haptoglobinen vor. Offenbar bildet derselbe Eiweiß-

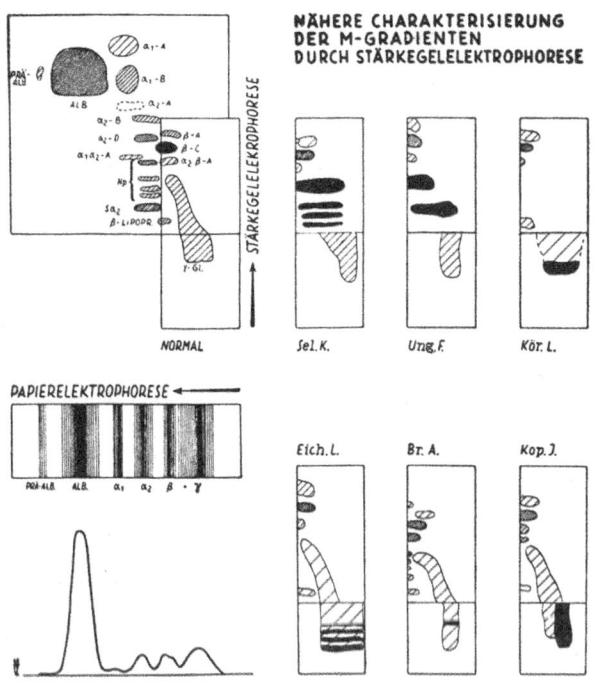

Abb. 1. Links oben ist die zweidimensionale Auftrennung eines
Normalserums in der Stärkegelelektrophorese dargestellt. Darunter die zugehörige Papierelektrophorese mit Diagramm. Zur
besseren Uebersicht wird nur der β-γ-Bereich aus der zweidimensionalen Stärkegelelektrophorese bei 6 Fällen mit Paraproteinämie ohne Grundkrankheit dargestellt. Die Paraprotein-
fraktionen sind voll eingezeichnet

körper verschieden schwere Aggregate. Vielleicht lassen sich
die höher molekularen Paraproteine von 7·9 S bis 13 S, wie
sie Wuketich[27] beschrieb, damit erklären.
    Diese Befunde, die bei der Stärkegelelektrophorese nor-
maler Sera nie gefunden wurden, sprechen dafür, daß mit
dieser Methode eher noch, als mit einer anderen, der Nachweis der Abartigkeit eines Eiweißkörpers möglich ist.

Wenn in den 6 Fällen somit eine Paraproteinämie vorliegt, muß man, da durch die Untersuchungen die klassischen
Formen eines Plasmozytoms, eines Morbus Waldenström, einer
Kryoglobulinämie oder Erkrankungen mit symptomatischen
Paraproteinämien weitgehend ausgeschlossen wurden, andere
möglichen Ursachen der Serumveränderungen diskutieren. Es
kann sich dabei

a) um' Myelome, die sich dem klinischen Nachweis entziehen,

b) um isolierte Myelome, die allerdings nach der bisherigen Erfahrung nur selten zu einer Paraproteinämie
führen,

c) um eine zur Paraproteinämie führenden Grundkrankheit, die bisher nicht gefunden werden konnte, handeln. Oder
es könnte

d) da keineswegs sichergestellt ist, wann diese Veränderung einsetzte, ebensogut eine angeborene Veränderung vorliegen, der ein genetischer Defekt zugrunde liegt. Man müßte
somit an eine Analogie zu den abnormen Hämoglobinen
denken.

Die lange Beobachtungszeit — in einzelnen Fällen über
3 Jahre — und analoge, aus der Literatur bekannte Fälle
(Owen[18] u. a.[15]), die auch bei der Obduktion keine Ursache
für die Paraproteinämie boten, sollten veranlassen, diesen
Befund zu benennen. Nachdem die Klinik spärlich ist, könnte
man vielleicht von einer kryptogenetischen Paraproteinämie sprechen. Wir fanden in 2 von 6 Fällen eine
chronische Entzündung der Luftwege. In einem Fall bestand
gleichzeitig eine chronische, therapeutisch schlecht beeinfluß-
bare Cystopyelitis. Da in diesen Fällen die normalen γ-Globu-
line vermindert sind, sind Symptome, die dem Antikörpermangelsyndrom (Barandun[2]) entsprechen, möglich und
wahrscheinlich nicht zu selten. Auch an die Möglichkeit, daß
die Neigung zum Myokardinfarkt, die bei einem der Patienten
bestand, mit einer Paraproteinämie zusammenhängt, muß
gedacht werden.

Zusammenfassend sei gesagt, daß die bisherige Einteilung der Paraproteinämien keineswegs befriedigt und daß
insbesondere die Fälle mit Paraproteinämie, bei denen kein
Myelom oder Morbus Waldenström nachweisbar ist, weitere
Einblicke in die Fragen kausalgenetischer Zusammenhänge
des Auftretens von abnormen Serumeiweißkörpern ermöglichen können. Zur Definition der Eiweißkörper als Paraproteine ist wohl die Stärkegelelektrophorese in Form der
zweidimensionalen Methode am besten geeignet. Diese Erkenntnisse führen allerdings zu neuen, noch unbeantworteten
Fragen.

Literatur: [1] A p i t z, K.: Virchows Arch., 306 (1940).
S. 631. — [2] B a r a n d u n, S., C o t t i e r, H., H ä s s i g, A. und
R i v a, G.: Das Antikörpermangelsyndrom. Basel: Benno
Schwabe & Co. 1959. — [3] B a u m g a r t n e r, W.: Schweiz. med.
Wschr., 85 (1955), S. 1157. — [4] C l e v e, H., D e i c h e r, H.,
H a r t m a n n, F. und L a n g, N.: Klin. Physiol., I (1960),
S. 119. — [5] G a b l, F. und H i t t m a i r, A.: VI. Kongreß der
Europäischen Gesellschaft für Hämatologie. Kopenhagen 1957,
S. 96. — [6] G r a b a r, P., F a u v e r t, R., B u r t i n, P. und
H a r t m a n n. L.: Rev. Franc. Et. Clin. et Biol., 1 (1956),
S. 175. — [7] G u g l e r, E., M u r a l t, G. v. und B ü t l e r, R.:
Schweiz. med. Wschr., 27 (1959), S. 703. — [8] J a h n k e, K.
und S c h o l t a n, W.: Verh. dtsch. Ges. inn. Med., 61 (1955),
S. 312. — [9] K a p p e l e r, R., G u g l e r, E. und R i v a, G.: Verh.
Schweiz. med. Wschr., 51 (1959), S. 1331. — [10] K o m m e r e l l,
B. und S c h u l t z e, H. E.: Verh. 66. Tagung dtsch. Ges. inn.
Med., Wiesbaden 1960. — [11] K o r n g o l d, L. und L i p a r i, R.:
Cancer, 9 (1956), S. 183. — [12] K r ü c k e, W.: Erg. inn. Med.,
11 (1959), S. 299. — [13] K ü h n, R. A. und H a n u s c h, A.:
Klin. Wschr., 19 (1958), S. 908. — [14] L a u r e l l, C. B., L a u -
r e l l, H. und W a l d e n s t r ö m, J.: Amer. J. Med., 22
(1957), S. 24. — [15] L i l j e s t r a n d, A. und O l h a g e n, B.:
Acta med. scand., 151 (1955), S. 441. — [16] L o h s s, F.: Verh.
66. Tagung dtsch. Ges. inn. Med., Wiesbaden 1960. —
[17] M a c k a y, I. R., E r i k s e n, N., M o t u l s k y, A. G. und
V o l w i l e r, W.: Amer. J. Med., 20 (1956), S. 564. —
[18] O w e n, J. A., P i t n e y, W. R. und O'd e a, J. F.: J. clin.
Path., 12 (1959), S. 344. — [19] P o u l i k, M. D. und S m i t h i e s,
O.: Biochem. J., 68 (1958), S. 636. — [20] R i v a, G.: Das Serum-
eiweißbild. Bern: Verlag Hans Huber. 1957. — [21] S c h e i d -
e g g e r, J. J.: Proteides of Biological Fluids. (Proceedings of
the 6th Colloquium, Bruges 1958) S. 127. — [22] S l a t k y, E.,
W i e r z b o w s k a, A. und S c h u l t z e, H. E.: Klin. Wschr., 37
(1959), S. 712. — [23] V o l p é, R., B r u c e - R o b e r t s o n, A.,
F l e t c h e r, A. A. und C h a r l e s, W. B.: Amer. J. Med. (1956),
S. 533. — [24] W a l d e n s t r ö m, J.: Acta hämat., 20 (1958),
S. 33. — [25] W a r t e r, J., M é t a i s, J. M.: Sem. Hôp. Par.
(1958), S. 2919. — [26] W u h r m a n n, F. und W u n d e r l y, Ch.:
Die Bluteiweißkörper des Menschen. II. Aufl. Basel: Benno
Schwabe & Co., Verlag. 1952. — [27] W u k e t i c h, St. und
S i e g m u n d, G.: Dtsch. Arch. klin. Med., 205 (1958), S. 213.

Aus der Universitäts-Kinderklinik Wien
(Vorstand: Prof. Dr. K. K u n d r a t i t z)

Klinik und Frühdiagnose der Säuglingsretikulose

Von G. Felsenreich

Mit 1 Abbildung

Die relativ große Anzahl der in der Literatur mitgeteilten Fälle beweist, daß es sich bei den frühkindlichen
akuten Retikuloendotheliosen um kein ausgesprochen seltenes
Krankheitsbild handelt. Auf Grund von 5 eigenen Beobachtungen im Säuglingsalter, die in den letzten 3 Jahren an
der Universitäts-Kinderklinik Wien gemacht werden konnten,
soll speziell auf die Klinik und die Möglichkeiten der Frühdiagnose dieser Erkrankungen eingegangen werden.

Für den Zeitpunkt des Auftretens der frühkindlichen
Retikuloendotheliosen wird in den meisten Fällen das erste
bis zweite Lebensjahr angegeben, jedoch sind in der Literatur der letzten Jahre auch einzelne Fälle angeborener Retikulosen mitgeteilt worden. Bei unseren Fällen wurde die Diagnose im Alter von 4 bis 19 Monaten gestellt, wobei zu bemerken ist, daß verdächtige Symptome schon mehrere
Wochen vorher anamnestisch zu erheben waren.

Die klinische Symptomatik weist eine große Variabilität auf und bietet neben uncharakteristischen Zeichen einige
unseres Erachtens sehr markante Symptome. Als erste Anzeichen der Erkrankung werden häufig Appetitlosigkeit,
Durchfälle und allgemeine Unlustgefühle angegeben, erst
einige Wochen später Blässe und rezidivierende Fieberschübe,
in deren Ablauf Milz- und Lymphknotenschwellungen festgestellt werden können. Die Temperaturkurve zeigt einen
ausgesprochen wellenförmigen Verlauf, wobei festzustellen
ist, daß Milz und Lymphknoten mit Einsetzen des Fiebers

2

an Größe zunehmen und nach Entfieberung wieder zu ihrer normalen Größe zurückkehren. Diese unseres Erachtens sehr charakteristischen Temperatursteigerungen erreichen oft hochfebrile Werte, dauern bis zu 14 Tagen, die afebrilen Intervalle von wenigen Tagen bis zu Wochen. Lymphknotenvergrößerungen treten meist generalisiert, vereinzelt auch isoliert auf. Abgesehen von gelegentlichen Vergrößerungen der Leber sind keine sonstigen abnormen klinischen Befunde zu erheben.

Abb. 1 zeigt einen Ausschnitt aus der Temperaturtabelle eines Säuglings, der wegen einer Retikuloendotheliose (Obduktion: Abt-

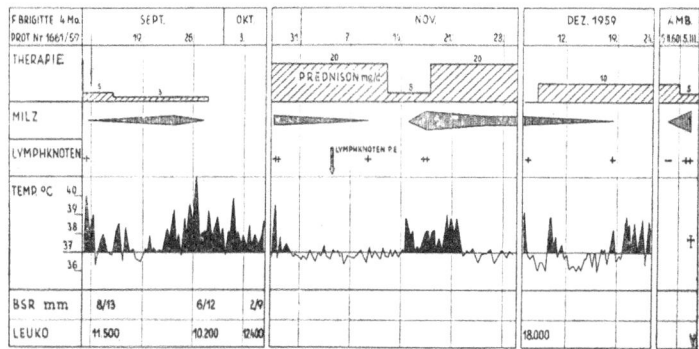

Abb. 1

Letterer-Siwesche Erkrankung) mehrmals in stationärer Behandlung der Klinik war. Es soll besonders auf den wellenförmigen Fieberablauf und die im Zusammenhang damit aufgetretenen Milz- und Lymphknotenvergrößerungen hingewiesen werden.

Ein Großteil der Fälle — nach Literaturangaben bis zu 75% — zeigt Hauterscheinungen, die meist als Ekzem aufgefaßt werden, schon wochen- und monatelang bestehen und unbeeinflußbar erscheinen; bei zwei unserer Fälle wurde die Krankheit bereits bei der Geburt mit derartigen Hauterscheinungen eingeleitet. Die Veränderungen machen anfangs den Eindruck eines Ekzems, erst im späteren Stadium entwickelten sich multiple glasstecknadelkopf- bis erbsgroße bräunlichrote schuppende Knötchen. In diesem Zusammenhang soll besonders auf das Gehörgangsekzem mit chronischer Otitis media im Säuglingsalter hingewiesen werden, das im Rahmen dieser Erkrankung nicht allzu selten beobachtet wird. In hartnäckigen therapieresistenten Fällen sollte an die Möglichkeit einer Retikulose gedacht werden. Die zweite häufig gefundene Manifestation im Bereiche der Haut

stellen petechiale Blutungen dar, die den Eindruck einer
hämorrhagischen Diathese machen, ohne daß hierfür immer
eine hämatologische Ursache gefunden werden kann. In der
französischen Literatur werden derartige Fälle mit vor-
wiegender Hautmanifestation als „forme cutanée" bezeichnet.
Die hämatologischen Befunde sollen hier nur kurz
skizziert werden: Die schon erwähnte, meist aregeneratori-
sche Anämie, die beträchtliche Grade annehmen kann, führt
häufig zur Klinikeinweisung und damit zur Aufdeckung des
Krankheitsbildes. Das weiße Blutbild zeigt oft eine Leukozytose mit einem hohen Prozentsatz an mononukleären Elementen. Der Nachwes pathologischer retikuloendothelialer
Zellen gelingt im peripheren Blutbild häufiger als im Knochen-
marksausstrich.
Typische röntgenologische Veränderungen sind bei frühkindlichen Retikuloendotheliosen nicht zu erwarten. Im
Thoraxröntgen kann eine miliare oder retikuläre Zeichnung
der Lungenfelder gefunden werden, deren Deutung und
Differentialdiagnose jedoch äußerst schwierig ist. Eine sogenannte „noduläre Fibrose" soll weitgehend charakteristisch und in Kombination mit anderen klinischen Symptomen fast beweisend sein. Sichtbare Skelettveränderungen,
die besonders im Bereich der Wirbelsäule zu suchen wären,
kommen im allgemeinen bei der akuten Form der Säuglingsretikulose nicht vor.
Welche Untersuchungsmöglichkeiten stehen dem Päd-
iater noch zur Verfügung, um eine frühzeitige Diagnose zu
stellen? Wird im Knötchenstadium der Hauterscheinungen
eine Probeexzision (Hautstanze) durchgeführt, so führt die
histologische Untersuchung in einem sehr hohen Prozentsatz
zur Diagnose. Die Punktion eines vergrößerten Lymphknotens
kann, wie der aus unserer Klinik von G r o h und R u z i c z k a
veröffentlichte Fall beweist, entscheidend zur Diagnose beitragen, läßt aber den Kliniker noch öfter in Stich als die
Probeexzision. Die feingewebliche Untersuchung der Lymphknoten zeigt mitunter nur Zeichen einer chronischen Entzündung. Einzig und allein das morphologische Bild mit Proliferation von Retikulumzellen, Riesenzellen und lymphoiden
Elementen in Haut oder Lymphknoten sind im Zusammenhang mit dem klinischen Bild beweisend. Bei einem unserer
Fälle, bei dem, abgesehen von rezidivierenden Fieberschüben
und einer stark vergrößerten derben Milz, keinerlei abnorme
Befunde zu erheben waren, wurde die Diagnose auf Grund
der histologischen Untersuchung der exstirpierten Milz gestellt. Wir möchten vor einem derartigen Eingriff eher
warnen, da es kurz nach der Exstirpation zur akuten
Exazerbation der Krankheit mit multiplen osteolytischen
Knochenherden im Schädel- und Extremitätenskelett kam.

Eine Milzpunktion wäre in einem derartigen Fall auch in Erwägung zu ziehen. Wenn auch nicht absolut beweisend, so sind Blutbild und Knochenmarkspunktion als richtunggebende Untersuchungen äußerst wertvoll. Zusammenfassend möchten wir auf die bei unseren Fällen immer beobachteten klinischen Symptome wellenförmig ablaufende rezidivierende Fieberschübe, Milz- und Lymphknotenvergrößerung, die in einem gewissen Zusammenhang mit dem Temperaturablauf zu stehen scheinen, nochmals besonders hinweisen. Diese Symptomentrias wurde von uns im Rahmen des gesamten Krankheitsbildes immer als richtungweisend für die weiteren diagnostischen Untersuchungen angesehen.

Literatur beim Verfasser.

Aus dem Städtischen Wenckebach-Krankenhaus, Berlin-Tempelhof,
Innere Abteilung
(Aerztlicher Direktor: Prof. Dr. W. D. G e r m e r)

Osteoporose beim Plasmozytom

Von R. Kanther

Die Tatsache, daß beim Plasmozytom der Befund einer
diffusen, meist recht starken „Osteoporose" allgemein hervorgehoben wird, veranlaßte uns, dieser Frage näher nachzu-
gehen. Es sind bei dieser Erkrankung nicht so sehr die
bekannten, wie ausgestanzt wirkenden Destruktionsherde,
welche die ad hoc-Diagnose stellen lassen, als vielmehr die
unbestimmten Veränderungen nach Art einer Osteoporose,
welche vor allem in den frühen Stadien in Erscheinung treten
und dem Patienten nicht selten über längere Zeit hin die
entsprechenden Beschwerden bereiten.

Wir haben von unseren 29 klinisch beobachteten
Plasmozytomen die Röntgenbefunde unter Zugrundelegung
einer vergleichend pathologisch-anatomisch und röntgenologisch gewonnenen Einteilung von H e i s e r und S c h w a r t z-
m a n n (1952) zusammengestellt. Die Unterteilung der Röntgen-
veränderungen beim Plasmozytom erfolgte in 6 Gruppen
(siehe Tabelle).

Danach besteht besonders im Bereich ·der Wirbelsäule
der Rippen und des Beckens ein vergleichsweiser hoher Befall
der Gruppen mit osteoporotischen und sogenannten unbestimmbaren Veränderungen, womit der Verteilungsmodus von
H e i s e r und S c h w a r t z m a n n bestätigt werden kann,
welche bei ihren 62 röntgenuntersuchten und 27 autoptisch
verglichenen Fällen nur in 13% die bekannten typischen
Plasmozytomveränderungen nachweisen konnten. Wir fanden

Röntgenbefunde bei 29 Plasmazytomen*

Region	Zahl der röntgen-untersuchten Fälle	Röntgenbefunde entsprechend der Einteilung Heiser und Schwartzmann					
		normal	Osteo-porose	Unbestimm-bare Ver-änderungen	Destruktionen		
					scharf um-schr.	un-scharf	schwer und ausge-dehnt
		I	II	III	IV	V	VI
Schädel.......	20	6	—	1	11	2	—
Wirbel........	25	4	8	6	—	3	5
Rippen.......	25	9	8	5	—	3	—
Becken.......	18	5	—	10	—	3	—
Röhrenknochen	14	4	4	3	2	1	—

* Zusammenstellung der bereits früher mitgeteilten 11 Fälle (Aerztl. Forsch. 1956, 533—543) mit den seit 1953 im Städt. Wencke-bach-Krankenhaus zur Beobachtung gelangten Plasmozytomen.

darüber hinaus — wenn darauf geachtet wurde — Sternum, Clavikula und Skapula von porotischen, unbestimmbaren bzw. unscharf destruierenden Veränderungen befallen, die wir nur der sporadisch erfolgten Untersuchung wegen tabella-risch nicht mit angeführt haben.

Nach Fresen kann das Plasmazytom bekanntlich in 6 Formen auftreten, und zwar als 1. solitäres, medulläres Plasmozytom, 2. diffuses Plasmozytom, 3. multiples Plasmo-zytom, 4. Plasmazelleukämie, 5. extramedulläres Plasmozytom und 6. in Kombinationen. Damit sind aber vorwiegend nur die Röntgenbilder der gröberen Knochenveränderungen er-klärt. Wie hat man sich aber die Entstehung der osteoporoti-schen und unbestimmbaren Veränderungen zu erklären, die allein oder in Kombination mit den gröberen Befunden vor-kommen können?

In Ergänzung der eben zitierten anatomischen Einteilung ist festzustellen, daß — abgesehen von den relativ seltenen rein solitären, medullären oder extramedullären Formen — das Plasmozytom eine generalisierte Knochen-markerkrankung darstellt. Die Auswirkungen auf das Skelett sind beim Plasmozytom entschieden stärker und auch anders, als dies bei der sogenannten „myelogenen Osteopathie" (Markoff, 1942) der Blutsystemkrankheiten sonst der Fall sein kann. Wir haben daher bereits früher darauf hingewiesen (Kanther, 1956), daß im Gegensatz zu dieser bei der Ent-stehung der „myelomatösen Osteoporose" zwei Faktoren pathogenetisch wirksam sind, und zwar

1. die „mesenchymale Destruktion" durch die Plasmozytomzellen und

2. der Schwund des Eiweißgerüstes im Skelett als Folge
der paraproteinotischen Stoffwechselstörung.

I

Tischendorf und Naumann (1948) stellten bei
leukämischen und nichtleukämischen Knochenmarkzellver-
mehrungen folgende Wechselbeziehung zwischen Mark und
Knochengerüst fest: Markzellvermehrungen führen zu Osteoporose und Osteoklasie, Schwund des Markparenchyms zu
Osteosklerose und Osteoplasie.

Der Knochen ist ein Mausergewebe, d. h. er befindet sich
in einem ständigen Umbau. Dieser vollzieht sich endostal
an der inneren Grenzschicht zwischen dem Knochen und dem
Knochenmark. Osteoblasten und Osteoklasten sind hierbei
Antagonisten. Sie unterscheiden sich lediglich durch ihren
verschiedenen Funktionszustand voneinander und sind Entwicklungsformen der beiden gemeinsamen retikulären
Mesenchymzellen an dieser Knochen-Mark-Grenzschicht
(Markoff, Tischendorf). Tischendorf und Heckner
(1950) fanden bei zytologischen Untersuchungen am embryonalen Knochen im Stadium besonderer Aktivität, zur Zeit
des dritten Monats, im Bereich der Ossifikationspunkte zwischen der verkalkten Knorpelanlage und dem primitiven
Knochenmark einen relativ breiten Zellsaum — den sogenannten Osteoblastensaum — bestehend aus massenhaft großen
basophilen Retikulumzellen, welche nach Plasma-
färbbarkeit und Basophilie der exzentrisch gelagerten, fein-
retikulären Kerne an plasmazelluläre Retikulumzellen erinnern. Diese Befunde zeigen die enge Wechselbeziehung
zwischen Markretikulum und Knochengerüst. Die retikuläre
Genese des Plasmozytoms gilt heute als gesichert (Fresen,
1951, Lindner, 1954, Gieseking, 1960).

Wenn nun diese mesenchymalen Markanteile, wie beim
Plasmozytom, neoplastisch wachsen und auf der Leitschiene
des Markretikulums mit dem angrenzenden Knochengewebe
in Beziehung treten, kommt es — wie wir das nannten
(Kanther, 1956) — zu einer „mesenchymalen Destruktion".
Das heißt, die entdifferenzierten Plasmozytomzellen nehmen
als Abkömmlinge des Retikulums ihre Primitivfunktion an
der endostalen Grenzschicht zwischen Mark und Knochenbälkchen wieder auf und bauen den Knochen ab.

Auch bei der Makroglobulinämie (Waldenström),
welche gleichfalls mit einer Paraproteinämie sowie exzessiver
Vermehrung lymphoider bzw. lymphoid-plasmazellulärer
Retikulumzellen einhergeht, wird eine diffuse Osteoporose

4

sogar als krankheitstypisch beschrieben (W e i n r e i c h, 1955),
Destruktionen werden jedoch stets vermißt.

II

Der für das Plasmozytom charakteristischen mesenchymalen Destruktion parallel geht ein Schwund des
Knocheneiweißgerüstes infolge paraproteinotischer Stoffwechselstörung. Dazu zunächst ein Hinweis auf die Zusammensetzung der Knochensubstanz.

Ihr organischer Anteil besteht aus Knochenzellen
(Osteoblasten, Osteozyten, Osteoklasten), den von Osteo-
blasten gebildeten Kollagenfibrillen und der Kittsubstanz
(„cementing substance"), die zwischen den Fibrillen liegt und
sehr stoffwechselaktiv ist. Ihr anorganischer Anteil liegt in
Form von Hydroxylapatitkristallen (Kalzium-Phosphat-
Karbonat) vor, welche in die Kittsubstanz eingelagert sind.
Durch die intermizellaren Lücken dieses Systems diffundiert
die Gewebsflüssigkeit mit organischen und anorganischen
Baustoffen.

B a r t h e l h e i m e r und S c h m i t t - R h o d e sind in ihrer
Monographie (1956) auf die Zusammenhänge zwischen Stoffwechsel und Osteoporose eingegangen und bezeichnen das
Skelett als „D e p o t o r g a n i m S t o f f w e c h s e l". Die
Schädigungen des Knochensystems, zumal diejenigen in Form
der Osteoporose, wurden bisher vorzugsweise auf Abweichungen des Mineralhaushaltes bezogen. Indessen wird bei
sehr vielen Osteoporoseformen gerade die organische Knochenmatrix selbst von der Störung betroffen. Mineral- und Eiweiß-
haushalt können parallel laufend gestört sein. Es kann aber
auch eine primäre Eiweißstoffwechselstörung die Ursache
einer Osteoporose bilden, wobei dann die stoffwechsellabile
Kittsubstanz ihre Eigenschaften der Kalkaufnahme (sogenannte Kalkfängereigenschaft, B a r t h e l h e i m e r) entsprechend verliert.

Bereits S c h ü p a c h (1958) hatte die Osteoporose als ein
Problem der organischen Knochengrundsubstanz bezeichnet.
Ihr weitaus stoffwechselempfindlichster Teil, d i e K i t t -
s u b s t a n z, besteht nach Untersuchungen von R o b i n s o n
aus einem Spektrum von Hexoseproteinkombinationen, das
von Mukopolysacchariden bis zum Glykoproteid reicht. Es
liegen also Proteine vor, denen als labile Gruppen Zucker und
Lipoide angelagert sind, woraus die enge Beziehung des
Knochens zum Eiweiß- und Zuckerstoffwechsel hervorgeht.

So ist die H u n g e r o s t e o p o r o s e Auswirkung des
Fehlens von Eiweiß für den Knochen. Aehnlich liegen die
Verhältnisse bei c h r o n i s c h e n L e b e r k r a n k h e i t e n,
wofür M a y o r (1942) die Bezeichnung „hepatogene Osteo-
dystrophie" wählte.

Beim Plasmozytom nun liegt ebenfalls eine erhebliche Eiweißstoffwechselstörung vor. Sie geht einher mit einer Paraproteinämie, häufig auch mit Hyperproteinämie. Paraproteine sind nach immunserologischen Untersuchungen (Wuhrmann, Wunderly und Hässig, 1949) pathologische und physiologisch nicht vorkommende Eiweißkörper, die bei den physiologischen Stoffwechselvorgängen nicht verarbeitet werden können (Randerath). Die normalen Eiweißfraktionen sind nicht nur relativ, sondern auch absolut vermindert, besonders das Albumin (Pedrazzini sowie Guye und Jolliat, Gras und Salazar). Bekannt ist die durch mangelhafte Antikörperbildung bedingte Abwehrschwäche beim Plasmozytom, die von Zennemann und Hall (1954) sowie Alawson (1952) immunserologisch bewiesen wurde. Müting (1952) wies beim Plasmozytom den Fehlablauf verschiedener Organeiweiße nach, insbesondere den Aminosäureaufbau im Hämoglobin.

Es weist also vieles darauf hin, daß die Paraproteinämie nicht nur einen Eiweißmangel hervorruft, sondern auch das dynamische Gleichgewicht des normalen Eiweißstoffwechsels zu stören vermag, jenes Gleichgewichtes, das nach dem Abderhaldenschen Prinzip des Minimums gesteuert wird. Die in geringster Menge vorhandenen essentiellen Aminosäuren bestimmen den Umfang der Eiweißsynthese, was durch Isotopenversuche bewiesen wurde (Kinsell, Magen und Mitarbeiter, 1950). Um dieses dynamische Gleichgewicht zu erhalten, wird somit wie im Hungerzustand auch bei tiefergreifenden Eiweißstoffwechselstörungen mit Ausfall bzw. Verminderung einiger dieser essentiellen Aminosäuren die Situation erklärlich, daß lebenswichtiges Eiweiß aus weniger wichtigen Körpergebieten abgebaut werden muß, um an wichtigen Körperabschnitten möglichst lange zur Lebenserhaltung zur Verfügung zu stehen. Sicher gehört das Eiweiß des Knochens zu den weniger lebenswichtigen Bedarfsstellen und erweist sich als Depoteiweiß.

Beim Plasmozytom ist diese Störung des Eiweißstoffwechsels unseres Erachtens neben der mesenchymalen Destruktion durch die Plasmozytomzellen die Ursache der Osteoporose. Die organische Grundsubstanz des Knochens erfährt einen Schwund, und zwar insofern, als nicht nur ein Mangel im Eiweißnachschub spürbar wird, sondern vor allem — ähnlich wie im Hungerzustand — ein Eiweißabbau stattfindet.

Mesenchymale Destruktion und Eiweißstoffwechselstörung beim Plasmozytom konnten wir knochenbioptisch an drei einschlägigen Fällen folgendermaßen objektivieren:

Man hat bei der Punktion des Beckenkamms in der von Barthelheimer (1953) angegebenen Weise beim Vorliegen eines Plasmozytoms das Gefühl, in einen relativ w e i c h e n Knochen hineinzustoßen. M i k r o s k o p i s c h zeigen sich bei H ä m a t o x y l i n - E o s i n - F ä r b u n g keine auffälligen Veränderungen der Knochenmatrix. Die Spongiose läßt eine Verschmälerung der Bälkchen erkennen, ohne Anhalt für eine lakunäre Resorption. Es besteht im Markraum eine diffuse bzw. knotige Vermehrung von Zellen, die histologisch Plasmazellen entsprechen mit großem Zelleib und exzentrisch liegenden chromatinreichen Kernen, welche mit dem Markretikulum in Verbindung stehen.

Bei A z a n f ä r b u n g fällt in allen Präparaten eine grobe Auflockerung der sogenannten Ultrastruktur des Knochens auf, welche die rottingierte Grundsubstanz durchsetzt. Nach S e k i (1939) ist diese Doppelfärbung mit Azocarmin und Anilinblau geeignet, Dichteunterschiede im angefärbten Substrat zur Darstellung zu bringen, wobei sich die dichteren Anteile rot und die weniger dichten bläulich färben. Die U l t r a s t r u k t u r d i c h t e eines Gewebes ist um so geringer, je größer die intermizellaren Räume seiner Feinstruktur sind (S e k i). Normalerweise besitzt die organische Knochengrundsubstanz intra vitam eine hohe Dichte und färbt sich bei Azanfärbung gleichmäßig und intensiv rot. Diese Rotfärbung wird bei Auflockerung der Knochengewebsultrastruktur mehr oder weniger stark aufgehellt und diese Aufhellungen werden dann bläulich angefärbt. Die wissenschaftliche Brauchbarkeit dieser histochemischen Methode zur Beurteilung der Knochengrundsubstanzdichte konnte in jüngster Zeit von D e t t m e r, S c h m i t t - R o h d e und H a b e r i c h (1956) in einem besonderen Verfahren mikrodensiographisch gesichert werden.

Die V e r s i l b e r u n g (nach B i e l s c h o w s k y) läßt Vermehrung und Verdickung der argyrophilen Fasern erkennen, die von amorphem Material umschlossen sind. Die Darstellung der argyrophilen Massen erfolgt an den Stellen der knotigen plasmozytomatösen Zellinfiltrationen.

Die bioptischen Knochenpunktionsbefunde sind darin zusammenzufassen, daß sich diffuse bzw. auch kleinknotige Zellinfiltrationen mit Vermehrung und Verdichtung des argyrophilen Fasernetzes sowie argyrophilen Massen im Infiltrationsbereich darstellen lassen. Die Knochenbälkchen erscheinen allgemein vergleichsweise verschmälert, wie auch die Corticalis; die Ultrastruktur des Knochens selbst ist deutlich grobfleckig oder streifig aufgelockert.

Anschrift des Verfassers: Oberarzt Dr. Reinhart K a n t h e r, Berlin-Lichterfelde, Bahnhofstraße 36.

Die Pathogenese
der virusbedingten Infektionskrankheiten*
Von R. Bieling

Das Präsidium der Van Swieten-Gesellschaft hat mir den Auftrag gegeben, vor Ihnen über den heutigen Stand unserer Kenntnisse von der Pathogenese der virusbedingten Krankheiten zu sprechen. In den Jahren nach 1950 habe ich mehrfach über dasselbe Thema berichtet, was man damals darüber sagen konnte. Inzwischen hat die virologische Forschung, die in der ganzen Welt mit einem besonderen Eifer betrieben wird, zu einer ganzen Reihe von neuen Ergebnissen geführt. Wiederum waren es neue Methoden, die es uns ermöglichten, tiefere und breite Einsichten in die Biologie der Virusarten zu gewinnen und in ihre Entwicklungszyklen und uns gleichzeitig Einblicke gewährten in die Geschehnisse innerhalb der von dem lebenden Virus befallenden Zelle.

Wir erlernten vor allem die Technik, Zellen menschlichen und tierischen Gewebes im Reagenzglas zur Vermehrung zu bringen, und zwar so, daß wir sie als Routinemethode in jedem dafür eingerichteten Laboratorium durchführen können. Dieser Fortschritt ist geknüpft an den Namen von Enders, der dafür den Nobelpreis erhielt.

Wenn dann auf diese normalen, gesunden Zellen virushaltiges Material aufgebracht wird, so kann man dann in den empfänglichen Zellen den Vorgang der Infektion und ihr Fortschreiten verfolgen, d. h. die Vermehrungsvorgänge, welche die Virusteilchen innerhalb der Zelle durchlaufen.

---

* Frau Prof. C. Coronini zum 75. Geburtstag gewidmet.

Dabei kann man die gesetzmäßig hintereinander entstehenden Entwicklungsformen der Viruselementarteilchen kennenlernen, anderseits aber auch die Strukturveränderungen feststellen, welche in der Zelle, und zwar in ihrem Kern und ihrem Zytoplasma, infolge dieser Virusvermehrung zustande kommen.

Das ließ sich aber erst exakt durchführen, als es gelungen war, im Verfolg weiterer technischer Fortschritte von den einzelnen infizierten Gewebszellen der Kultur Ultradünnschnitte herzustellen, und zwar in Serienschnitten, Serienschnitten durch die infizierte Zelle und selbst durch die winzigen Elementarteilchen, welche sich in der Zelle vermehrten.

Am Ausbau dieser Technik wurde in vielen Laboratorien und Instituten der verschiedenen Länder gearbeitet und einen besonders erfreulichen Erfolg hatten hier bei uns in Oesterreich die Brüder Sitte in der Zusammenarbeit mit der Firma Reichardt.

An Bildern von Peters (Hamburg) und von Herzberg (Frankfurt a. M.) werden die gesetzmäßigen Strukturen von Elementarkörperchen aus der Gruppe der Pockenviren demonstriert. Es wird gezeigt, daß im Zentrum die Nukleotide liegen, welche — dem Zellkern der Pflanzen- und Tierzellen entsprechend — die Träger der Vererbungssubstanz sind, und daß diese umgeben sind von den Proteiden, mit deren Rezeptor die Elementarkörperchen an der Zellmembran ankleben und welche die Träger der Invasionsfähigkeit des Elementarkörperchens in der Zelle sind.

Weitere Fortschritte brachte uns dann der Ausbau der Serologie der Viruskrankheiten, weil er uns bessere Einblicke gab in die Allgemeinreaktionen, welche die Virusinfektion im Gesamtkörper des Infizierten und Erkrankten auslöst.

So sehr sich aber unser Wissen von den Vorgängen der Pathogenese der Viruskrankheiten im Zuge aller dieser Untersuchungen vertiefte und erweiterte, so ist es dennoch jetzt noch nicht möglich, Ihnen die Pathogenese des Virus vorzutragen. Denn die neuen Methoden haben uns besser noch als früher gezeigt, daß in dem Verhalten verschiedener Virusarten mehr oder minder erhebliche Unterschiede bestehen. Das werden Sie verstehen allein schon, wenn Sie bedenken, daß unter dem offenbar — und mit Recht — sehr weit gefaßten Virusbegriff Virusarten zusammengefaßt werden, deren Infektionsträger, die Elementarkörperchen, von Art zu Art ganz verschieden groß sind. Da stehen auf der einen Seite solche, deren Elementarteilchen einen Durchmesser von 10 bis 20 mμ haben und auf der anderen Seite solche, mit Durchmessern von mehr als 300 mμ.

Ihre Massen, beide kugelförmig gedacht, verhalten sich also wie 1 : 8000. Dennoch aber lassen sich größere Linien erkennen, und ich will versuchen, sie Ihnen aufzuzeichnen, indem ich das Prinzipielle an Beispielen demonstriere und dabei solche Viruskrankheiten auswähle, bei denen besonders eingehende Untersuchungen vorliegen.

Die Pathogenese einer virusbedingten Infektionskrankheit beginnt mit dem Eintritt des pathogenen Virus in solche Körperzellen, welche ihm die Bedingungen für den Vermehrungsvorgang bieten. Bei weitem nicht alle Zellen im Körper eines für eine bestimmte Virusinfektion empfänglichen Organismus, können von dem Erregervirus befallen werden, sei es, daß dessen Elementarkörperchen nicht mit der Oberfläche dieser Zelle in Bindung treten und an ihr haften können, sei es, daß sie die Zellmembran nicht durchdringen können. Sicherlich sind im Körper und in den Organen eines, für die betreffende Infektion empfänglichen Individuums auch vielerlei Zellen vorhanden, in die das Virus zwar eindringen kann, dann aber im Innern der Zelle doch nicht die für seine Vermehrung notwendigen Vorbedingungen findet.

Diese beiden Arten von Körperzellen haben, so weit man sieht, für das Zustandekommen einer Infektionskrankheit und deren Fortentwicklung keine Bedeutung.

Erst dann, wenn die Viruselementarteilchen, die natürlichen Träger der Infektiosität, auf der Zelloberfläche gebunden werden, wenn sie dann weiterhin die Fähigkeit besitzen, mit enzymartigen Stoffen die Zellhülle zu durchbohren und darnach ins Innere einzudringen und wenn dann schließlich die Fermente der Zelle, welche den normalen Stoffwechsel in deren Inneren regeln, sich so umstellen können, daß sie den Aufbau neuer Elementarkörperchen in Gang setzen, dann kann von solchen Körperzellen die Allgemeininfektion eines Organismus ihren Ausgang nehmen.

Man kann sich jetzt sogar darüber orientieren, wo in der Zelle das Virus in den Zellstoffwechsel eingreift. Wenn man nämlich Immunantikörper gegen das betreffende Virus mit einem Fluoreszenzfarbstoff kuppelt und dann auf Dünnschnitte von virusinfizierten Zellen einwirken läßt, dann binden sich die spezifischen γ-Globuline des Immunserums mit dem Virus in der Zelle und der mitgebrachte Farbstoff läßt den Ort dieser Bindung in der Zelle aufleuchten. Die Bilder, welche Herr Kunz im Hygieneinstitut auf diese Weise erzielte, zeigen Ihnen, daß das Poliomyelitisvirus in der infizierten Zelle im Zytoplasma liegt. rings um den Kern gelagert oder wie eine halbmondförmige Kuppe angelagert. Durch die Benutzung der neuen kontrastfluoreszenzmikroskopischen Einrichtungen, die von Reichert in Zusammenarbeit mit dem Hygiene-Institut konstruiert wurden, ist es möglich, dieselbe Zelle mit verschiedener Beleuchtung zu betrachten und zu photographieren und damit genau festzustellen, welchen Strukturen innerhalb des Zytoplasmas die fluoreszierenden Punkte zuzuordnen sind.

Vielfach — aber nicht immer — führt der, auf die Virusvermehrung umgestellte, endozelluläre Stoffwechsel zur Zerstorung der betreffenden Zelle und damit dann zu manifesten faßbaren Krankheitserscheinungen.

Am einfachsten liegen diese Verhältnisse bei solchen Infektionskrankheiten, wie den virusbedingten Pneumonien oder der G r i p p e, die wir als Beispiel wählen wollen. Die Elementarkörperchen der Grippe werden mit der Atemluft auf die Zellen der luftführenden Organe gebracht. Sie werden von diesen gebunden und dringen in die Zellen ein, die sie innerhalb von Stunden zerstören. Die Zellen verlieren ihren Turgor, entlassen das Virus in die Umgebung, so daß neue, bisher noch nicht befallene Zellen ergriffen werden, und es entsteht das charakteristische Krankheitsbild der r e i n e n V i r u s g r i p p e. Sicherlich dringt auch Virus in die Lymph- und Blutwege ein, es kommt zur Virämie. Diese ist eine Begleiterscheinung des lokalen Prozesses und könnte auch zur Absiedelung in anderen Organen führen, nachdem die charakteristischen Krankheitserscheinungen am Ort des ersten Angriffspunktes abgeklungen sind.

Dieser Typ des Krankheitsverlaufes ist charakterisiert durch die außerordentlich k u r z e I n k u b a t i o n, wobei deren Dauer berechnet wird vom Zeitpunkt der Einatmung der virushaltigen Luft bis zum Ausbruch der für die betreffende Krankheit charakteristischen Symptome, welche die Manifestation der virusbedingten Zellzerstörung am Ort des Eindringens sind.

In anderen Fällen — ich wähle jetzt zuerst einmal als Beispiel die Poliomyelitis — vermehrt sich das Virus zwar auch in der Peripherie an seinem primären Eintrittsort, jedoch ohne daß dadurch wesentliche und jedenfalls ohne daß die charakteristischen Krankheitserscheinungen hervorgerufen werden. Aber auch hier entlassen die Zellen in den primären Vermehrungsorten das Virus, das in ihnen zur Vermehrung kam, entweder kontinuierlich oder in Schüben in die Umgebung. Von da aus steht ihnen nun wieder der Zutritt offen in die Lymph- und Blutbahnen und mit diesen gelangen sie auch in jene Organe, in denen sie die für den betreffenden Virusstamm charakteristischen Zerstörungen einleiten können.

Das Poliomyelitisvirus z. B. wird peroral aufgenommen, dringt in die Darmwand ein und verbreitet sich von dort in die großen Bauchorgane. Bei der einheimischen Frühsommer-Encephalitis haben wir es bei der infizierten Maus verfolgt, wie es dann zuerst in Milz und Leben lebhaft vermehrt wird, ohne daß ein besonderer zytopathogener Effekt entsteht, ein Vorgang demnach, der von recht schwachen und uncharakteristischen Symptomen begleitet ist. Diese erste Phase der Krankheit, die Befallskrankheit, kann bei der Poliomyelitis abheilen, und Sie wissen ja, daß die Mehrzahl der in einer Seuchenwelle infizierten Kinder nach dieser ersten Phase gesund wird. Nur in einem recht geringen Prozentsatz geht der Prozeß weiter. Nach einem mehrtägigen Intervall gelangt das Virus in das Zentralnervensystem, befällt die Ganglienzellen von Gehirn und Rückenmark, und nun erst kann ziemlich plötzlich die paralytische Form der Erkrankung ausbrechen, weil durch die Vermehrung des Virus Ganglienzellen zerstört werden. Sie sind nicht nur Vermehrungsorte für das Virus, wie etwa die Zellen von Leber und Milz, sondern sie werden durch diesen Vermehrungsvorgang vernichtet.

Auch hier im zentralen Nervensystem müssen nicht alle von dem Virus befallene Ganglienzellen in der Folge zerfallen und der anschließenden Neuronophagie anheimfallen. Nicht jede Ganglienzelle ist zu dem Zeitpunkt, in dem das infizierende Poliomyelitisvirus in sie eindringt, in der Lage, alles das, was zu einem ungehemmten Vermehrungsvorgang notwendig ist, zur Verfügung zu stellen. Ich komme auf diesen Punkt noch einmal zurück.

Aehnlich spielt sich der Krankheitsablauf bei der Hepatitis epidemica ab. Das peroral aufgenommene Virus dringt zuerst ein in die Magen- und Darmschleimhaut. Es kommt zu einer ausgeprägten Gastroenteritis, der ersten Phase dieser Virusinfektion, der Befallskrankheit, die aber hier im Gegensatz zu der bei der Poliomyelitis mit recht erheblichen Krankheitssymptomen einhergeht.

Aber auch hier klingt diese erste Phase rasch wieder ab und vielfach ist damit auch hier der ganze Krankheitsvorgang schon beendet. Immer jedoch kommt es zur Virämie, welche die Erreger auch zu den für das Virus empfänglichen und empfindlichen Leberzellen führen kann. Dann schließt sich die zweite Phase der Krankheit an, welche mit schweren Leberzellnekrosen einhergeht, wodurch das Symptombild des hepatozellulären Ikterus entsteht. Aber selbst ausgedehnte Leberzellnekrosen können durch neugebildete Leberzellen ersetzt werden.

Bei diesen diphasisch verlaufenden Virusinfektionskrankheiten geht — ich wiederhole es — der erste uncharakteristische Teil des Krankheitsablaufes, bei dem noch kaum ausgeprägte Symptome hervortreten, dem zweiten Krankheitsverlauf voraus, der dann die für die spezielle Infektionskrankheit kennzeichnenden Symptome erkennen läßt. Der Arzt, der nunmehr die Krankheit klinisch diagnostiziert, kann dadurch verleitet werden, den Ansatz dieser Symptome als den Beginn der Krankheit aufzufassen, wobei er dann übersieht, daß die erste uncharakteristische Phase schon mit einer erheblichen Virusvermehrung und infolgedessen auch Virusausscheidung einhergegangen sein muß, wie man denn auch schon vor dem Ausbruch der charakteristischen Symptome das Krankheitsvirus wieder an den typischen Ausscheidungsorten, den Tonsillen und im Darm, finden.

Der Arzt, welcher erst die letzte Phase des Krankheitsverlaufes zu Gesicht bekommt, muß sich darüber klar sein, daß er nur den letzten Akt einer Tragödie sieht, daß ihm aber die wesentlichen und für die Exposition des Dramas und damit für die Entwicklung des Schlußaktes wichtigen Akte entgangen sind. Er muß sich weiterhin darüber klar sein, daß seinem einzigen oder seinen wenigen Fällen mit den ausgesprochenen Symptomen der Hauptkrankheit, der Phase der Organmetastasen, viele andere Fälle in der Umgebung entsprechen müssen, in denen das Stück schon nach dem ersten und zweiten Akt vorzeitig abgebrochen wurde oder bei denen der Schlußakt noch folgen wird.

Bei der Grippe, wo sich Infektionsbeginn und Hauptkrankheit sofort an den Eintrittsorten abspielen, läuft dementsprechend der ganze, virusbedingte Krankheitsvorgang innerhalb von 2 höchstens 3 Tagen ab (später auftretende Krankheitssymptome sind dann auf sekundäre bakterielle Infektionen zurückzuführen), Poliomyelitis und Hepatitis waren Ihnen Beispiele für solche Virusinfektionen, die in Etappen verlaufen, die in den ersten Phasen der Befallskrankheit ausheilen können und bei denen die für die betreffende Infektionskrankheit charakteristischen Symptome der Hauptkrankheit erst nach einem längeren Zeitraum, meist auch einem Intervall zwischen Befallskrankheit und Hauptkrankheit, den ganzen Krankheitsvorgang abschließt.

Sie werden nun noch die Frage stellen, was denn darüber entscheidet, daß sich das Virus, das auf dem Wege des Kreislaufes verbreitet wurde, in den empfänglichen Zellen nicht nur absiedelt, sondern auch vermehrt. Bei der Poliomyelitis sind es nur jene Ganglienzellen, welche die für eine erheblichere Vermehrung notwendigen Bedingungen erfüllen, deren Stoffwechsel gerade gesteigert ist, in deren Inneren gerade eine lebhafte Vermehrung ihres Nukleinsäure- und ihres Eiweißstoffwechsels im Gang ist, und deren Enzyme in voller Funktion sind. Im Tierexperiment kann auch künstlich eine solche die Poliomyelitis fördernde Wirkung durch die Zufuhr von Nebennierenrindenpräparaten erzielt werden. Um-

gekehrt wird eine ruhende oder auch eine geschädigte
Ganglienzelle von der Zerstörung nicht ergriffen, auch wenn
sie infiziert wurde.

Im Ablauf des normalen Infektionsvorganges ist das
Elementarkörperchen der Träger der Infektiosität. Das
intakte, voll ausgebildete Elementarkörperchen mit dem
Nukleinsäureanteil im Zentrum und den Eiweißstoffen und
Glukolipoiden in den Außenzonen ist auch befähigt, durch
die Zellhülle ins Innere der empfänglichen Körperzellen einzudringen. Es ist also auch der Träger der Invasionsfähigkeit. Im Inneren der Zelle kann es dann schließlich
die Reduplikationen, also den Vermehrungsvorgang.
erzwingen, in dessen Verlauf — und zwar innerhalb von
wenigen Stunden — viele neue, vollständige Elementarkörperchen gebildet werden, von denen jedes wiederum mit derselben
Infektiosität und Invasionsfähigkeit ausgestattet ist. Aber
auch die Nukleinsäureverbindungen allein, wie sie aus den
Elementarkörperchen isoliert werden können, besitzen die
Fähigkeit, die Infektion der Zelle hervorzurufen. Wenn sie
künstlich ins Zellinnere gebracht werden — denn sie besitzen
ja nicht mehr die Trägersubstanzen der Invasionsfähigkeit —,
können sie auch die Bildung vollentwickelter Elementarkörperchen in Gang setzen, welche wieder die Struktur jener besitzen, aus denen die Nukleinsäure isoliert wurde.

Die großen Rickettsien, die Erreger des Fleck-
fiebers, des Wolhynienfiebers und Q-Fiebers, bilden schon in
ihrem normalen Entwicklungszyklus kleinste Formen, die
im Uebertragungsversuch allein die Infektion der Versuchs-
tiere in Gang setzen und im weiteren Verlauf bilden sich
dann wieder die großen Rickettsienformen, wie sie etwa in
den Darmwandzellen der infizierten Kleiderlaus lichtmikro-
skopisch nachgewiesen werden können oder in den Fleck-
fieberknötchen im Gehirn eines der Krankheit erlegenen
Menschen. Auch hier sehen wir also einen Entwicklungszyklus, der von winzigen, filtrierbaren Formen ausgeht
(N. Kordova, Preßburg).

Dann, wenn in kürzester Zeit besonders große Mengen
von Virus und Virusprodukten aus den infizierten Körperzellen in den Kreislauf gelangen, dann können jene Ver-
giftungserscheinungen entstehen, die wir beispielsweise
bei der Grippeepidemie 1918/1920 häufig gesehen haben, wo
sie die Ursache dafür waren, daß die vorher anscheinend noch
ganz gesunden Menschen innerhalb von wenigen Stunden
starben. Man spricht dann von einer Toxinbildung, ohne allerdings sagen zu wollen, daß diese, von den Virusarten gebildeten Gifte den bakteriellen Toxinen völlig gleichen. Wenn man
freilich Mäusen große Mengen von Fleckfieber-Rickettsien aus
der Eikultur intravenös injiziert, so erliegen die Mäuse inner-

halb von 6 Stunden einer Vergiftung, die aber so wie
bakterielle Intoxikation bei vorher schutzgeimpften Mäuscn
nicht zustande kommt und die auch durch Immunserum verhütet werden kann.

Mit dem Uebergang des infizierenden Virus aus der von
ihm zerstörten Zelle zu neuen, noch nicht befallenen Körperzellen, also der kontinuierlichen Verbreitung der Krankheit im
Körper, ist aber das Wesen der Virusinfektion noch nicht er-
schöpfend dargestellt. Denn aus der bei der Virusvermehrung
zerstörten Zelle werden nicht nur das Virus selbst und seine
giftigen Produkte in die Umgebung abgegeben, in die Gewebsflüssigkeit in das Blut, sondern es gelangen auch die endo-
zellulären S t o f f w e c h s e l f e r m e n t e der Wirtszellen in den
Kreislauf, Transaminasen z. B., deren normale Funktion darin
besteht, sich mit dem Substrat, auf das sie eingestellt sind.
innerhalb der Zelle zu verbinden, die Umsetzung einzuleiten
und dabei wieder frei zu werden, so daß sie wieder fähig
werden, die gleichen Reaktionen in Gang zu setzen, aber
immer innerhalb der weiterlebenden Zelle, werden jetzt
frei, da ihr Wirkungsraum, die organisierte Zelle. von dem
Virus zerstört ist. Sie erscheinen infolgedessen im Blut und
werden damit ein I n d i k a t o r f ü r e i n e ablaufende oder
abgelaufene Z e r s t ö r u n g v o n K ö r p e r z e l l e n. Es steigt
also bei der Hepatitis epidemica als Folge der ausgedehnten
Leberzellnekrosen der Transaminasegehalt und die Aldolas-
aktivität im Serum, und zwar bereits in der präikterischen
Phase der Erkrankung und damit auch bei jenen Infektionen
mit dem Hepatitisvirus innerhalb einer Epidemie, bei denen
es nicht zur Entwicklung des charakteristischen Symptoms,
des Ikterus, kommt. Ebenso steigt der Gehalt des Serums an
Glutaminat-Pyruvat-Transaminase bei Gallengangsverschluß
nur schwach an.

W. K o v a c hat diese Vorgänge bei der Ornithose-
Psittakose verfolgt und die von ihm erhaltenen Bilder zeigen
eine blasige Zerstörung der virusbefallenen Zellen. In den
routinemäßig geführten Kulturen von menschlichen Krebs-
zellen, welche mit dem Virus unserer österreichischen Früh-
sommer-Meningo-Encephalitis infiziert wurden, sieht man.
wie die von dem Virus befallenen einzelnen Zellen der Kultur
anschwellen, während ihr Zytoplasma eine blasig-wabige
Struktur zeigt (P. A l b r e c h t, Preßburg).

Die Infektion der Zelle innerhalb des Organismus mit
einem pathogenen Virus kann also dazu führen, daß die Zelle
zerstört wird, sie kann anderseits auch dazu führen, daß die
Zelle, ohne ihre Lebensfähigkeit zu verlieren, das Virus aus-
scheidet. Schließlich ist es auch möglich, daß nach den Aus-
schleusungsvorgängen aus der Zelle noch ein Virusrest in
dieser liegenbleibt. Wir sprechen dann von dem Zustand der

latenten Infektion. Das in der Zelle schlummernde Virus ist weiterhin ein potenzieller Krankheitserreger. Zu Vermehrungsvorgängen mit anschließender Infektionskrankheit kommt es jedoch nur dann, wenn Reize verschiedener Art, die als Provokationen bezeichnet werden, den Vorgang ankurbeln, so daß er so verläuft, wie wenn frisches Virus von außen eine Erstinfektion zustande gebracht hätte.

Ob diese Enzymämie, so könnte man den Vorgang nennen, daß Enzyme, die normalerweise in den Körperzellen den intrazellulären Stoffwechsel regulieren und jetzt in die Blutbahn ausgestoßen sind, dort zu Störungen und pathologischen Geschehnissen führen, ist nicht bekannt. Die latenten Virusinfektionen, welche durch die normale Resistenz des gesunden Körpers und etwa auch durch eine, von der vorangegangenen akuten Infektion ausgelösten Immunität im Zaum gehalten wurden, können plötzlich wieder manifest werden, wenn die Schutzmechanismen durch einen Eingriff kraftlos gemacht werden.

In der Rheumastation des Kinderkrankenhauses in Garmisch hat mir die Chefärztin E. Stoeber ein kleines Mädchen gezeigt, das vor über einem Jahr eine Hepatitis epidemica zugleich mit seinem Vater in der Familie durchgemacht hatte. Nach der Abheilung entwickelte sich bei dem Kind eine Stillsche Krankheit, derentwegen es in die Rheumaabteilung aufgenommen wurde. Im Verlauf der indizierten und auch erfolgreichen Cortisontherapie trat Ikterus auf, der als eine Folge der verminderten Lebensdauer der roten Blutkörperchen des Kindes und ihres erhöhten Abbaues angesehen wurde und also den Typus der Infektanämie zeigte, wie ihn vorgestern Herr Heilmeyer hier geschildert hat. Aber der stark erhöhte Gehalt des Blutes an Transaminase wies auf Zellzerfall in der Leber hin und zeigte an, daß es sich um einen hepatozellulären Ikterus handelte, also um ein durch die Cortisontherapie ausgelöstes Rezidiv der virusbedingten Hepatitis.

Das Phänomen der latenten Infektion von Körperzellen eines Organismus mit Virus könnte, so hat man vermutet, auch eine Rolle bei der Entstehung von menschlichen Tumoren, bei der Krebsentstehung, spielen. Das ist, soweit es sich um den Krebs des Menschen handelt, eine Arbeitshypothese, die noch zu beweisen wäre, da wir ja über Virusbefunde beim menschlichen Krebs noch nichts wissen, außer dem einen alarmierenden Befund von Meesen, der in einem Larynxkarzinom im Ultradünnschnitt bei elektronenoptischen Untersuchungen Gebilde feststellen konnte, welche bekannten Elementarkörperchen in Form und Struktur entsprechen. Mehr wissen wir über die Bedeutung von Virus beim Mäusekarzinom. Bei diesem bei einzelnen Mäusezuchten häufiger, bei anderen seltener, anscheinend spontan auftretenden Karzinom der Milchdrüsen, spielt ein Virus eine Rolle, das man isolieren und züchten und mit dem man auch wieder Mäusekrebs hervorrufen kann. Normalerweise schließt sich die Krebsgenese bei der Maus an eine Infektion an, die die Säuglinge schon in den ersten Lebenstagen mit der Milch von der latent infizierten Mutter übernommen haben und das bei ihnen in der ganzen Wuchsperiode und in der Zeit der ersten Würfe latent bleibt. Sie entsteht bei der jungen Maus auch dann, wenn sie nur einmal von der latent infizierten Mutter gesäugt wurde und dann einer sicher virusfreien Mutter übergeben wurde. Die latente Infektion kann den größten Teil des Mäuselebens latent bleiben und wird erst manifest, wenn weitere Bedingungen eingetreten sind, z. B. das, was man hormonale Reifung nennt. Diese sekundären Bedingungen provozieren also das Karzinom, d. h. die latente Infektion. Aber ohne das Virus entsteht kein Mäusekrebs. Wir wissen also, daß in diesem speziellen Fall die l a t e n t e I n f e k t i o n mit einem ganz bestimmten Virusstamm, die keine akute Infektionskrankheit hervorruft, d i e V o r b e d i n g u n g für die Entwicklung eines M i l c h-d r ü s e n k r e b s e s des alternden Mäuseweibchens ist.

Der Arzt am Krankenbett muß s c h a u e n und damit konstatiert er ein mehr oder minder charakteristisches Krankheitsbild, ein Syndrom. Aber er muß auch w i s s e n, wissen, daß dann, wenn er nach der speziellen Aetiologie des Syndroms in einem vorliegenden Fall fragt, daß ein solches Krankheitsbild hervorgerufen sein kann durch verschiedene Noxen: Unbelebte und belebte, Bakterien- und Virusarten, verschiedene Virusarten. Darum muß er auch k ö n n e n, er muß die Methoden zumindest k e n n e n, mit denen man entscheiden kann, welche Noxe in seinem Fall das Krankheitsbild hervorruft. Von der Technik der klinischen Methode, der ätiologischen Differentialdiagnostik soll hier nicht gesprochen werden, wohl aber muß hingewiesen werden auf die s e r o-l o g i s c h e n R e a k t i o n e n, die im Laboratorium durchgeführt werden. Diese sind im wohlverstandenen Sinn spezifisch. Der Antikörper, den der Untersucher im Reagenzglas nachweist, oder mittels des Tierversuches, reagiert spezifisch mit dem entsprechenden Antigen, eben dem, das seine Bildung veranlaßt hat. Aber die Mehrzahl der Krankheitserreger bestehen nicht aus e i n e r antigenwirksamen Substanz, sondern aus mehreren. Der Kranke reagiert also auf e i n e n Krankheitserreger, auf eine Art von Viruselementarkörperchen, die aus den von ihnen zerstörten Zellen in den Kreislauf gelangten und bis an die Bildungsstätte der Antikörper und deren Produktion angeregt haben mit der Bildung mehrerer Antikörper, in jedem Fall aber spezifisch. Mehrere verschiedene Virusarten können nun aber das eine oder andere Partialantigen miteinander gemeinsam haben, ja sie können sogar, solche Antigengemeinschaft mit Bakterien besitzen. Eine spezielle bestimmte Virusart, die partielle Antigene mit anderen gemeinsam hat, kann also auch gegen diese Antikörper bilden, gegen diese andere Art, die in dem vorliegenden Fall an dem Infektionsvorgang gar nicht beteiligt ist.

Ich schilderte Ihnen die Lebensvorgänge in der virusinfizierten Zelle an gut durchgearbeiteten Beispielen. Sicherlich wird man, wenn noch viele andere Virusarten in gleicher Weise eingehend untersucht werden, noch allerlei Ergänzendes konstatieren und Abweichungen feststellen. Aber Sie können doch nach diesen Beispielen sich eine Vorstellung machen von jenen subtilen Vorgängen überhaupt.

Es freute mich, Ihnen — gestützt insbesondere auf Arbeiten aus dem Wiener Hygiene-Institut (H. Moritsch, W. Kovac, Ch. Kunz) — Neues zu berichten und Ihnen die Geschehnisse aufzuzeichnen, wie sie sich bei der Pathogenese virusbedingter Infektionskrankheiten abspielen. Wenn ich versuchte, den Ablauf des Infektionsvorganges bei den Viruskrankheiten zu konstruieren, so ging ich immer aus von den exakten Konstatierungen der jeweiligen Zustandsbilder, die uns die histologische Untersuchung der fortlaufend während des Infektionsablaufes entnommenen histologischen Präparate zeigte. Diese aber verdanke ich Frau Professor Dr. Carmen Coronini, und ihr 75. Geburtstag gibt mir die Gelegenheit, diesen Dank ihr erneut auszusprechen.

Die Forschung, und gerade die so emsig betriebene Forschung auf dem Virusgebiet, gibt uns fortlaufend neue und tiefere Einblicke in das von Virusarten ausgelöste Krankheitsgeschehen. Immer wieder von neuem werden wir daher vor die Notwendigkeit gestellt, es zu versuchen, in dem zur Zeit Bekannten die ganz großen Ordnungslinien zu erkennen, nach denen die Infektion abläuft. Indem wir das tun, genügen wir einem inneren Bedürfnis und tun es unbekümmert darum, daß wir wissen, daß die Ergebnisse dieser ordnenden, Uebersicht anstrebenden Tätigkeit, nicht endgültig sind, nicht endgültig sein können. Systeme und Weltbilder, die mit dem Anspruch auf dauernde Gültigkeit vorgetragen werden, kann es auf dem Gebiet der Naturforschung, und insbesondere dem der Biologie, nicht mehr geben, seitdem das Zeitalter der Forschung begonnen hat, in dem wir leben und arbeiten. Denn immer wieder wird man neue Tatsachen fest-

12

stellen, die wir in das bisher Bekannte in erneuter, zusammen-
fassender Betrachtung einbauen müssen.

„Die Wissenschaften sind grundsätzlich für immer un-
fertig", das hat uns Karl Jaspers in seiner Vorlesung über
Wahrheit und Wissenschaft bei der 500-Jahrfeier der Universität Basel klargemacht.

Anschrift des Verfassers: Prof. Dr. R. B i e l i n g, Bonn am Rhein/Deutsch-
land, Kaiserstraße 73.

Aus der I. Medizinischen Universitätsklinik
(Vorstand: Prof. Dr. E. L a u d a)

Klinik und Therapie
der virusbedingten Infektionen

Von E. Lauda

Nach dem Virologen als Kliniker über Symptomatik
und Therapie der Viruskrankheiten in der Inneren Medizin
zu sprechen, ist eine schwierige und undankbare Aufgabe.
Denn es kann sich bei diesen Ausführungen doch nur um die
klinische Symptomatologie jener Zustände handeln, die durch
die neu entdeckten Virusarten bedingt sind, denn die schon
längst, ehe die Virologie auch nur eingesetzt hatte, gut bekannte klinische Symptomatologie der Masern, Varizellen, der
Virushepatitiden, Rubeolen, des Mumps, des Drüsenfiebers
usw., kann heute nicht interessieren. Die Klinik der neu-
entdeckten Virusarten ist aber mit geringen Ausnahmen sehr
wenig bekannt. Auch in therapeutischer Hinsicht kann man
kaum über erfolgreiche Methoden und Medikamente berichten. Die mir gestellte Aufgabe ist also tatsächlich
schwierig.

Zur Besprechung dieser Zustände nehme ich als Grundlage eine aus der Mayo-Clinic vom Mai 1960 stammende
Uebersichtstabelle, die die neuen Viren und die durch sie
hervorgerufenen Zustände aufzeigt (siehe Tabelle).

An der Tabelle fällt vorerst die enorme Zahl der neu-
gefundenen Viren auf; die Tabelle umfaßt 125 Viren.
Prof. B i e l i n g erzählte mir aber gesprächsweise, daß die
Arborgruppe allein heute schon über 100 Viren umfaßt, in
der Tabelle umfaßt diese erst 44. Von so zahlreichen neuen
Viruskrankheiten haben wir aber nicht gehört.

Die Tabelle zeigt überdies, daß bei den meisten Viren
typische und auch atypische klinische Verlaufsarten bekannt

Tabelle 1

Gruppe	Untergruppe	Typen	Typische Krankheiten	Atypische Krankheiten
Arbor (44) Arthropodborne-agents	A	8	Encephalitis; Influenza- (Grippe-) bild	Pferde-Encephalomyelitis
	B	19	Encephalitis; Dengue; Hepatitis	Japanische Encephalitis, Gelbfieber, St. Louis Encephalitis
	C	3	Encephalitis	
	andere	14		
Adeno (23) aus Adenoid-Ton-sillengewebe			Verschiedene akute Affektionen der Respirationswege Pharyngitis, Tonsillitis, Pharyngokonjunktivalfieber	Primär atypische Pneumonie (ohne Kälte-hämagglutinine)
Entero (51) (aus Darm gezüchtet)	Coxsackie A	19	Herpangina Encephalomyokarditis infantum	Aseptische Meningitis, nicht-paralytisches Poliomyelitisbild
	Coxsackie B	5	Meningitis myalgica Epidemische Pleurodynie (Bornholmsche Krankheit)	
	Echo (Entero cytopathogenic human orphan)	24	Meningitis mit und ohne Exanthem	Verschiedene Fieber mit und ohne Ausschlag. Poliomyelitis ähnlich, ohne Lähmungen. Sommerdiarrhoen Jugendlicher und der Kinder
	Polio	3	Poliomyelitis	Meningitis
Herpes (2)	Herpes simplex	1	Herpes simplex, Herpes genitalis, Keratitis dendritica, Febris herpetica	Encephalitis, herpetischer Zoster
	Varicellen-Zoster	1	Varicellen	Zoster
Myxo (5)	Grippe	4 AB CD	Grippe	Pneumonie (Viruspneumonie) (atypische Pneumonie)
	Mumps	1	Mumps	Meningitis, Meningoencephalitis

sind, vor allem aber auch, daß als krankhafte Auswirkung
der Viren nur vereinzelt wohl umschriebene Krankheiten
bekanntgeworden sind, wie die Herpangina oder die Bornholmsche Krankheit, und daß die Tabelle im übrigen hinsichtlich der Klinik der viralen Zustände nur recht allgemeine Hinweise über febrile oder katarrhalische, encephalitische, meningitische usw. Zustände gibt.
Wenn die Gruppeneinteilung in die fünf besonderen
Virusgruppen Arbor-, Adeno-, Entero-, Herpes- und Myxogruppe zum Teil wegen serologischer Beziehungen der Viren
und ihrer morphologischen Aehnlichkeit, zum Teil aber auch
wegen einer annähernd gleichen Auswirkung am Menschen
zustande gekommen war, also scheinbar eine gemeinsame
Klinik mitgespielt hat, so ergibt sich doch, daß wir über die
Klinik noch sehr wenig wissen, denn es hatte sich bei den
bekanntgewordenen krankhaften Auswirkungen nur um
gemeinsame Grundcharakterisierungen der Wirkungen
(katarrhalisch, encephalitisch, meningitisch, febril) gehandelt.
Aber aus diesen geringen Grundlagen konnte eine Symptomatologie der neuen Viruskrankheiten nicht gestaltet
werden, zumal sich der Fassung wohldefinierter Viruskrankheiten noch andere Schwierigkeiten in den Weg stellten. Es
waren dies die Multiplizität der Erreger für den gleichen
Zustand (wie 24 Echoviren für die Echomeningitis) und die
Multiplizität der Zustände für den gleichen, einen Erreger:
Das Mumpsvirus z. B. verursacht Mumps und auch eine
Meningitis oder Meningoencephalitis, das Herpesvirus der
Herpes febrilis seu genitalis, wahrscheinlich eine Herpesencephalitis und die Keratitis dendritica.
Dazu kommt noch, daß neben klinisch manifesten Infekten mit vollem klinischem Bild auch zahlreiche latente
inapparente Infekte vorkommen. Bei der Grippe übertrifft die
Zahl der latenten inapparenten Infekte die Zahl der Grippekranken um ein Vielfaches und bei der Poliomyelitis gibt es
hundertmal so viele latente wie manifeste Infektionen.
Unsere Uebersichtstafel hat also gezeigt, daß die einzelnen Viren neben der typischen Krankheit immer auch
atypische Bilder hervorzurufen vermögen, sie zeigt schließlich
auch, daß gleiche Zustände durch verschiedene Typen, und
zwar oft verschiedener Gruppe, hervorgerufen werden
können. Eine Encephalitis z. B. kann durch verschiedene
Viren aus 3 Gruppen (Arbor A, B oder C, Herpes und Myxo
[Mumps]) bedingt sein, eine aseptische Meningitis durch fünf
verschiedene Virustypen aus mehreren Gruppen, aus der
Coxsackie A-, Coxsackie B-, Echo- und Poliomyelitisuntergruppe, ferner aus der Myxogruppe (Mumps) hervorgerufen
werden. Schließlich können katarrhalische Erscheinungen
des Respirationstraktes erst recht durch Viren aus ver-

schiedenen Gruppen und Untergruppen verursacht werden (durch eines der 23 Adenoviren, durch Arbor- und Myxoviren, wozu noch die Erreger aus einer anderen Viruswelt, nämlich Viren der Common respiratory diseases, hinzukommen.

Aus dieser Darstellung wird deutlich, daß bei der oft bestehenden Gleichheit der Symptomatik der Viruskrankheiten dem Kliniker die Unterscheidung der differenten Viruskrankheiten am Krankenbett nicht gelingen kann, solange das Viruslaboratorium ihm nicht hilft. Dem Internisten obliegt es zumeist auch nur, den Versuch einer Virusgruppenzuteilung oder einer Differentialdiagnose der verschiedenen Virusgruppenmöglichkeiten zu versuchen, um dem endgültig entscheidenden Laboratorium die Suche nach dem Virus zu erleichtern. Nur in wenigen Fällen kann auf Grund des klinischen Erscheinungsbildes die Diagnose mit Wahrscheinlichkeit erstellt werden. Nur ein besonderer Fachmann mit einem gut dotierten, mit spezifischen Seren usw. bestens ausgestatteten erstklassigen Spezial-Virus-Laboratorium kann die großen und umfangreichen Aufgaben bewältigen.

Das Laboratorium versucht entweder den Nachweis des Virus selbst oder der spezifischen Antikörper im Serum (im allgemeinen mit Komplementbindungsreaktionen), daneben werden noch spezielle Befunde, wie Kälteagglutination usw., erhoben.

Die Laboratoriumsdiagnose wird im allgemeinen nur unter besonderen Umständen verlangt werden dürfen. Wigandt zählt hier auf:

1. Klärung von Gruppenerkrankungen oder von größeren Krankheitsausbrüchen. Der Praktiker wird hier das wichtige Bindeglied zum Laboratorium sein.

2. Aufklärung klinisch wichtiger Einzelfälle.

3. Klärung von Impfzwischenfällen (Poliomyelitisschutzimpfung und Pockenimpfung).

4. Aus seuchenhygienischen Gründen bei Krankheiten hoher Kontagiosität und Gefährlichkeit (wie bei der Psittakose).

5. Zur Indikation der Chemotherapie bei Ornithose.

6. Schließlich ist der Ausschluß der Viruserkrankung bei bakteriell bedingten Erkrankungen wegen der Möglichkeit einer Chemotherapie unter Umständen wichtig.

Bei der Besprechung der speziellen Symptomatologie muß ich mich auf spezielle Fragestellungen beschränken. Die Coxsackie-Virusinfektionen sind hinsichtlich klinischer Symptomatologie am besten beschrieben.

Das Coxsackie-Virus aus der Enterovirusgruppe wurde 1947 zum erstenmal gezüchtet, seither wurde es in

einem seiner Typen in allen Kulturstaaten gefunden, es hat
eine weltweite Verbreitung und verdient unser Interesse. Das
Hauptreservoir des Virus ist der Mensch. Das Virus wird beim
Menschen in den Fäzes und im Rachenabstrich nachgewiesen.
Die Symptomatologie der Coxsackie-Infektionen kennt
verschiedene Bilder, von denen die einen im allgemeinen bei
Typ A, die anderen bei Typ B beobachtet werden. Diese
Bilder sind:
1. Die Bornholmsche Krankheit (Myalgia epidemica),
2. die Herpangina,
3. die Meningitis myalgica (Coxsackie-Virusmeningitis),
4. die Encephalomyokarditis infantum.
Während bei der Bornholmschen Krankheit und der
Meningitis myalgica bisher nur Coxsackie-Virus B in verschiedenen Typen gefunden wurde, fanden sich bei Herpangina
A-Virustypen und bei der Encephalomyokarditis infantum
A- und B-Typen.
Die Bornholmsche Krankheit (syn. Pleurodynia
epidemica, Myositis epidemica acuta, epidemischer Muskel-
rheumatismus, Pleuritis sicca epidemica) wurde von Sylvest
auf Bornholm bei dem epidemischen Auftreten im Jahre 1930
zum erstenmal genauer beschrieben, seither sind mehrere
größere und kleinere Epidemien bekannt geworden. Um das
Ostseebecken scheint die Krankheit seit zwei Jahrhunderten
immer wieder auf, 1951 erlebte Westdeutschland 4000 bis
000 Fälle, Dänemark 1930 bis 1934 etwa 11.000 Fälle, Schweden 1931 zirka 12.000 Fälle. Gsell machte auf einen Seuchen-
zug in der Schweiz im Jahre 1879 aufmerksam. Meist erkrankten Jugendliche und Kinder, zur Epidemiezeit auch Erwachsene. Die Krankheit tritt meist im Sommer und Herbst auf.
Die Infektion erfolgt durch Kontakt und auf dem Schmierweg.
In einem 1- bis 3tägigen Prodromalstadium zeigen die
Kranken Schmerzen und Kältegefühl im Kopf, Appetitlosigkeit, allgemeine Muskelschmerzen, Durchfälle und auch Erbrechen. Nach dem Vorstadium setzt das Fieber plötzlich,
manchmal mit Schüttelfrost, ein. Gsell charakterisiert die
Krankheit folgendermaßen:
1. Akuter Beginn;
2. hohes Fieber, parallel mit den Schmerzen steigend
und fallend, oft anfangs mit Kopfschmerzen, gelegentlich
Erbrechen;
3. heftige Schmerzen, lokalisiert vor allem im Oberbauch
und im Brustkorb, selten im Nacken und in den Extremitäten;
4. fehlender objektiver Befund, da am Ort der Schmerzen keine organischen Veränderungen gefunden werden:
5. kurz dauernder Verlauf in Schüben. Sowohl Fieber
wie Schmerzen verschwinden nach 1 bis 3 Tagen, kehren aber
öfters wieder.

6. Auftreten im Sommer und Herbst.

Je nach der Lokalisation der Schmerzen unterscheidet man nach W i n d o r f e r verschiedene Formen der Krankheit, die allerdings auch ineinander übergehend oder kombiniert vorkommen (eine thorakale mit dem bekannten „Teufelsgriff"-Schmerz, eine abdominale und eine Extremitätenform).

Oft findet sich Leukopenie, die Senkungsreaktion ist nur leicht erhöht, die Milz ist nicht palpabel. Gutartiger Verlauf von 4- bis 13tägiger Dauer. Sicherung der Diagnose durch Coxsackie-Virusnachweis im Stuhl, Rachenspülwasser und Liquor. In den typischen Fällen im Sommer und Herbst ist die Diagnose klinisch zu stellen, zumal in Epidemiezeiten. Komplikaitonen sind selten (Pleuritis, Perikarditis, Otitis, Orchitis, Pneumonie, Nephritis und Meningitis).

Die H e r p a n g i n a ist Hauptmanifestation der Coxsackie-Virusuntergruppe A. Es sind bisher sechs verschiedene Stämme gefunden worden. Synonyme Bezeichnungen: P h a r y n g i t i s v e s i c u l a n s oder H e r p e s A n g i n a. Auftreten im Sommer und Herbst, bald sporadisch, endemisch oder epidemisch. Erwachsene werden selten befallen, meist Kleinkinder und Schulkinder. Inkubation 2 bis 5 Tage. Beginn mit Fieber, oft Erbrechen. Uncharakteristische Allgemeinerscheinungen: starke Kopfschmerzen, Appetitlosigkeit, seltener Durchfall. Wesentliche Grundlage der Diagnose ist der Rachenbefund: im hinteren Teil der Mundhöhle finden sich einzelne, bzw. zahlreiche Bläschen, die zumeist an den vorderen Gaumenbögen angeordnet sind, aber auch auf dem weichen Gaumen, Uvula und auch auf die Zunge und die Tonsillen, nicht auf Gingiva und Wangen, übergreifen. Meist beiderseitig, selten einseitig. Anfangs allgemeine Rachenrötung. Die Bläschen werden schon am zweiten Tag sichtbar, etwa 2 bis 4 mm groß, sie sind von rotem Hof umgeben und platzen innerhalb von 24 Stunden. Es entstehen kleine Ulcera mit gelbeitrigem Grund. Mit dem Platzen der Bläschen, also nach 2 bis 3 Tagen, fällt das Fieber, die kleinen Ulcera verschwinden alsbald, mit ihnen die Schluckschmerzen. Nie Foeter ex ore. Keine Drüsenschwellungen, sehr selten Leukopenie. Das Fieber ist hoch und remittierend, es schwankt zwischen 38'5 und 40 Grad. Gelegentlich werden Krämpfe und ein starker Erschöpfungszustand beschrieben. Dauer der Krankheit einige bis zu 10 Tagen. Rezidive sind selten, und zwar erst nach 3 bis 5 Wochen nach der Ersterkrankung. Prognose günstig. Ich bin der Ueberzeugung, daß gelegentlich Fälle von Herpangina in Oesterreich beobachtet werden. Ungefähr im Sommer 1928 habe ich an der II. Medizinischen Klinik einen Fall gesehen, der damals als atypischer Herpes febrilis des Rachens aufgefaßt wurde, bei dem ich ein Herpesvirus am Kaninchen merkwürdigerweise nicht habe nachweisen können. Der Fall entsprach mit Fieber, starken Kopfschmerzen und den bläschenartigen Veränderungen im Pharynx meiner Erinnerung nach dem mir erst später bekanntgewordenen Bild der Herpangina.

Bei der Coxsackie-Virusmeningitis (Meningitis myalgica) handelt es sich um eine seröse Meningitis mit Zellvermehrung im Liquor, die als ein Komplikation der Bornholmschen Krankheit beschrieben wurde. Die Krankheit kann als akute seröse Virusmeningitis beginnen, spätere Myalgiesymptome können auf die Coxsackie-Infektion hinweisen. Myalgiesymptome können der Meningitis aber auch vorangehen. Es konnte übrigens ein Teil der „nichtparetischen Poliomyelitis"-Fälle als Meningitis durch Coxsackie-Virus erkannt werden; es wurde Coxsackie-Virus B gezüchtet.

Die Encephalomyokarditis infantum, eine Coxsackie A- oder auch B-Krankheit, hat für den Internisten kein Interesse.

Ein Problem größerer Wichtigkeit ist das der Viruspneumonien, bei welchen ich mich aber auf die Besprechung der primären atypischen Pneumonie (PAP) beschränken muß. Einleitend sei nur darauf hingewiesen, daß auch Adenovirusinfektionen mit dem grippeähnlichen Bild zu einer ähnlichen Viruspneumonie führen können, und daß die Grippepneumonie, ebenso wie die Ornithose- (Psittakose-) Pneumonie Viruspneumonien sind, im weiteren Sinne sogar auch die Masern-, Varizellen- und Variolapneumonien.

Die „primäre atypische Pneumonie" ist die spezifische „Viruspneumonie" im engeren Sinne. Die Virusnatur des Erregers könnte durch amerikanische Uebertragungen auf Freiwillige sichergestellt werden. Die Inkubation betrug in diesen Versuchen 12 bis 15 Tage. Die Aetiologie dieser Pneumonie ist aber in vieler Hinsicht doch noch nicht völlig geklärt, da eine Reihe von Viren bei diesen Kranken gezüchtet wurde, bei der Hälfte der Fälle aber der Erreger nicht hatte sichergestellt werden können. Amerikanische Forscher (Liu, Eaton und Heyl) haben 1956 mit der sogenannten Fluoreszenz-Antikörpermethode nach Cooms ein Virus nachgewiesen, das sie PAP-Virus bezeichneten, ein Befund, der aber noch nicht bestätigt ist. Die Unsicherheit unseres Wissens um die PAP ist überdies auch dadurch gekennzeichnet, daß wir nicht wissen, ob MG-Streptokokken bei der Aetiologie dieser Pneumonie mitspielen. Diese werden in zirka 70% der Fälle nachgewiesen; schon 1945 hatte Thomas aus der Lunge eines PAP-Falles diesen nicht hämolysierenden Streptokokkus gefunden, der in der Folge vorerst Stamm 344 benannt wurde und heute allgemein Streptokokkus MG bezeichnet wird. Meist entwickeln sich in der zweiten und dritten Krankheitswoche der PAP-Agglutinine für diesen Stamm. Dank der Fibrinarmut der pneumonischen Herde, die meist im Unterlappen lokalisiert sind, entstehen sehr zarte Infiltrate, die dem physikalischen Nachweis kaum zugänglich sind und vor allem keine Dämpfung geben; feines Knistern kann auskultiert werden. In der Mehrzahl der PAP sind Kälteagglutination (siehe unten) und Agglutination der MG-Streptokokken positiv; der positive Ausfall beider bestätigt die Diagnose, ein negativer schließt aber eine PAP nicht sicher aus!

Die Krankheit beginnt mit starken katarrhalischen Erscheinungen der oberen Luftwege, meist bestehen starker Husten, Trockenheits- und Verschwollenheitsgefühl in der Nase und im Rachen, manchmal mit Halsschmerzen einer Tonsillitis. Langsamer Fieberanstieg ohne Frost, dem nach wenigen Tagen kritischer oder lytischer Temperaturabfall folgt. Das Krankheitsgefühl kann schwer sein. Gelegentlich findet sich leichter Meningismus; starke Kopfschmerzen sind typisch. Das Sputum ist nie rostbraun, manchmal enthält es spärliche Blutfäden. Gelegentlich kann man pleuritisches Reiben hören; ein Milztumor kommt vor. Die Röntgeninfiltrate am dritten und vierten Tag sind besonders zart, sie fallen im Kontrast zum fast negativen physikalischen Befund besonders auf, sie wechseln nicht selten sehr rasch die Seite. Die Resorptionszeit kann sich aber auch auf einige Wochen hinziehen. Erst in der Abheilungsphase kann es zu einer lymphatischen Reaktion kommen, sonst besteht Leukopenie. Die Blutsenkung ist nur wenig erhöht. Auf die Antibiotikaresistenz dieser Pneumonie als Symptom der Krankheit komme ich zurück.

Der wichtigste Befund ist die positive Kälteagglutinationsprobe. Peterson, Ham und Finland haben bekanntlich 1943 gezeigt, daß Seren von PAP-Patienten im späteren Verlauf der Krankheit und in der Rekonvaleszenz menschliche Erythrozyten der Blutgruppe 0 (Generalspendererythrozyten) bei einer Temperatur von 2 bis 4^0 C zur Agglutination bringen. Ein Titer von 1 : 20 bis 1 : 80 ist als sicher positiv zu betrachten (Endte); es sind selten aber auch Fälle mit negativer Agglutinationsprobe bei positivem Züchtungsbefund beobachtet worden. Bei stark positiver Agglutination können die klinischen Erscheinungen der Kälteagglutininkrankheit, allerdings nur in deren akuter Variante, als passagere hämolytische Krise, beobachtet werden. Die Kälteagglutination der Erythrozyten bleibt der PAP pathogenetisch in der Mehrzahl der Fälle bedeutungslos, nur bei extremen Graden der Agglutininbehandlung (etwa bei einem Titer von 1 : 8000 und mehr bei 0^0) kann sich der Temperaturgrenzwert nach oben verschieben und schließlich die physiologische Temperatur der Hautkapillaren erreichen. Da es in diesen Fällen meist gleichzeitig auch zur Bildung von

Hämolysinen kommt, die schon bei 30⁰ wirksam werden, sind auch Voraussetzungen zu einer Bluteinschmelzung gegeben. Das Bild kann in diesen Fällen einer Lederer-Anämie entsprechen.

Im Anschluß an die Besprechung der Viruspneumonie sollen zum Schluß der Klinik der Viruskrankheiten noch einige Bemerkungen über einige der zahlreichen Virusinfekte der oberen Luftwege vorgebracht werden. So wenig wir über die genauere Klinik dieser Virusinfekte wissen, so verdanken wir der englischen und amerikanischen Literatur doch die Kenntnis einiger klinischer Syndrome. Die Symptomatik reicht wenigstens so weit aus, daß diese katarrhalischen Affektionen der oberen Luftwege klinisch wenigstens angesprochen werden können, wenn wir auch den Einzelfall einem bestimmten Virus noch nicht zuordnen könnten, immer wird einer der 23 Adenoviren und eine Reihe anderer Viren in Betracht kommen. Die Angloamerikaner stellen die folgenden virusbedingten, klinisch umschriebenen Syptomenkomplexe als klinische Identitäten auf:

1. The common cold, die gewöhnliche Erkältung, die sich mit dem Begriffe unseres Schnupfens deckt. Der Zustand hat angeblich eine Inkubation von 1 bis 2 Tagen, er geht ohne, selten mit geringen Temperatursteigerungen und doch auch mit leichten Störungen des Allgemeinbefindens mit Rhinitis, Pharyngitis, Sinusitis und Konjunktivitis einher. Stark wechselndes Bild in der Dauer von 2 Tagen. Die Abgrenzung gegen ein Initialstadium der Masern kann schwer sein. Es dürfte keine oder nur eine bald vorübergehende Immunität bestehen. Freilich gibt es offenbar zahlreiche differente Schnupfenviren. Kruse war schon 1914 die Uebertragung des Schnupfens durch filtriertes Nasensekret auf Freiwillige und Dochez 1931 auch auf eine Gewebskultur des Virus gelungen.

2. Die akute nicht differenzierte Erkrankung der oberen Luftwege (The undifferentiated acute respiratory disease). Nach den Schilderungen der Symptomatik habe ich den Eindruck, daß es sich um das klinische Bild einer leichteren Grippe handelt, wie wir ihm auch außerhalb der Epidemien als „sporadische Grippe" begegnen. Es handelt sich um jene leichte, akute katarrhalische fieberhafte Erkrankung des Respirationstraktes, die wir als „grippösen (oder grippalen) Infekt" zu bezeichnet gewöhnt waren, wohlwissend, daß wir in diesen Fällen bei einer etwaigen Züchtung ein Grippevirus nicht sicher zu gewärtigen haben. Erst die negativen Befunde des Viruslaboratoriums hinsichtlich einer Grippeinfektion werden bei dieser „sporadischen Grippe" auch erst sicher entscheiden. Die Inkubation soll 5 bis 6 Tage betragen. Uebertragungen auf Freiwillige

mit filtriertem Sekret sind wohl, Züchtungen aber sind nicht gelungen; Antikörper aber wurden nachgewiesen. Der meist dreitägigen Fieberperiode, in welcher Fiebergefühl, Frösteln, Kopfschmerz, Appetitlosigkeit und das gestörte Allgemeinbefinden im Vordergrund stehen, folgen noch einige Tage, in welchen die respiratorischen Erscheinungen, Heiserkeit, Husten, Halsschmerzen, die lokalen Erscheinungen des Respirationstraktes langsam abklingen. Bei gleichzeitigem Auftreten echter Grippe mit dieser undifferenzierten Erkrankung der oberen Luftwege ist ohne Laboratorium auf Grund der Symptomatologie eine sichere Unterscheidung der beiden Zustände nicht möglich.

Die amerikanischen Autoren beschrieben schließlich noch die „nicht streptokokkenbedingten exsudativen Tonsillitiden und Pharyngitiden" („non streptococcal exsudative tonsillitis or pharyngitis"), wobei keine Bakterien gefunden und Virus angenommen werden und wobei es sich um das Bild einer Angina lacunaris, um Tonsillitiden mit entsprechenden Belägen handelt und die Schluckbeschwerden Hauptklage sind. Dieses klinische Bild war uns auch bekannt, die angeblich virale Aetiologie nur war uns nicht geläufig.

Die vorläufige Beschreibung dieser virusbedingten Affektionen der oberen Luftwege scheint uns einstweilen nicht mehr zu sein als der erste Anfang, der Versuch einer Unterscheidung der verschiedenen, zum Teil bakteriell, zum Teil virusbedingten Affektionen der oberen Luftwege. Der Gewinn ist vorläufig mehr ein prinzipieller. Interessante Perspektiven aber ergeben sich, wenn wir die grippeartigen Infekte, die vielfach auch banal bezeichnet werden, angefangen vom Schnupfen bis zu den Adenoinfekten mit katarrhalischen Erscheinungen, oder die Unzahl der Virusinfekte, die die lokalen Entzündungen der oberen Luftwege, Pharyngitis, Tonsillitis, Tracheobronchitis usw., hervorrufen, in ihrer allgemeinen Bedeutung in Betracht ziehen. Die Common cold research unit in Salsbury (England) bearbeitet diese Viren seit 12 Jahren. Diese Virusinfekte bedingen bei jedem Menschen schon frühzeitig, angefangen von seinen ersten Kindertagen, Immunitäten gegen viele dieser Viren. Wir könnten diese Infekte am besten mit dem antiphlogistischen Cortison unterdrücken, und mit Penicillin und anderen Antibiotika die gleichzeitigen bakteriellen Infekte hemmen, aber es wäre völlig unzweckmäßig, dies zu tun, zum Teil wegen Hochzüchtung pathogener, antibiotikaresistenter Keime, besonders von Staphylokokken, zum Teil aber auch wegen der Verhinderung der immunisierenden Wirkung der Virusinfekte. Höring schreibt hierzu, daß sich der Mensch gegen alle diese Dutzende von Viren immunisieren muß, um sich einigermaßen ungestört in seiner Mitwelt bewegen zu

11

können. Diese Dutzende solcher Immunitäten machen das
Individuum also erst zu einem sozial ausgereiften Mitglied
der Gesellschaft. Der Infekt soll also sein, er soll nur nicht
akute Gefahr werden. Dies zu verhindern, ist die ärztliche
Aufgabe.

Ich wende mich nun, ohne auf Einzelheiten einzugehen,
der allgemeinen Besprechung der Therapie der Virusinfektionen zu.

Es scheint mir in einem Uebersichtsvortrag nicht angezeigt, über die Therapie der einzelnen Viruskrankheiten,
etwa der Grippe, der Hepatitis usw., zu referieren, es sind
die grundlegenden Fragen der Therapie der Viruskrankheiten,
die uns heute angehen. Und zu diesen gehört die vor allem
interessierende Frage, inwieweit die Viruskrankheiten auch
durch die Antibiotika und Sulfonamide ebenso beherrscht
werden können wie die bakteriellen und sonstigen Infektionskrankheiten.

Vielleicht charakterisiert diese zuletzt gestellte Frage
nichts so sehr als die Tatsache, daß das Nichtansprechen
einer Pneumonie auf die sonst wirksamen Antibiotika letzter
Beweis einer Viruspneumonie ist. Noch vor kurzem gehörte es
doch lehrbuchmäßig zur Charakteristik der Viruspneumonie
im engeren Sinne (PAP), daß sie auf Penicillin nicht an-
sprach. Diese Therapieresistenz war Symptom der Krankheit
geworden. In der ersten Antibiotikazeit habe ich in meinem
Lehrbuch noch den Standpunkt vertreten, daß die penicillin-
resistente Viruspneumonie auf Streptomycin anspreche, da
ich entsprechende Erfahrungen gemacht hatte. Heute sind
solche Therapieerfolge dahin zu deuten, daß es bei der Viruspneumonie oft zu einer sekundären bakteriellen Infektion der
Pneumonie kommt, die nun bald mit diesem, bald mit jenem
Antibiotikum beherrscht werden kann. Ein Therapieerfolg
äußert sich als eine wesentliche Besserung und ein Rückgang
der klinischen Erscheinungen auf die meist schon ab-
klingende Viruspneumonie.

Bei einem oberflächlichen Vergleich der Viren mit den
bakteriellen Krankheitserregern unterscheidet nichts die
Andersartigkeit der beiden Gruppen von pathogenen Keimen
so sehr wie das Faktum, daß mit wenigen Ausnahmen fast
alle Viren gegen diese Mittel und auch gegen die Chemotherapeutika resistent sind. Diese Tatsache allein würde auf
eine offenbar völlig andere Biologie der Viren hinweisen.
Und es hat ja auch die moderne Virologie unter Aufdeckung
der merkwürdigsten Sachverhalte bei der Vermehrung der
Viren die fundamentalen Unterschiede im Leben und in der
Fortpflanzung der Bakterien und Viren aufgezeigt und es
kann uns daher das Versagen dieser modernen Therapie bei
Viruskrankheiten nicht mehr erstaunen. Wenn man weiß,

daß Bakterien ein Eigenleben führen, zu dem sie aus den Nährböden Nahrung und zumeist aus der umgebenden Luft den Sauerstoff erhalten müssen, das Virus aber zu einem selbständigen Leben überhaupt nicht befähigt ist, so ist es nur zu verständlich, daß bakteriostatische oder bakterizide Wirkungen, die diese Stoffe Bakterien gegenüber zeigen, bei den Viren nicht zutage treten können, da diese keinen Stoffwechsel haben, an dem die Mittel ihre Wirkungen entfalten können.

Freilich hat man die Aussichtslosigkeit der Antibiotikatherapie bei Viruskrankheiten erst einsehen gelernt, nachdem Tausende und Abertausende von chemischen Verbindungen bei den differenten Viren unter verschiedensten Bedingungen geprüft waren.

Die meisten der geprüften chemischen Verbindungen hatten weder im Tierversuch noch in Kulturversuchen auch in sehr massiven Dosen auf die Virusvermehrung einen Einfluß. Eine gewisse Anzahl von Substanzen hemmte die Virusvermehrung zwar im Experiment, aber entweder nur bei niedrigsten Infektionsdosen oder unter toxischen Erscheinungen, die auch diese Gruppe von einer praktisch therapeutischen Anwendung von vorneherein ausschlossen (Lippelt).

Schließlich fand sich aber doch eine dritte Gruppe, die unter gewissen Versuchsbedingungen eine Wirkung zeigte. Die Einschränkung ihrer Bedeutung lag hier aber in dem Umstand, daß die Wirkung sich nur gegenüber einer besonderen Virusgruppe zeigte, nämlich gegenüber den großen Virusarten, zu welchen die Psittakose-Ornithose, wie auch das Lymphogranuloma inguinale, das Trachom, die Einschlußblennorrhoe und das Virus der Katzenkratzkrankheit gehören. Diese Gruppe von Viren nimmt unter den Virusarten durch ihre Größe, ihre Vielgestaltigkeit, wie aber auch durch ihren intrazellulären Entwicklungszyklus eine Sonderstellung ein. Die Hemmung der großen Viren durch Penicillin oder Streptomycin ist viel geringer als mit Aureomycin, Terramycin oder Chloramphenicol. Man erhielt auch bei anderen Virusinfektionen dort und da positive Befunde. Aber alle diese Ergebnisse sind nicht überzeugend, Nachuntersuchungen haben sie auch nicht immer bestätigt. Vom Standpunkt der Klinik läßt sich zusammenfassend sagen, daß sich die experimentellen Ergebnisse gegenüber den großen Viren auch am Krankenbett bestätigen ließen. In einigen Sulfonamiden und mehr noch in Breitbandantibiotika haben wir Mittel in der Hand, die die menschliche Ornithose, das Lymphogranuloma inguinale, das Trachom und die Katzenkratzkrankheit zur Heilung bringen können. Bei der Psittakose sind die Mittel der Wahl das Chloramphenicol oder das Aureomycin. Die

Dosierung liegt bei täglich 4 g, verteilt über 24 Stunden, in 8 Einzeldosen. Lippelt konnte die Katzenkratzkrankheit zweimal mit üblichen Terramycindosen heilen.

Gegen alle anderen Viruskrankheiten wirken Sulfonamide und Antibiotika aber nicht und man sollte sie daher bei Viruskrankheiten auch nicht versuchen. Jedenfalls sollte man virusinfektverdächtige, hochfiebernde Fälle in den ersten Krankheitstagen nicht sofort mit Antibiotika behandeln, man beschränke sich auf eine symptomatische Behandlung. Planlose Antibiotikatherapie führt zum verhängnisvollen Staphylokokkenhospitalismus. Eine Ausnahme machen nur Komplikationen der Viruserkrankung mit antibiotikaempfindlichen Erregern, Pneumokokken usw.

Auch Cortison soll bei Virusinfektionen nur unter bestimmten Bedingungen gegeben werden, denn es kann unter Cortison wie auch in der Eikultur zu einer schnelleren Virusvermehrung kommen. Nach Lippelt ist eine absolute Cortisonindikation der Grippe-Croup, naturgemäß unter Breitband-Antibiotikaschutz. Herpes darf nur mit Cortison im Salbenverband lokal behandelt werden.

Eine Serumtherapie kommt praktisch fast nur bei einer Tollwutinfektion (nicht später als 72 Stunden nach dem Biß) in Betracht. Nach Herzberg scheint es bei toxischen Grippefällen möglich zu sein, durch ein Immunserum vom Pferd oder Schaf zu helfen.

Die Schutzimpfung gegen Grippe scheint vorläufig aber am Antigenwechsel der Grippeepidemien und daher dem jeweiligen Fehlen genügender Mengen eines spezifischen Serums zu scheitern.

Eine der wichtigsten antiviralen Schutzmaßnahmen ist freilich die Vakzination.

Wenn unsere Therapieerfolge bei den Viruskrankheiten also als bescheiden zu bezeichnen sind, so kann ich zum Abschluß auf einen therapeutischen Erfolg bei einer Virusinfektion verweisen, der auf einem völlig neuen Wege erzielt wurde. Ich meine die Sabinsche Poliomyelitisimpfung, bei der durch orale Gaben eines apathogenen lebenden und immunisierenden Poliostammes neben der allgemeinen Immunisierung auch die Darmschleimhaut immunisiert wird. Wenn ein genügend großer Teil der Kinder und Jugendlichen geimpft wird und das immunisierende Virus, das sich im Darm vermehrt, auch auf einen Großteil der übrigen Bevölkerung übergeht, so findet das pathogene Poliovirus bald keinen Menschen mehr, in welchem es haften und sich vermehren könnte. Die Kette der Polioinfektionen muß früher oder später abreißen. Diese neue Sabinsche Methode der oralen Poliomyelitisimpfung, bei der der Impfling in entsprechenden Intervallen Dragées zu schlucken bekommt, die eines der drei immunisierenden apathogenen lebenden Polioviren enthalten, ist offenbar berufen, die Salk-Vakzine, so gute Erfolge sie auch schon gehabt hat, zu entthronen. Abgesehen von dem enormen praktischen Erfolg der Sabinschen Methode, eröffnet sie bisher auch nicht geahnte großartige Ausblicke! Die moderne Therapie der Viruskrankheiten scheint immer mehr die aktive Immunisierung anzustreben. Vor wenigen Tagen hörten wir von guten Erfolgen einer Antigentherapie beim rezidivierenden Herpes simplex. Die Therapie der Viruskrankheiten ist im Vormarsch, sie liegt in den Händen der Virologen.

Aus der I. Medizinischen Universitätsklinik Wien
(Vorstand: Prof. Dr. E. L a u d a)

Pathogene Staphylokokkeninfektionen in der inneren Medizin

Von K. H. Spitzy

Mit 3 Abbildungen

„Alle Fälle, die Zeichen· einer prognostisch fatalen Influenza zeigen, müssen sofort als Fälle von Staphylokokkenpneumonie, hervorgerufen durch den prävalenten Typ von antibiotikaresistenten Staphylokokken, diagnostiziert und behandelt werden, unabhängig davon, ob die Diagnose bestätigt werden kann, oder nicht (F i n l a n d, 1959)." Mit diesem Satz, der durch die Erfahrungen zahlreicher Autoren auch in Europa bestätigt wird, wird eindrucksvoll die akute Gefahr, die Schwierigkeit von Diagnose und Therapie der Staphylokokkeninfektion umrissen. Sofortige Behandlung ohne sichere Diagnose und wohl auch ohne suffiziente Mittel, denn es handelt sich ja ausdrücklich um antibiotikaresistente Staphylokokken. Die Arbeit, die dieser alarmierende Satz F i n l a n d s abschließt, beschreibt die ausführliche Untersuchung von 32 fatalen Fällen während der asiatischen Influenza A-Epidemie (1957/58) im Bostoner Hospital. Bei fast allen Todesfällen konnte eine Staphylokokkenpneumonie festgestellt werden und jedesmal handelte es sich um Keime, die im Hospitalmilieu wiedergefunden werden konnten, die hochresistent gegen die üblichen Antibiotika waren.

Wenn diese Fälle auch die akute Gefahr der Staphylokokken aufzeigen und ganz ähnliche Bilder insbesondere aus der Säuglingspraxis zu bringen sind, so ist der Staphylococcus keineswegs immer ein so aggressiver Keim. Bekanntlich ist der Mensch und seine Umgebung voll mit Staphylokokken und gerade diese ubiquitäre Verteilung in verschiedensten Typen und die Verschleppung auf den unterschiedlichsten Wegen (Hautinfektionen, Keimträger, Luft, Tröpfchen, Schmierinfektion usw.) machen die Beurteilung und Verfolgung der Erreger so schwierig. Die außerordentlich zähe Natur der Staphylokokken, die rasche Anpassung an Kälte, Hitze, Trockenheit, an Desinfektionsmittel und leider auch an Chemotherapeutika, erschweren Auffindung und Bekämpfung. Vor allem aber sind unsere spärlichen Informationen über viele Eigenschaften dieser Erreger hinderlich. Wenig bekannt ist über die Infektiosität, fast nichts über die Virulenz einzelner Stämme, über die Kontagiosität oder über die Oekologie. Vom Wirt her gesehen sind einzelne disponierende Faktoren bekannt: Diabetes, Fremdkörper, allergische und konsumierende Erkrankungen, lokale Gewebsschädigung und andere Infektionen, insbesondere durch Viren. Wenig wissen wir über die persönliche Anfälligkeit, die von Person zu Person und von Zeitpunkt zu Zeitpunkt starkem Wechsel unterworfen ist. Aus all diesen Gründen ist es schwer, eine einfache Formel zur Bekämpfung der Staphylokokken zu finden. Zweifellos aber bilden diese ubiquitären, zähen Keime eine zunehmende Gefahr und es ist dringend nötig, diese Gefahr zur Kenntnis zu nehmen.

Es ist heute eindeutig .geklärt und durch zahllose Arbeiten erhärtet (F i n l a n d u. a.), daß zwischen Antibiotikaanwendung und Resistenzzunahme eine klare Relation besteht. Steigende Verwendung eines Antibiotikums bedingt eine Zunahme der Resistenz der Staphylokokken. Das gilt für den Lebensraum, in dem dieses Antibiotikum verwendet wird. Am häufigsten finden naturgemäß in Krankenhäusern Antibiotika breite Anwendung, und es werden daher gerade hier die Staphylokokken an Resistenz zunehmen. Dieses Phänomen wird bekanntlich als „Hospitalismus" bezeichnet. Dieser Hospitalismus hat natürlich in den operativen Fächern, in Geburtshilfe, Kinderheilkunde und Dermatologie die größte Bedeutung. Für die Innere Medizin ergeben sich heute daraus ebenso Probleme — Probleme diagnostischer und therapeutischer Art. Schließlich ist es der Internist, bei dem auch eine rezidivierende Furunkulose, eine nicht abheilende Eiterung oder Sepsis landet.

F i n l a n d schlägt vor, Staphylokokkenerkrankungen mit resistenten Keimen ebenso zu isolieren und zu behandeln wie Typhusinfektionen, und spricht von einer Pandemie, die vor allem die hochzivilisierten Länder erfaßt hat.

Jedes Krankenhaus, jede Ambulanz und Ordination, vorwiegend chirurgisch oder internistisch tätig, muß vor allem wissen, ob eine epidemische Verseuchung mit Staphlyokokken vorliegt. Als erstes Kennzeichen des epidemischen

Auftretens wird die Zunahme von vereiterten Wunden, Furunkeln, Mastitis, schwer beherrschbarer Bronchitis wie auch Cystopyelitis und anderer häufig durch Staphylokokken verursachter Erkrankungen sein. Diese Zunahme soll so früh wie möglich auffallen, denn eine Staphylokokkenepidemie kann sich durch Jahre ganz unauffällig hinziehen und kann plötzlich hochakut auftreten und, wie dies Yow auf unserem Kolloquium über therapieresistente Staphylokokken 1958 in Wien beschrieben hat, in einem Krankenhaus innerhalb weniger Wochen über 30 Todesopfer fordern. Beim leisesten Verdacht einer Einschleppung von Staphylokokken muß sofort der ganze bakteriologisch-diagnostische Apparat eingesetzt werden, um den Herd dieser Epidemie festzustellen. Ist durch Phagentypisierung, fermentchemische und serologische Identifizierung die Einheitlichkeit und der Ursprung der Epidemie geklärt, muß mit aller Energie und Konsequenz der Eindringling eliminiert werden. Wie schwer es ist, solcher Eindringlinge Herr zu werden, geht vor allem aus amerikanischen Berichten hervor. Einige Gebärkliniken mußten ihre Aufnahme monatelang sperren, um einen pathogenen Staphylococcus aureus, der ständig zu Mastitiden der Mütter und zu Diarrhoen der Säuglinge führte, ausmerzen zu können.

Das Unter-die-Kontrolle-Bringen ist nicht ganz einfach. Zuerst einmal wissen die meisten Institutionen gar nicht, daß sie einen gefährlichen Hauskeim beherbergen. Sie könnten es bei larvierten Epidemien nur wissen, wenn sie systematisch suchen würden. Alles Personal müßte durch systematische Abstriche des Nasen-Rachenraumes mit Identifikation der Keime kontrolliert werden, Träger von pathogenen Keimen müssen eliminiert und saniert werden. Kranke mit eiternden Wunden und positivem Staphylokokkenbefund gehörten streng isoliert und saniert. Sicher ist die strikte Durchführung dieser Maßnahmen teuer und zeitraubend, aber wir werden es noch erleben, daß eine Epidemie rasanten Charakters hier oder dort auftreten wird und dann wird alles getan werden — möglicherweise aber zu spät. Zu spät deshalb, weil diese Keime meist hochgradig antibiotikaresistent sind. Sie stammen ursprünglich von Patienten, die einer Behandlung mit Antibiotika ausgesetzt sind und ihre Reinzüchtungen resistenter Keime auf das Pflegepersonal übertragen, die als gesunde Keimträger den Herd einer Epidemie darstellen können.

Die derzeitige Situation in Oesterreich zeigte das 1959 in Wien abgehaltene Kolloquium über therapieresistente Staphylokokken. Unter der Mitarbeit von 88 Primariaten konnte ein Ueberblick über rund 400.000 Patienten gewonnen werden. Auf den internen Abteilungen wurden insgesamt 143 Fälle von Staphylokokkeninfektionen, die mehr oder weniger therapieresistent waren, beobachtet. Davon bezogen sich 45% auf Haut und Weichteilerkrankungen, 30% auf Erkrankungen der Lunge, der Rest von 25% auf Septikämien und Infektionen des Darmes, der Knochen und des Urogenitaltraktes. 7 Fälle verliefen letal, davon eine Infektion des Darmtraktes. Eine ausgeprägte Epidemie mit Spezifizierung der Keime konnte bisher in Oesterreich nicht beobachtet werden. Ich bin aber überzeugt, daß eine gezielte Suche mit ausreichender Typisierung in manch einem Krankenhaus oder Ordination sehr wohl den epidemischen Charakter einer Infektion dartun würde. Die hier übliche und bis jetzt vielleicht auch ausreichende Bestimmung der Antibiotikaresistenz genügt keineswegs zur Feststellung eines epidemischen Auftretens, da bei der Pleomorphie des Staphylococcus damit keine Typisierung stattfinden kann.

Die klinischen Krankheitsbilder entsprechen den vielfältigen Fähigkeiten des Staphylococcus: Die lokale Nekrotisierung, tryptische und hämolysierende Fermente, die lokale Thrombosierungsfähigkeit (Koagulase u. a.), die übrige mehr oder weniger starke Toxinbildung und das Auftreten der Enterotoxine. Dementsprechend erstrecken sich die Erkrankungen von der harmlosen Hautinfektion bis zur fudrojanten Sepsis. Die Hautinfektionen mit Staphylokokken von der akuten oberflächlichen Folikulitis bis zum konfluierenden Karbunkel sind meist Domäne des praktischen Arztes, Dermatologen und des Chirurgen. Vom Standpunkt des Internisten genügt hier meist lokale energische Behandlung — ibi pus ibi evacua — und Vermeidung der Schmierinfektion durch desinfizierende Maßnahmen. Eine interne medikamentöse Behandlung kann, muß aber meist nicht erfolgen. Wenn aber intern behandelt wird, soll energisch vorgegangen werden. Innerlich gegebene Medikamente durchdringen nur in hoher und höchster Dosierung, wenn überhaupt, den Wall der Abszesse und hindern nur, längere Zeit gegeben, Rezidive und Streuungen.

Die Furunkulose ist bereits weitgehend Sache des Internisten. Sie repräsentiert ein nicht selten monate- sogar jahrelanges Rezidivieren von Furunkeln. Als Ursache kann ein mikrobieller Herd in Frage kommen, der ausgeschaltet werden muß, es ist aber auch von außerordentlicher Wichtigkeit, den Grund der vorliegenden allgemeinen Abwehrschwäche aufzuspüren (Intoxikationen, Hyperglykämie, hormonale und nervöse Faktoren). Ist ein Herd nicht zu finden, kann neben einer Umstimmungstherapie (Ernährungs-, Klimawechsel, Eigenblutinjektionen, mehr oder weniger spezifische Vakzination) eine Antibiotikatherapie durchgeführt werden. Es ist hier aber wesentlich, daß hoch und lange dosiert wird. Trotz der relativen Penicillinresistenz ist nach wie vor Peni-

cillin, und zwar in seinen neuen Formen als Phenoxyaethyl-
penicillin (P r i o s p e n) in hoher und höchster Dosierung zu
verabfolgen. Erst dann sind Erythromycin und eventuell
Breitbandantibiotika, mit Vorzug Chloramphenicol, einzu-
setzen. Man möge sich immer vergegenwärtigen, daß die
Hautinfektionen meist von den Talgdrüsen- oder Schweiß-
drüsengängen ausgehen und dort von der Blutbahn aus
schwer erreichbar sind. Für die lokale Therapie kommen nur
Desinfizientia und unresorbierbare Antibiotika, wie Tyro-
thricin und Polymyxin, in Frage. In speziellen Fällen kann
der Einsatz von Tetracyclinen oder Chloramphenicol mit oder
ohne Cortison gerechtfertigt sein.

Bei der Behandlung von Abszessen sollen folgende
Grundsätze gelten: Solange eine noch geringe Wallbildung die
Chance eines ausreichenden Eindringens für das Antibiotikum
bietet — energische hochdosierte Antibiotikabehandlung
(Penicillin MV, Erythromycin). Hat die Wallbildung einen
Grad erreicht, daß kaum mehr hohe Spiegel zustande
kommen, d. h. ist die Abgrenzung des Abszesses schon erfolgt,
hat die innerliche Behandlung nur mehr prophylaktischen
Charakter und muß dementsprechend gesteuert werden. Der
Abszeß läuft aber Gefahr, zu verhärten und eventuell monatelang in diesem Stadium zu verbleiben. War haben dies besonders bei der Mastitis häufig beobachtet. Hier sind Bestrahlung, Hyperämiebehandlung und schließlich chirurgische
Entleerung nötig. Diese Eingriffe sollen unter Antibiotikaschutz vorgenommen werden.

Die S t a p h y l o k o k k ä m i e n haben sehr zum Unterschied gegen Septikämien, die von anderen gegen die heutige
Chemotherapie empfindlicheren Keimen, wie z. B. Streptokokken, verursacht sind, heute, 20 Jahre nach der Einführung
der Antibiotika, ihren Platz gehalten, ja sie haben sogar relativ
an Bedeutung zugenommen. Leider ist nach den Berichten von
R e n t c h n i c k u. a. auch die Mortalität nicht so erheblich
zurückgegangen, wie wir dies bei anderen bakteriellen Infektionen gewohnt sind. Es sterben auch heute noch 35 bis 50%
der Septikämien durch Staphylokokken gegen 70 bis 85% in
der vorantibiotischen Aera. Die Mortalität der Staphylo-
kokkenendokarditis ist nach wie vor um 90%! Der Hauptteil
der Staphylokokkämien entsteht durch Läsionen der Haut
(Furunkel, Karbunkel, Insektenstiche, Injektionen usw.),
weniger häufig sind es Läsionen der Schleimhaut (Rhinitis,
Angina tonsill., Sinusitis) und nicht allzu selten der Uro-
genitaltrakt.

Die perakuten Staphylokokkämien treten vor allem bei
Oberlippen- und Nasenflügelfurunkeln auf. Von der nekroti-
sierenden Stelle entwickelt sich eine Thrombophlebitis, die
Streuung in die Blutbahn kann rapid erfolgen. Alle Zeichen

einer schweren Sepsis etablieren sich rasch. Ueber die Angularvene und die Augenvenen breitet sich die Thrombose aus und erreicht den Sinus cavernosus mit Zeichen von Meningitis und Augenlähmung. Sofortige energische Behandlung nicht unter 10 bis 20 Millionen Einheiten Alkalipenicillin intravenös, Erythromycin, Chloramphenicol oder Ristocetin und Vancomycin sowie Cortison ist erforderlich.

Die akute Staphylokokkämie kann sich als typhoide Form mit Milztumor und schweren Darmstörungen, als endokarditische Form oder als akute Pyämie mit multiplen Organabszessen darstellen. Alle drei Formen beginnen mit schweren Allgemeinerscheinungen, Schüttelfrost und irregulären hohen Fieberschüben. Bei den beiden ersten Formen kommt es häufig zu Schüben in der Haut mit Pusteln, in denen reichlich Staph. aureus nachzuweisen ist. Ein Fall von endokarditischer Form einer Staphylokokkämie starb an unserer Klinik trotz energischer, vielleicht infolge verspäteter Einlieferung an die Klinik, zu spät einsetzender hochdosierter Antibiotika- und Cortisontherapie. Autoptisch konnte ein bereits hochgradiger Septumdefekt infolge eines metastatischen Abszesses festgestellt werden. Die pyämische Form ist charakterisiert durch oszillierende Temperatur, wiederholte Schüttelfröste und den Verlauf in Schüben. Jeder neue Infarkt setzt eine Metastase und führt zu Temperaturanstieg und Schüttelfrost.

Die subakuten Formen sind außerordentlich variabel. Die Symptomatologie dieser Form hängt von den Organen ab, in deren Bereich sich metastatische Abszesse entwickeln.

Nach der Haut- und Weichteillokalisation ist die häufigste Form die pulmonale Staphylokokkose. Entsprechend der Aetiologie der Staphylokokkeninfektion erscheint die infiltrative Form meist als Infarktpneumonie und damit als keilförmige Infiltration. Sie tritt meist im Rahmen einer mehr oder weniger deutlichen Septikämie auf. Klinisch ergibt sich nicht selten positive Blutkultur, während ein positiver Sputumbefund mit Staph. aureus nicht immer beweisend ist.

Die Infiltrate sind weitgehend labil, neigen zu Einschmelzung und Durchbruch in den Pleuralraum oder resorbieren sich mit und auch ohne Antibiotikabehandlung in einigen Wochen.

Die abszedierende Form ist die häufigere. Als Folge eines eingeschmolzenen Infarktes oder auch ohne die Zeichen eines solchen bildet sich das typische Bild des Lungenabszesses. Die Prognose auch großer einzelner Abszesse ist günstiger als die multipler kleiner.

Pleuritische Formen entstehen meist per continuitatem, können aber auch isoliert auftreten, selten sind sie serofibrös oder hämorrhagisch, meist purulent.

Viel schwerer sind die Bilder der typischen Staphylokokkenpneumonie beim Kind und insbesondere beim Säugling. Sie stellen auch heute noch ein schwieriges therapeutisches Problem dar.

Im Magen-Darmtrakt sind es vor allem die Nahrungs-
mittelvergiftungen durch das außerordentlich wirksame
Enterotoxin gewisser Stämme von Staph. aureus.
In den USA wurde eine Vergiftung von 4000 Soldaten
nach Genuß eines infizierten Puddings beschrieben. In Genf
beobachtete 1951 Rey-Bellet eine Intoxikation von 67 Personen, die nach Genuß von Fleisch schwer erkrankten. Seit
15 Jahren mehren sich die Nachrichten über solche Ver-
giftungen.
Die Symptome sind außerordentlich heftig. Schwerste
Krämpfe im Epigastrium, Erbrechen, das allerdings nie
hämorrhagisch ist, Temperatur um 38°, Diarrhoen, selten
blutig und im Stuhl findet sich pathogener, Enterotoxin-
produzierender Staphylococcus aureus.
Mit dem sogenannten „Kittentest" nach Dolman kann
das Enterotoxin bei etwa ein Monat alten Katzen durch
intraperitoneale Injektion eines Kulturfiltrates nachgewiesen
werden. Bei positivem Ausfall tritt bei diesen Katzen Erbrechen und Durchfall innerhalb $^1/_2$ bis 1 Stunde auf. Sterilisa-
tion der infizierten Nahrungsmittel hat keinen Einfluß auf
das Enterotoxin.
Eine andere Form intestinaler Staphylokokken-
erkrankung ist die akute pseudomembranöse Staphylokokken-
Enterokolitis als Folge einer Antibiotikatherapie. Hier handelt
es sich um eine Erkrankung, die erst seit der Einführung der
Breitbandantibiotika, wie der Tetracycline und des Chloramphenicols, beobachtet wurde.
Am zweiten bis vierten Tag oder auch später nach
Beginn der Antibiotikabehandlung treten als erstes Kennzeichen geruchlose flüssige Stühle, Erbrechen und erhöhte
Temperatur auf. Mehr oder weniger plötzlich, oft in wenigen
Stunden, bildet sich ein schwerstes choleriformes Bild aus mit
30 bis 50 wäßrigen Stühlen im Tag, stärksten Austrocknungs-
erscheinungen und schwerstem Kollaps. Im Vordergrund
stehen hypochlorämische, hypokalämische, azidotische und
urämische Symptome. Die Temperatur übersteigt 40°, der
Puls ist klein und frequent.
Die Pathogenese des Krankheitsbildes ist nicht restlos
geklärt, da die zuerst allein angeschuldigte Superinfektion
mit Staphylokokken angezweifelt wurde, um so mehr, als
häufig die Stühle keinen positiven Bakterienbefund zeigten
(Kunz und Helmer). Es ist aber anzunehmen, daß die
Schwere des Krankheitsbildes und auch die nicht selten
rasche Rückbildung nach Absetzen des Antibiotikums auf

ein Ueberwuchern von enterotoxinbildenden Staphylokokken zurückzuführen ist. S u r g a l l a und D a c k haben bei 30 von 32 akuten pseudomembranösen Enterokolitiden einen positiven Kittentest auf Enterotoxin erheben können. Die Flora des Darmes bei Behandlung mit Breitbandantibiotika (Tetracycline, Chloramphenicol, aber auch Streptomycin, insbesondere bei peroraler Gabe) enthält auch antibiotikaresistente Proteus und Pseudomonas (G s e l l). Z i s c h k a beschrieb 1950 sogar einen Fall mit tödlichem Ausgang nach Sulfaguanidin.

Zu den Staphylokokkosen des Urogenitaltraktes ist zu sagen, daß der Staphylococcus eine besondere Affinität zur Prostata und zur Niere aufweist. Aufsteigende Infektionen in das Nierenbecken und die Niere liegen in der Häufigkeit gleich hinter den Coliinfektionen. Sie können von der Urethra über die Prostata auch in die Nebenhoden aufsteigen und dort einen eher „kalten" Verlauf nehmen und zu Nebenhodenknoten, ähnlich der Tuberkulose, führen.

Die häufigste, meist hämatogene Form der Nierenlokalisation ist der Nierenabszeß. Miliar, meist bilateral, im Rahmen einer Bakteriämie, der abgekapselte Abszeß und das Nierenkarbunkel mit entsprechender Umgebungsreaktion. Die Symptome sind bekannt: Vorangegangene Staphylokokkeninfektion, Temperatur, Schüttelfröste, Schmerzen in der Flanke, an der Thoraxbasis, eventuell im Hypochondrium oder der Fossa iliaca und alle Zeichen einer Infektion mit Leukozytose, erhöhter Senkung usw. Ein Pyurie ist nur in etwa 10% der Fälle nachweisbar.

Bei Durchbruch eines renalen Abszesses in den perirenalen Raum kann es zum perinephritischen Abszeß kommen. Klopf- und Palpationsschmerz des Nierenlagers, hyperästhetische Zone, eventuelle Kontrakturen und Oedemzeichen, bis zur Fluktuation. Bei allen abszedierenden Formen ist eine chirurgische Behandlung unerläßlich.

Die osteoartikulären Formen sind die Osteomyelitis, Arthritis und Spondylitis.

Die große Affinität des Staphylococcus zum Knochengewebe macht die Osteomyelitis zur häufigsten Form des metastatischen Staphylokokkenabszesses. Interessanterweise ist diese Lokalisationsform nach R e n t c h n i c k in den USA und Skandinavien fast völlig verschwunden. Die osteoartikulären Erkrankungen beschäftigen den Chirurgen und sollen hier nur gestreift werden. Pasteur selbst war es, der den Staphylococcus aureus als Ursache der Osteomyelitis erkannte. Der Staphylococcus nistet sich vorzugsweise in der Epiphyse der langen Knochen beim wachsenden Individuum ein. Die Behandlung der akuten wie der chronischen Form ist in engem Zusammenwirken von chirurgischen und internen

Maßnahmen gegeben. Die interne Medikation soll ebenso wie die chirurgische rasch, gründlich und „tief ins Gesunde", d. h. mit mehr als gerade ausreichender Dosierung der Antibiotika vorgenommen werden.

Im Zusammenhang mit osteomyelitischen Affektionen kann es zur eitrigen Arthritis kommen, ebenso teils in continuitatem wie auch hämatogen zur Spondylitis durch Staphylokokken. Carnot spricht vom „mal de Pott staphylococcique" als der chronischen Form, die diagnostisch nur schwer von der tuberkulösen Form abzugrenzen ist, insbesondere wenn das Punktat des gebildeten Abszesses nur arm an Staphylokokken ist. Die Anamnese einer Hautinfektion mit Staphylokokken kann weiterhelfen. Auch hier ist die Zusammenarbeit von Chirurgen und Internisten wichtig. Das Zusammenwirken einer Antibiotikabehandlung mit dem chirurgischen Eingriff hat nach amerikanischen Statistiken eine Senkung der Krankenhausaufenthaltsdauer von 2 Jahren auf 6 Monate erreicht und die Mortalität ist von 15 bis 20% auf 2 bis 3% gesunken (Chigot).

Als letzte Lokalisation seien noch die Staphylokokkeninfektionen des Nervensystems erwähnt. Der Hirnabszeß ätiologisch als embolische Komplikation einer Septikämie oder per continuitatem über eine Sinusitis, Mastoiditis oder Osteomyelitis des Schädeldaches. Ein Hirnabszeß zeigt sich häufig als purulente Meningitis, die in der Vorantibiotikaära meist ad exitum kam. Heute liegt die Gefahr der erfolgreichen Behandlung der Meningitis im Verbleiben des abgekapselten Abszesses. Auch hier ist die enge Zusammenarbeit mit dem Chirurgen, der eine Drainage oder Exstirpation des Abszesses vornehmen muß, nötig.

Neuerdings wurde von Barrière und Mitarbeiter die Meningo-radiculo-encephalitis durch Staphylokokken beschrieben. Sie beginnt mit meist tiefsitzendem Wurzelschmerz mit beginnender Parästhesie der oberen Extremitäten und Gesichtspartien. In wenigen Tagen entwickelt sich das Bild einer purulenten Meningitis. An den Wurzeln, Rückenmarks- und Hirnhäuten, wie in der Hirnsubstanz finden sich Abszesse und Knoten, ähnlich wie bei tuberkulöser Meningitis.

Die Therapie der Staphylokokkeninfektionen ist ein nicht ganz einfaches Problem. Wie die Daten von Finland zeigen, hat die Morbidität und Mortalität durch Staphylokokken in den USA in den letzten Jahren zugenommen. Wenn auch die absolute Zunahme vielleicht durch häufigere und exaktere Diagnosestellung nur eine scheinbare ist, so ist doch die relative im Vergleich zu Infektionen, die von anderen Gram-positiven Keimen verursacht werden, sicher. Aus diesen Zahlen, die auf Grund der Umfrage des Oesterreichischen Kolloquiums 1959 auch ihre teilweise Bestätigung für den

Raum Oesterreich gefunden haben, ergeben sich deutlich die Schwierigkeiten der Behandlung.

Für die Behandlung der Staphylokokkeninfektion mit therapieresistenten Keimen gibt es einige Grundsätze, die nie außer acht gelassen werden sollen. Auch für die scheinbar geringfügigste Hautinfektion gilt der Grundsatz des „in Ruhe lassens", bevor sich der Herd abgegrenzt hat. Nur die eindeutig nekrotische Zone ist Angriffsgebiet des Chirurgen. Weiters soll jeder Eingriff unter ausreichendem Antibiotikaschutz vorgenommen werden.

Neben der chirurgischen Entlastung ist die wesentlichste Therapie eine energische Antibiotikabehandlung.

An der Spitze aller Antibiotika stehen nach wie vor die Penicilline. Unter den Penicillinen ist bereits das oral verabreichbare Penicillin V wirksamer gegen Staphylokokken als das Penicillin G. Halbsynthetische Penicilline, wie MV und neuerdings Celbenin, sind zumindest in vitro noch aktiver gegen Staphylokokken. Penicillin, insbesondere V (Ospen) und MV (Priospen), kann peroral und parenteral gegeben werden. Bei Staphylokokkeninfektionen ist aber eine Gabe unter 5 Millionen Einheiten pro Tag ein Kunstfehler (R e n t c h n i c k). Penicillin kann bis zu 80 Millionen Einheiten pro Tag intravenös gegeben werden, ohne daß toxische Erscheinungen auftreten. In dieser hohen Dosierungsmöglichkeit liegt die Stärke dieses Antibiotikums.

Ein sehr gegen Staphylokokken wirksames Antibiotikum ist Erythromycin und seine Gruppe. Meist besteht Kreuzresistenz unter den zu dieser Gruppe gehörenden Antibiotika, wie Oleandomycin, Spiramycin, Carbomycin, u. a. Die Dosis von 2 g pro Tag kann wegen des Auftretens von gastrointestinalen Erscheinungen, wie Krämpfen, Nausea und Vomitus, nicht wesentlich überschritten werden. Zu Penicillin können die weitgehend synergistisch wirkenden Antibiotika der Streptomycingruppe gegeben werden: Streptomycin, Kanamycin und Neomycin. Zwischen ihnen besteht auch eine gewisse Kreuzresistenz. Alle drei sind in ihrer Dosierung wegen der Gefahr der Schädigung des VIII. Hirnnervens beschränkt. Von Streptomycin sollen 2 g, von Kanamycin 1˙5 g und von Neomycin nicht über 1 g pro Tag intramuskulär gegeben werden.

Die Tetracycline weisen untereinander (Aureomycin[R], Achromycin[R], Terramycin[R] und das neue Demethylchlortetracyclin) Kreuzresistenz auf. Sie eignen sich zur Behandlung trotz ihrer Breitbandwirkung und ihrer hervorragenden Diffusion wenig zur Behandlung der Staphylokokken. Eine Dosis von 2 bis 3 g pro Tag kann wegen der Gefahr von Nebenerscheinungen, wie vor allem der gefürchteten Staphylokokkenenterocolitis, nicht überschritten werden.

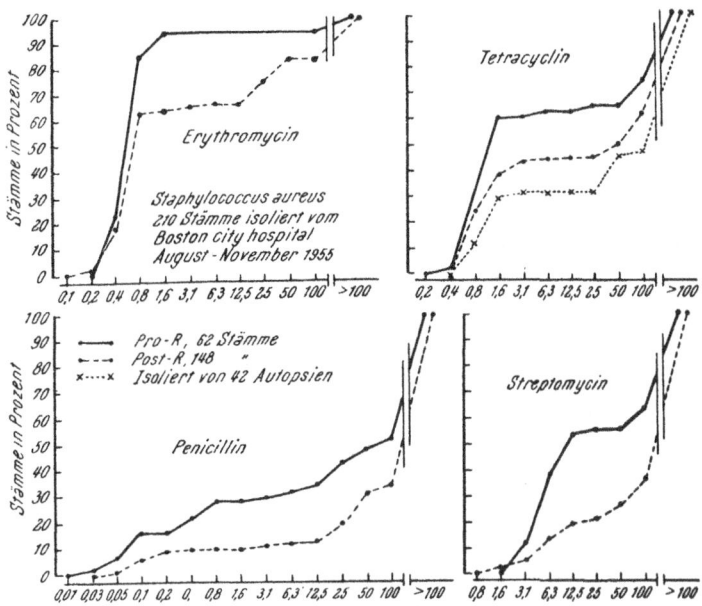

Abb. 1. Empfindlichkeit von Staphylokokkenstämmen in vitro (nach Finland und Mitarbeiter, 1955)

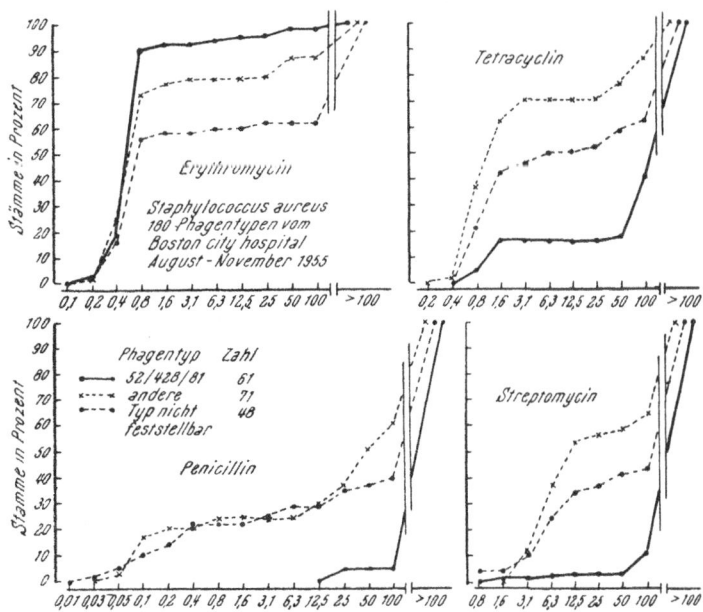

Abb. 2. Beziehung der Phagentype zur Antibiotikaempfindlichkeit (nach Finland und Mitarbeiter, 1955)

Auch intravenös gegebenes Reverin[R] ist in höherer Dosis
toxisch und birgt die gleichen Gefahren für die Darmflora
wie per os gegebenes. Fast als Mittel der Wahl, wenn Penicillin versagt, kann
das Chloramphenicol bezeichnet werden. Insbesondere in
Kombination mit Erythromycin ist es ein ausgezeichnetes
Mittel zur Bekämpfung der Staphylokokken. Fast alle
Staphylokokken sind auch heute noch gegen diese Kombina-

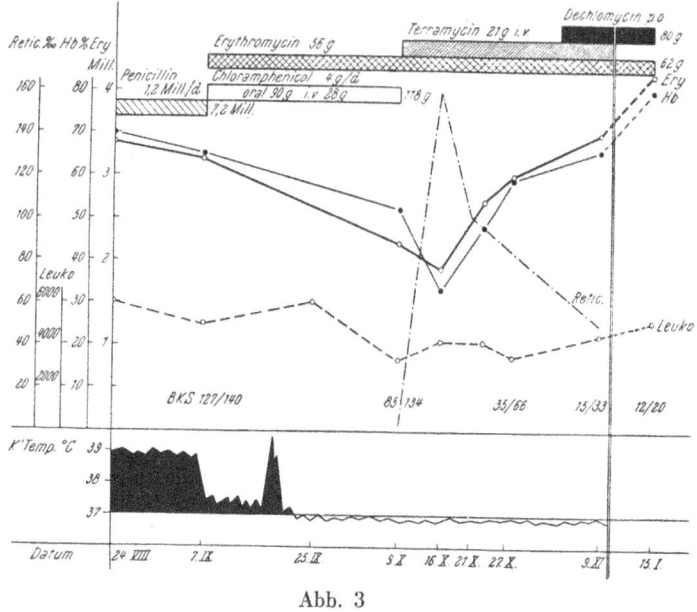

Abb. 3

tion empfindlich. Bis 4 g pro die kann Chloramphenicol auch
intravenös als Kemicetin mit 2 g Erythromycin per os oder
intramuskulär mit bestem Erfolg gegeben werden. Auf eine
eventuelle Entwicklung einer aplastischen Anämie muß allerdings streng geachtet werden. Bei Verschwinden der Retikulozyten ist Chloramphenicol sofort abzusetzen und durch ein
anderes Antibiotikum zu ersetzen. Eine Unterbrechung der
Antibiotikatherapie soll auf keinen Fall stattfinden, da die
Infektion sonst besondere Gelegenheit zur Ausbreitung findet.
Einen Fall eines okkulten, wahrscheinlich durch
Staphylokokken gebildeten Abszesses zeigt Abb. 3. Chloramphenicol wurde durch 14 Tage in einer Dosis von 2 g intravenös und 2 g peroral verabfolgt. Eine auftretende Anämie
von 1·9 Millionen Erythrozyten zwang zum Absetzen der

Chloramphenicoltherapie. Die Therapie wurde mit 3mal
500 mg Achromycin intravenös als Infusion fortgesetzt. Unter
dieser Therapie erholte sich das Blutbild und der Patient
konnte nach 12 Wochen geheilt entlassen werden.

Sozusagen als ultima ratio stehen noch Ristocetin und
Vancomycin zur Verfügung. Beides sehr wirksame bakterizide
Antibiotika, gegen die bisher noch keine Staphylokokken-
stämme resistent waren. Sie können nur intravenös verabfolgt
werden und sind leider ziemlich toxisch.

Ein neues Antibiotikum der Streptogramingruppe, das
Staphylomycin, zeigt besonders lokal starke Aktivität gegen
Staphylokokken, die gegen andere Antibiotika resistent sind.

Außer der antibakteriellen Therapie ist besonders in
schweren und schwersten Fällen eine zusätzliche Corticoidtherapie angezeigt. Auf jeden Fall sollen auch hohe Cortison-
dosen bei Schock- und Kollapszuständen gegeben werden.
Dazu gehören besonders die Enterotoxikosen und die Septikämien mit hoher Temperatur. Bei antibiotikaresistenten
Staphylokokken ist die Corticoidtherapie nur in jenen Fällen
zu verantworten, die ohne diese Therapie nicht ansprechen.
Eine Exacerbation der Staphylokokken oder einer Misch-
infektion (z.B. mit Tuberkulose nach Rentchnick) kann
immer eine Gefahr bei Corticoidbehandlung sein.

Als Therapie gegen die thrombosierenden Eigenschaften
der Staphylokokken wurden von Reilly Antikoagulantien
vorgeschlagen. Es wird sehr vom Fall abhängen, ob man sich
zu dieser Zusatztherapie entschließt. Jedenfalls besteht auch
hier die Gefahr der Exacerbation durch Lösung von Thrombosen, die ein Gebiet der Infektion vom Kreislauf ausschließen. Bei sich ausbreitenden Thrombosen, z. B. bei
Gesichtsfurunkel, kann diese Therapie aber lebensrettend sein.

Die Autovakzinetherapie ist jedenfalls durch die Antibiotikabehandlung weitgehend in den Hintergrund gedrängt,
wird aber nach wie vor zur Bildung von spezifischen Antikörpern gegen den „eigenen" Keim angewendet.

Die Therapie mit Bakteriophagen, und zwar mit den für
den speziellen Keim zuständigen, ist theoretisch bestechend:
Durch Einbringung eines apathogenen Virus die Bakteriolyse
des pathogenen Bakteriums zu erreichen. Die bisherigen
Erfahrungen sind nicht sehr ermutigend und lassen eine
sichere Beurteilung noch nicht zu. Jedenfalls bewährte sich
die Therapie in einzelnen schweren Fällen (Balter u. a.).

Selbstverständlich muß zu aller mehr oder weniger
spezifischen Therapie die allgemein roborierende und abwehr-
steigernde Behandlung hinzukommen. Ebenso ist die Behandlung von Erkrankungen, in deren Rahmen die Infektion aufgetreten ist, selbstverständlich (Diabetes, Tuberkulose usw.).

Sowohl die Diagnostik als auch die Therapie der Staphylokokkeninfektion stellt hohe Anforderungen an die Kenntnisse und die Erfahrung des behandelnden Arztes. Die interne Therapie ist heute unter Umständen mindestens ebenso eingreifend wie eine chirurgische Maßnahme und gerade bei der Staphylokokkeninfektion, die heute schon so schlecht auf die Chemotherapie anspricht, muß rasch und zielsicher die im Moment richtige und oft einzig lebensrettende Maßnahme getroffen werden. Corticoide und Antibiotika in höchster Dosierung bei sorgfältigster Auswahl und Beobachtung sind die wichtigsten Maßnahmen zur Beherrschung einer Staphylokokkeninfektion. Diese Behandlung sollte in kritischen Fällen immer rechtzeitig in die Hand des Internisten gegeben werden. Zuoft werden wir zu bewußtlosen, kollabierten Fällen gerufen, bei denen der Internist nur mehr die Aussichtslosigkeit einer weiteren Therapie bestätigen kann.

In der gesamten Medizin spielen die therapieresistenten Staphylokokken eine immer wichtigere Rolle.

Der simple Eitererreger ist kraft seiner geringen Differenziertheit und Empfindlichkeit ein schwer faßbarer Keim, sowohl diagnostisch, weil er einem in größter Variabilität einfach überall gegenübertritt, als auch therapeutisch, weil er sich an alle Gegebenheiten, auch an die gegen ihn gerichteten Medikamente anpaßt. Seine Anpassungsfähigkeit schafft aber auch die differentesten Krankheitsbilder und man wird in Zukunft immer mehr und mehr an diesen Keim bei Diagnosestellung denken müssen. Früher hieß es „die Lues kann alles" und man dachte an die Lues, wenn man bei einem unklaren Krankheitsbild nicht weiterkam. Sollte der Staphylococcus das Erbe der aussterbenden Spirochäte antreten wollen? Wenn ja, dann müssen wir vor allem klar sehen, wo in unseren Bereichen Teile der großen Pandemie mit weitgehend antibiotikaresistenten Staphylokokken, vorwiegend der Phagentype III, zu finden sind.

Aus der I. Medizinischen Abteilung
des Landeskrankenhauses Klagenfurt
(Vorstand: Prim. Dr. E. M o r i t z)

Ueber die Bedeutung der Salmonelleninfektion für das geänderte Krankheitsbild der typhösen Erkrankungen

Von E. Moritz

Mit 1 Abbildung

Die Zunahme der Infektion mit verschiedenen Arten von Salmonellen ist eine unbestrittene Tatsache und konnte statistisch einwandfrei gesichert werden. Dies klingt eigenartig, da gerade auf dem Gebiet der Seuchenbekämpfung und Hygiene im europäischen Raum in den letzten Jahren große Anstrengungen bzw. Fortschritte gemacht wurden.

Wie Sie wissen, verstehen wir unter Salmonellen Krankheitserreger, die bei Menschen je nach Gruppenzugehörigkeit einerseits ein typhöses bzw. paratyphöses Krankheitsbild, anderseits das Bild der akuten Gastroenteritis hervorzurufen vermögen. Auf Grund bestimmter kultureller, biochemischer und vor allem serologischer Eigenschaften wurden sie von K a u f f m a n n und W h i t e in dem nach ihnen benannten Schema zusammengefaßt. Diese Zusammenfassung war deshalb notwendig, weil in den letzten Jahren eine Reihe von verschiedenen Salmonellenstämmen isoliert werden konnte, die hinsichtlich ihrer Morphologie gleich, in ihrer Pathogenität bzw. in ihrem serologischen Verhalten different waren. Die Zahl dieser Salmonellen ist inzwischen auf zirka 500 angewachsen und es werden immer neue Stämme isoliert.

Klinisch werden wir jedoch immer zwischen Typhus bzw. Paratyphus und der akuten Gastroenteritis zu unterscheiden haben.

Wenn wir die große Gruppe der Enteritissalmonellen
vorwegnehmen, so geschieht dies deshalb, weil es vorwiegend
die Salmonellen der Enteritisgruppe sind, die Kliniker und
Hygieniker sowie Gesundheitsbehörden im zunehmenden
Maße in den letzten Jahren beschäftigt haben, während die
Erkrankungen an Typhus und Paratyphus im allgemeinen in
Rückgang begriffen sind bzw. nur geringe jahreszeitliche
Schwankungen aufweisen. Wir haben uns mit diesem Problem
in den letzten Jahren eingehender beschäftigt und ich darf
Ihnen im folgenden kurz über unsere Erfahrungen berichten.

Vorerst ein paar nüchterne Zahlen, die die Morbidität
in den letzten Jahren in Kärnten aufzeigen sollen (s. Abb. 1).

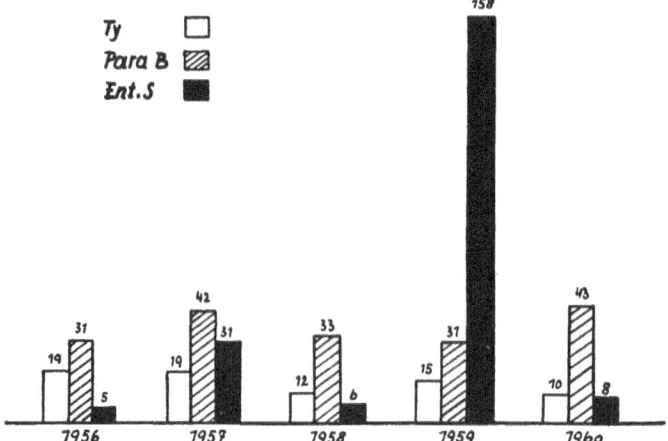

Abb. 1. Salmonellen-Erkrankungen 1956 bis 1. Oktober 1960

Aehnlich liegen die Verhältnisse in anderen europäischen
Ländern. Laut einer Schweizer Statistik aus jüngster Zeit
von F e y und W i e s m a n n geht hervor, daß sich die Erkrankungen durch Salmonellen seit dem Jahre 1952 vervier-
facht haben. Wir sind mit den genannten Autoren ebenfalls
der Meinung, daß die tatsächliche Erkrankungsziffer noch
wesentlich höher liegt. Wenn wir nun der Ursache für dieses
oft sprunghafte Ansteigen der Erkrankungen mit Salmonellen
der Enteritisgruppe nachgehen, so ist diese zweifellos in der
Verschiedenartigkeit der Uebertragung auf den Menschen
zu suchen. Die Infektion mit Salmonella typhi und para-
typhi B erfolgt hauptsächlich über den erkrankten Menschen
(Kontaktinfektion, Dauerausscheider, Schmierinfektion). Nur
selten kommen als Ursache Tiere in Frage.

Bei den Enteritissalmonellen oder auch Nahrungsmittel-vergiftern erfolgt die Ansteckung sowohl von Mensch zu Mensch, als vorwiegend über die Tiere, die mit Salmonellen infiziert werden, erkranken und Bazillen ausscheiden bzw. mit ihren Produkten (Fleisch, Eier, Milch usw.) bei un-kontrolliertem Genuß als Ueberträger auf den Menschen fungieren. Hier sind es sowohl die Bakterien als auch deren Gifte, die zur Infektion bzw. Intoxikation führen. Die Tiere brauchen oft gar nicht zu erkranken, sie scheiden lediglich Bakterien aus. Besonders Rinder, Ziegen und Schafe, ferner Schweine, Enten, Hühner, Hunde, Katzen, Tauben, auch Fliegen können als Ueberträger in Frage kommen.

In den letzten Jahren ist es infolge enormer Steigerung der Futtermittelimporte, vorwiegend aus Uebersee, die zu einem Großteil salmonellenhaltig waren, zu einer zunehmen-den Verseuchung des heimischen Tierbestandes gekommen. Anderseits wurden auch Importe von Ei- und Eiweiß-produkten verschiedenster Art in zunehmendem Maße ge-tätigt. Obwohl vom Herstellerland meist die Reinheit solcher Eiprodukte bestätigt wird, kann eine Kontamination nicht ausgeschlossen werden.

Es ist interessant zu erfahren, daß von der Bundesstaat-lich-Bakteriologischen Untersuchungsstelle Graz vom Januar bis Mai 1959 aus 128 Lebensmittelproben 28mal Salmonellen nachgewiesen werden konnten, und zwar aus Proben von Eiweiß, Trockeneiweiß, Eigelb und Vollei. Auch aus 5 Proben Fischmehl konnten verschiedene Salmonellen gezüchtet wer-den, wie Salmonella blockley, Salmonella chester, bareilly, anatum, breslau u. a. Nach Schweizer Angaben ist die Kontamination der Futtermittel verschieden. Europäische Futtermittel enthalten in einem relativ geringen Prozentsatz Salmonellen, während z. B. Fischmehl aus Angola zu 73%, das Knochenmehl aus Indien zu 100% und aus Argentinien zu 81% mit Salmonellen verseucht ist. Auch mehrere Salmo-nellenarten können in einem Produkt vereint vorkommen. Winkle und Rohde konnten 18 verschiedene Salmonellen-stämme aus 100 g Angolafischmehl isolieren. Aehnliche Mög-lichkeiten liegen bei Eiprodukten, Trockenmehl u. dgl. In den meisten europäischen Ländern bestehen amtliche Ver-fügungen, wonach importierte Eiprodukte und Futtermittel unter strenge staatliche Kontrolle zu stellen sind bzw. resterilisiert oder pasteurisiert werden müssen. Auch bei uns obliegen Eiprodukte aller Art, die importiert werden, auf Grund einer Verordnung des Bundesministeriums für soziale Verwaltung der bakteriologischen Kontrolle der Lebensmittel-untersuchungsstellen bzw. der Bundesstaatlich-Bakteriologi-schen Untersuchungsanstalten. Hingegen besteht keine nennenswerte Kontrolle bei der Einfuhr von Futtermitteln, und hierin liegt zweifellos eine große Gefahr für den heimischen Tierbestand. Untersuchungen von G. S c h ü t z zeigten, daß von 511 gesunden Rindern 1mal Salmonella dublin in Galle und Kot und auch im Fleisch gefunden wurde. Bei 520 gesunden Schweinen gelang in 26 Fällen Salmonellennachweis. Aehnliche Ergebnisse fand B o e v r e in Schweden. Ebenfalls bei gesunden Tieren konnten F e y und W i e s m a n n beinahe Reinkulturen von Salmonella typhi-murium in den Fäzes feststellen. Auch Menschen können, ohne sichtlich erkrankt zu sein, Salmonellen ausscheiden. Rein zufällig fanden wir bei 2 darmgesunden Personen Salmonella typhimurium, von denen die eine Patientin in einem Lebensmittelbetrieb und die andere in einer Gastwirtschaft arbeitet. In der Anamnese schien keine Enteritis auf.

Sie mögen daraus ersehen, daß die Möglichkeiten einer unkontrollierbaren Kontamination mit salmonellenhaltigem Material sehr groß sind und daß es dann — geeignete Nährmedien vorausgesetzt — oft explosionsartig zu Gruppenerkrankungen kommen kann.

Klinisch imponiert die Salmonelleninfektion als akute Gastroenteritis mit Erbrechen, Durchfällen von schleimigwäßrigen, zum Teil auch etwas bluthaltigen Stühlen mit Neigung zu Erbrechen mit all seinen klinischen Folgen.

Wenn auch das Krankheitsbild beim Erwachsenen in den meisten Fällen zu beherrschen ist und Todesfälle nur selten zu beobachten sind, ist die Infektion für Kleinkinder und Säuglinge sowie für alte Leute zweifellos äußerst gefährlich. So kamen im Herbst 1957 bei einer kleinen Salmonellenepidemie, die von der geburtshilflichen Station eines Kärtner Krankenhauses ihren Ausgang nahm, 3 von insgesamt 15 erkrankten Säuglingen im Alter von 3 bis 9 Tagen ad exitum. Die Infektion nahm von einer Gebärenden, die keine enteritischen Erscheinungen geboten hat, ihren Ausgang. Es konnte dann später bei ihr Salmonella typhi-murium nachgewiesen werden. Von dem Kind dieser Patientin wurde dann die Infektion auf die übrigen übertragen. Umgebungsuntersuchungen des gesamten Pflegepersonals in wiederholtem Untersuchungsgang verliefen negativ, so daß wohl dieser Infektionsgang als wahrscheinlich erscheint.

Daß oft nur eine kurz dauernde Kontamination genügt, um eine Erkrankung auszulösen, beweist folgender Fall.

Eine Patientin wird im schwersten Kollapszustand unter der Diagnose einer Lebensmittelintoxikation auf die normale Station aufgenommen, mit den Zeichen einer hypochlorämischen Azotämie, hochgradiger Exsikkose mit Erbrechen, wobei zum Zeitpunkt der Aufnahme keine Durchfälle mehr bestanden. Anamnestisch wurden jedoch auf Befragen der Angehörigen solche angegeben. Die Patientin war bereits 8 Tage krank. Es bestand kein Fieber. Der Zeitraum von 20 Stunden, in dem sie mit den übrigen Patienten in einem Raum verbrachte, genügte, um 2 Nebenpatientinnen, die möglicherweise kleine Hilfeleistungen verrichtet haben, zu infizieren. Die 69jährige Frau ist trotz intensiver Therapie an den Folgen der schweren Stoffwechselentgleisung verstorben. Im Stuhl konnte Salmonella typhi-murium nachgewiesen werden. Die Obduktion ergab das Bild einer Enteritis im unteren Ileum und Colon ascendens mit leicht ödematöser Schleimhaut und fleckweiser Rötung, die Peyerschen Plaques waren nicht geschwollen, es bestand keine Vergrößerung der Milz. In den folgenden Monaten und Jahren konnten wir keinen derartig schweren Krankheitsverlauf mehr beobachten. Es hat sich vielmehr immer um Einzelerkrankungen gehandelt, erst im vergangenen Sommer wurden 9 von insgesamt 20 erkrankten Mitgliedern einer Reisegesellschaft, die sich auf der Fahrt von Schweden nach Kärnten befanden, mit den Zeichen einer akuten Lebensmittelvergiftung bei uns aufgenommen. Als Infektionsquelle wird vermutlich eine infizierte Wurst, die die Patienten als Reiseproviant mitgenommen haben, angenommen. Die ersten Krankheitserscheinungen traten bereits auf der Fähre von Schweden nach Deutschland auf. Bei sämtlichen Kranken konnte im Stuhl Salmonella typhi-murium nachgewiesen werden, wie ja als häufigster Lebensmittelvergifter Salmonella typhi-murium und Salmonella enteritidis Gärtner aufscheinen.

Noch ein paar Worte zum Typhus bzw. Paratyhus selbst.

Wenn wir vom geänderten Krankheitsbild der typhösen Erkrankungen sprechen, so trifft dies nur insofern zu, daß wir sagen können, wir sehen keinen klassischen lehrbuchmäßigen Verlauf eines Typhus abdominalis oder Paratyphus B. Nichts geändert hat sich hingegen am Prodromalstadium und in der Dauer der eigentlichen Erkrankung. Die Aenderung tritt mit dem Moment ein, wenn die Diagnose klinisch bzw. bakteriologisch-serologisch gesichert ist und die folgerichtige Therapie eingeleitet wird. Nach durchschnittlich 3 bis 4 Tagen fiebern die Kranken ab. Das bis dahin oft schwere Krankheitsbild hellt sich auf und es stellt sich subjektives Wohlbefinden ein. Die Frage, ob damit auch ein Rückgang der Komplikationen verbunden ist, möchte ich nicht entschieden beantworten. Während wir in den letzten drei Jahren auf unserer Abteilung keine Blutung bzw. Perforation erlebt haben, haben wir in diesem Jahr bei gleichbleiben der strenger diätetischer Maßnahme und Therapie insgesamt 3 Darmblutungen, 2 davon bei Paratyphus B-Infektion und 1 Perforation erlebt. Ein Patient wurde bereits mit einer Blutung aufgenommen und ein zweiter kam im Anschluß an eine Appendektomie auf unsere Infektionsabteilung, wo es bald darauf zu Darmblutungen gekommen ist. 14 Tage post operationem perforierte ein Ulkus im Coecumbereich, und trotz sofortiger Operation und entsprechenden therapeutischen Maßnahmen kam der Patient ad exitum. Autoptisch war das gesamte Colon ascendens stark geschwürig verändert mit diffuser düsterroter Schleimhaut, wobei im Dünndarm praktisch keine wesentlichen pathologischen Veränderungen nachweisbar waren.

In den letzten Wochen erlebten wir eine kleine Paratyphusepidemie bei einer Einheit des Bundesheeres, die auf der Seetaler Alpe auf Waffenübung war. Es stellte sich heraus, daß nur jene Soldaten, die aus einem rasch fließenden Gebirgsbach Wasser getrunken hatten, erkrankt waren. Eine Infektion mit kontaminierten Lebensmitteln kann ausgeschlossen werden. In diesen Bach münden etwas unkontrolliert die Abwässer eines Gasthauses, die übrigens an einer Stelle vorbeiführen, wo Abfälle nach Schlachtungen liegen. In dem Gasthaus konnte eine Dauerausscheiderin, die als Stubenmädchen beschäftigt war, ausgeforscht werden. Der Bach unterhalb des Gasthauses war stark verseucht mit Paratyphus B-Bazillen, die typenmäßig mit denen unserer Patienten identisch waren. Aus Wasserproben oberhalb des Gasthauses konnten keine Bazillen gezüchtet werden. Besonders bemerkenswert an dieser Infektion ist die Tatsache, daß in einem fließenden Bach eine derartige Massierung von Bakterien möglich ist. Der Krankheitsverlauf bei allen Erkrankten ist durchwegs gutartig.

In der Behandlung der Salmonellenerkrankungen nimmt neben allgemeinen therapeutischen Maßnahmen das Chloromycetin eine Sonderstellung ein. Nur bei leichteren Formen von Enteritis geben wir Sulfonamide. Steroide reservieren wir für Notfallsituationen.

Ein Problem für sich stellen trotz antibiotischer Behandlung nach wie vor die Dauerausscheider dar. Komplikationen, wie Pneumonien, Encephalomeningitiden, Spondylitiden u. dgl., haben wir in letzter Zeit nicht beobachten können. Damit dürften Spätkomplikationen, wie spondylitische Abszesse, wie erst kürzlich von unserer Abteilung 17 Jahre nach dem durchgemachten Paratyphus 1 Fall beschrieben werden konnte, weitestgehend an Bedeutung verlieren.

Wenn auch die Infektion mit Salmonellen der Enteritisgruppe im allgemeinen für den Erwachsenen zu beherrschen sein wird, so bedeutet sie doch für Kleinkinder und Greise, wie wir gesehen haben, eine große Gefahr. Wir müssen auch bei leichten, harmlos erscheinenden, kurz dauernden Durchfällen an die Möglichkeit einer Salmonellenerkrankung denken und Stühle zur bakteriologischen Untersuchung einsenden. So werden wir manche Salmonellenerkrankung aufdecken können. Die zunehmende Morbidität stellt ein Problem dar, das nicht nur uns Aerzte angeht, sondern vor allem die Gesundheitsbehörden und staatlichen Ueberwachungsstellen, die dem Import von salmonellenhaltigen Substanzen in Zukunft ein besonderes Augenmerk werden zuwenden müssen, mehr als bisher beschäftigen wird. Nur eine strenge behördliche Ueberwachung der in Frage kommenden Lebens- und Futtermittelimporte sowie auch des heimischen Tierbestandes kann hier entscheidend Abhilfe schaffen.

Herrn Landessanitätsdirektor von Steiermark, Hofrat Dr. H. K a l l o c h, danke ich für die Klärung der epidemiologischen Zusammenhänge und Frau Dr. R. E. G u s i n d e von der Bundesstaatlich-Bakteriologischen Untersuchungsanstalt für statistische Unterlagen.

L i t e r a t u r : B o e v r e, K.: Die Fleischwirtschaft (1959), S. 292. Ref. — F e y, H. und W i e s m a n n, E.: Schweiz. med. Wschr., 90, 30, S. 791. — K o e p p e, H. W.: Med. Klin., 55, 5 (1960), S. 197. — S c h ü t z, G.: Die Fleischwirtschaft (1959), S. 292. Ref.

Aus der Medizinischen Abteilung des Bezirkskrankenhauses
Mistelbach, Niederösterreich
(Vorstand: Prim. Dr. St. K r a u t e r)

Beitrag zur Wirkung des Chloramphenicols auf die Immunitätslage typhöser Erkrankungen

Von St. Krauter

Die Veränderungen des Krankheitsbildes beim Typhus abdominalis betreffen weniger das Initialstadium als den Verlauf der Erkankung unter Chloramphenicol. Wir hatten Gelegenheit, das Krankheitsbild des Typhus abdominalis und der Salmonellosen in den letzten 15 Jahren an 942 Krankheitsfällen unserer Abteilung zu beobachten. Dem Kenner des ausgeprägten Krankheitsbildes fällt gegenüber der vorantibiotischen Aera vorwiegend die signifikante Abkürzung der Fieberperiode, das gute Allgemeinbefinden der Patienten, die geringe Exsikkose und die Seltenheit der Komplikationen auf. Unter den letzten 100 mit Chloramphenicol behandelten Typhus- und Paratyphusfällen sahen wir 2 Fälle von Zystopyelitis, 4 Phlebothrombosen, 2 Darmblutungen, 1 Cholecystitis, 2 Darmperforationen, Bazillenausscheider (7 Fälle), 1mal eine Encephalitis typhosa, bei welcher die antibiotische Therapie relativ spät begonnen wurde. Dagegen kamen die früher so häufigen Röhrenabszesse, Dekubitalgeschwüre und Mastoiditis nicht mehr zur Beobachtung.

Als Seltenheit sahen wir 2 Patienten mit einer Zweiterkrankung an Paratyphus B, welche jedesmal mit Darmperforation einherging.

Eine andere, in der internationalen Literatur bestätigte Beobachtung betrifft die Häufung der Rezidive unter Chloramphenicoltherapie. So sahen wir in der Periode 1950 bis 1955

an 2 Kollektiven von je 100 Fällen ohne Antibiotikum 6˙5%
Rezidive. Im gleichen Zeitraum beobachteten wir bei 100 antibiotisch behandelten Typhus- und Paratyphusfällen 35˙4%
Rezidive. In den letzten Jahren sind unter einer besonders
lang anhaltenden antibiotischen Therapie die Rezidive wohl
seltener geworden, sie betrugen aber immerhin 1956: 20%,
1927: 16%, 1958 noch 21˙4% und 1959 16˙3%.
Wir haben uns in den letzen Jahren mit der Erklärung
dieser relativ großen Rezidivhäufigkeit, welche im Gegensatz
zu dem sonst so auffallend gebesserten Allgemeinzustand der
Kranken steht, beschäftigt. Zur Beantwortung haben wir uns
folgende Fragen vorgelegt:
1. Zunächst die Frage nach der Dosierung des Chloramphenicols. Wir wissen aus eigener Beobachtung, daß das
Chloramphenicol in jedem Stadium der Erkrankung und bei
jedem Rezidiv voll wirksam ist, daß also keine resistenten
Stämme entstehen. Zweifellos wurde am Beginn der antibiotischen Aera zu hoch dosiert, infolge der enormen Endo-
toxinfreimachung durch das Antibiotikum werden toxische
Gefäßreaktionen mit Gefäßkollaps begünstigt, was zu einem
frühzeitigen Absetzen des Antibiotikums veranlaßt. Extrem
hohe Dosierung bringt keine Vorteile, Unterdosierung ist zu
vermeiden.
Eine andere Frage ist die Dauer und Ausdehnung der
antibiotischen Therapie.
Wie wir weiter unten sehen werden, ist eine längere
Fortsetzung der Therapie mit kleineren Dosen über die Entfieberung hinaus experimentell begründet. Wir selbst haben
an unserer Abteilung diese Form der Therapie konsequent
durchgeführt und tatsächlich eine Verminderung der Rezidive auf die Hälfe erreicht. Ein bedrohliches Absinken der
Leukozytenzahl konnten wir dabei niemals beobachten.
2. Die Frage nach individuellen Schwankungen der
Antikörperbildung wird immer wieder gestellt, ist aber mit
den derzeitigen Methoden nicht eindeutig zu beantworten.
Wir versuchten 1957 die Schwankungen der Immunglobuline bei Typhusfällen mit Hilfe der Serumelektrophorese
zu erfassen, sahen aber keinen signifikanten Unterschied
zwischen antibiotisch behandelten und nicht behandelten
Kranken. G r a b a r und W a t s o n haben mit der Agar gel
diffusion-Methode und der Immunelektrophorese keine eindeutigen Ergebnisse gesehen.
Eine direkte Wirkung des Antibotikums auf das anti-
körperbildende System ist nach dem Stand der heutigen Forschung unwahrscheinlich. Was die unspezifische Abwehr-
lage des Organismus betrifft, wiesen H e y e m a n n und
W a h l i g eine starke initiale Depression des Properdinspiegels
nach.

3. Die Frage nach einer eventuellen Aenderung der Antigenkonstitution der Typhusbazillen ist naheliegend.

Rein klinisch-serologisch sahen wir bei Einsetzen der Chloramphenicoltherapie nach der ersten Krankheitswoche die Endtiter der Gruber-Widal-Reaktion gegenüber der vorantibiotischen Aera nicht geändert. Bei Früheinsetzen der Therapie bleiben die Titer aber in einem höheren Prozentsatz niedriger als vorher (vorantibiotisch in 5 bis 20%, jetzt in 40 bis 60%). Der Unterschied ist aber nur quantitativ. Außerdem muß man die Möglichkeit der Hemmung der Gruber-Widal-Reaktion bei H- und Vi-reichen Stämmen berücksichtigen. Die Immunitätslage entspricht nicht immer dem Titer, da Patienten mit niederem Titer in bestem Allgemeinzustand gefunden werden.

Die tierexperimentellen Untersuchungen ergeben sehr widersprechende Resultate.

Vorländer fand am Kaninchen eine Hemmung der O-Antikörper, Fari fand eine Steigerung des O-Titers, aber Hemmung des protektiven Vi-Titers. Watson fand im Agglutininabsorptionstest keinen Unterschied zwischen antibiotisch behandelten und unbehandelten Tieren. Die Vi-Antikörper zeigten aber verminderte Absorption. Das bakterizide Vermögen beider Gruppen blieb gleich. Fari machte einen weiteren Versuch, indem er die gleichen Typhusbazillen abwechselnd mit und ohne Chloramphenicol behandelte. Dabei zeigte sich, daß nach Absetzen des Chloramphenicols die überlebenden Typhusbazillen sich genauso weiter vermehrten, wie die nicht antibiotisch behandelten.

Die Bakteriostase und die Einwirkung des Antibiotikums auf die Vi-Antikörper waren also vollkommen reversibel. Wenn man die überlebenden Tiere einer derartigen mit Chloramphenicol vorbehandelten Versuchsreihe einer Neuinfektion mit Typhus unterwirft, sieht man, daß nur 80% der chloramphenicolbehandelten Gruppe die Neuinfektion überleben, d. h. das seroprotektive Verhalten der unter Chloramphenicol gebildeten Vi-Antikörper ist vermindert. Man kann aus den bisherigen Tierexperimenten nicht mit Sicherheit eine Veränderung der Antigenstruktur der Typhusbazillen unter Chloramphenicol erkennen. Dagegen ist die Bakteriostase bei Aussetzen des Antibiotikums reversibel, überlebende Bazillen werden wieder virulent.

Dieses Wieder-virulent-Werden von überlebenden Typhusbazillen in nekrotischen Bezirken, besonders der mesenterialen Drüsen, dürfte ihren Grund in der antibiotischen Therapie haben. Diätfehler — wie früher angenommen — spielen kaum eine Rolle.

Rein praktisch erhebt sich die Frage, ob man nun die Chloramphenicoltherapie, wie es von Fornara angeregt

4

wurde und wie wir sie selbst durchgeführt haben, in kleinen Dosen nach Entfieberung möglichst lang ausdehnen soll oder ob man eine vermehrte Verwendung von Cortison, wie von Choremis empfohlen, befürworten sollte. Wir haben uns für die erste Methode entschieden und dabei Erfolge zu verzeichnen. Mit Cortison haben wir bei Salmonellaerkrankungen relativ geringe Erfahrung. Falk sah jedenfalls auch unter Cortison 16·5% Rezidive. Bei den Typhusbazillenausscheidern hatten wir weder mit Chloromycetin allein noch in Kombination mit Cortison einen überzeugenden Erfolg. Wir würden daher das Cortison eher bei zerebralen Komplikationen, wie Encephalitis und Stress-Situationen, empfehlen, ansonsten aber wegen der auch unter Chloramphenicol stets gegebenen Perforationsgefahr davon abraten.

Literatur: Fari, A.: Ann. Instit. Pasteur. (1959), suppl. 5. — Falk: Ciba Revue (1960), S. 210. — Krauter, St.: Wien. med. Wschr., 110 (1960), S. 52 (dort ältere Literatur).

Aus der Medizinischen Abteilung
und der Medizinischen Infektionsabteilung
des Landeskrankenhauses Villach/Kärnten
(Vorstand: Primararzt Univ.-Doz. Dr. F. Lasch)

Die intralumbale Solu-Dacortinbehandlung der schweren Pneumokokkenmeningitis

Von M. Scheibner

Mit 2 Abbildungen

Die Pneumokokkenmeningitis (PM) hat in den letzten Jahren durch die modernen Antibiotika und durch die Cortisonbehandlung viel von ihrem Schrecken eingebüßt. Trotzdem ist sie mit einer 25 bis 40%igen Mortalität[1,2] immer noch eine der prognostisch ungünstigsten Infektionskrankheiten geblieben. Vor allem sind die so häufig foudroyant verlaufenden Fälle, bei denen aller therapeutische Einsatz zu spät kommt, die Ursache für diese hohe Sterblichkeit.

Wir glauben, daß sich durch die intralumbale, hoch dosierte Solu-Prednisolonbehandlung doch noch einige dieser schweren Fälle, die sonst unter dem Bild einer vollständigen zentralen Entgleisung ad exitum kommen, retten lassen.

Solu-Prednisolon wurde in anderer Indikation schon mehrfach intralumbal appliziert. Ueber Anwendung bei eitriger Meningitis fanden sich jedoch nur einzelne kasuistische Publikationen[3-6]. Vor einem halben Jahr hat F. Lasch[1] unsere erste diesbezügliche Beobachtung in einer Mitteilung publiziert. Es handelte sich dabei um einen sehr schwer verlaufenden Fall einer PM, der trotz intensivster therapeutischer Maßnahmen mit Antibioticis und Cortison innerhalb von 36 Stunden moribund wurde. Als ultima ratio versuchten wir damals die intralumbale Instillation von Solu-Dacortin*. Innerhalb weni-

---

* Solu-Dacortin ist in Deutschland unter der Bezeichnung Solu-Decortin H im Handel.

ger Stunden trat eine deutliche Wendung im Zustandsbild und der Abfall der Liquorzellzahl ein.

Seither konnten wir den Verlauf von 4 schweren eitrigen Meningitiden unter intralumbaler Solu-Dacortinbehandlung beobachten. Wir instillierten, unter Beibehaltung der üblichen hochdosierten parenteralen Medikation von Penicillin, Strepto- mycin, Solu-Supronal und Cortison, vom ersten Tag an täglich 2mal 50 mg Solu-Dacortin, verdünnt auf 20 ccm, nach Ab-

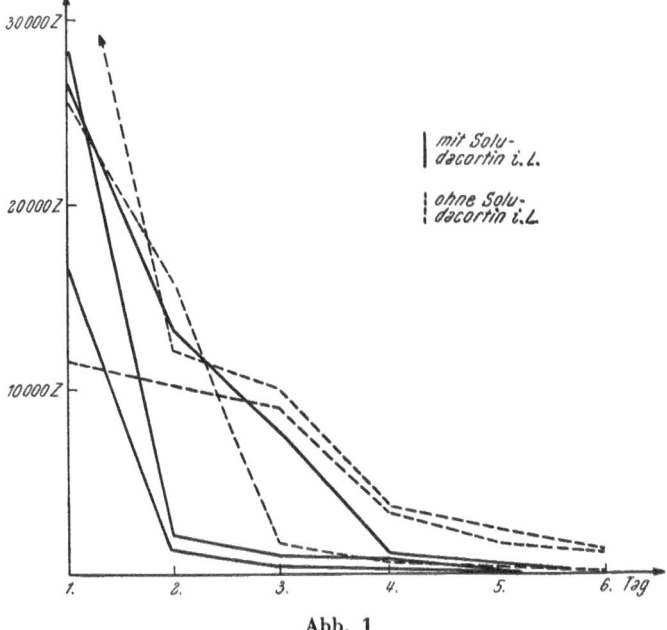

Abb. 1

lassen der gleichen Menge Liquors, intralumbal. Dabei traten niemals unerwünschte Nebenwirkungen auf, hingegen zeigte sich in den meisten Fällen eine fast schlagartige Besserung des Allgemeinzustandes, eine Konsolidierung der Kreislauf- verhältnisse und als objektives Zeichen dieser Besserung ein rascher Abfall der Liquorzellzahlen, Anstieg des Liquor- zuckers und Abfall der Liquorgesamteiweißwerte.

Im folgenden seien nun aus den in den letzten 2 Jahren an unserer Abteilung behandelten Fällen von eitriger Meningitis diejenigen herausgegriffen, die bakteriologisch als PM verifiziert sind. Es sind dies 7 Patienten im Alter zwischen 39 und 62 Jahren, von denen 4 im Vorjahr mit Penicillin, Streptomycin, Solu-Supronal und Cortison neben intensiver

Herz- und Kreislauftherapie behandelt wurden. Einer dieser 4 Patienten starb nach 16 Stunden am Versagen der zentralen Regulationen, 3 Fälle verließen nach einer durchschnittlich 4wöchigen Behandlung geheilt die Abteilung. Drei schwere bis mittelschwere Fälle wurden im letzten Jahr in gleicher Weise, jedoch zusätzlich mit intralumbaler Solu-Dacortininstillation behandelt. Die Gegenüberstellung

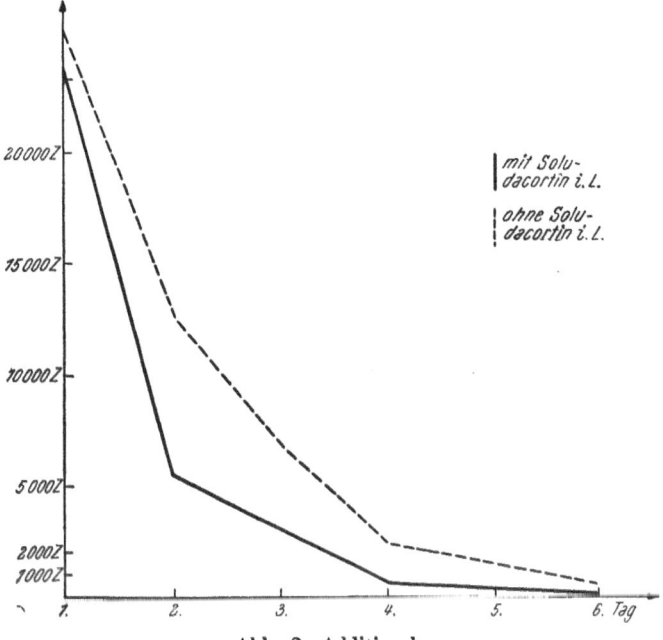

Abb. 2. Additionskurve

der beiden Gruppen im Diagramm zeigt eindeutig, daß die Liquorzellzahlen — als Maß für den Grad des Entzündungszustandes der Meningen — bei den mit Solu-Dacortin behandelten Fällen durchschnittlich um 36 Stunden früher den kritischen Abfall zeigen als die Fälle ohne Solu-Dacortininstillation. Gerade diese 36 Stunden sind es jedoch, die so oft das Schicksal eines Patienten entscheiden.

Wir bringen Prednisolon durch Instillation in den Liquorraum sofort in hoher Konzentration an den Ort der Entzündung und umgehen dadurch die Blutliquorschranke, die durch den hochgradigen Entzündungszustand sicherlich in ihrer Permeabilität gestört ist. Das Prednisolon kann so an den Meningen seine für hohe Konzentrationen nachgewiesene

4

entzündungshemmende und antiallergische Wirkung entfalten. Möglicherweise wird dadurch die Permeabilität an der Blutliquorschranke für die parenteral zugeführten Antibiotika gebessert.

Wir sind uns darüber klar, daß unsere bisher noch geringen Erfahrungen bei weitem nicht ausreichen, Endgültiges über diese Methode auszusagen. Die Ergebnisse waren jedoch so beeindruckend, daß sie uns einer Mitteilung an dieser Stelle wert erschienen.

Zusammenfassung: Es wird über gute Behandlungserfolge mit zusätzlicher intralumbaler Solu-Dacortininstillation. bei schwerer Pneumokokkenmeningitis berichtet. An drei Fällen konnte gezeigt werden, daß es unter dieser Behandlung, im Vergleich zu drei nur mit Antibioticis und Cortison behandelten Fällen, zur rascheren Normalisierung des Liquorbefundes und zur schlagartigen Besserung des Allgemein- und Kreislaufzustandes kommt.

Literatur: [1] Lasch, F.: Münch. med. Wschr., 102 14 (1960), S. 698. — [2] Schöneberg, H.: Aerztl. Wschr., 13 (1958), S. 1041. — [3] Domarth, A., Hazard, J. und Paolaggi, J.: Bull. Mém. Soc Méd. Hop., 34—36 (1958), S. 978. — [4] Didier, R. und Ben Osman, R.: Bull. Mém. Soc. Méd. Hop., Paris, Sér., 4, 73 (1957), S. 210. — [5] Perrin, J. und Mitarbeiter: Presse méd., 66, 16 (1958), S. 350. — [6] Weingärtner, L.: Med. Klin. 21 (1960), S. 917.

Aus der Universitäts-Kinderklinik Innsbruck
(Vorstand: Prof. Dr. H. Asperger)

Die pH-Werte des kindlichen Magensaftes und ihre Beeinflussung durch Prednisolon

Von E. G. Huber und H. Luze

Die beiden synthetischen Corticosteroide Prednison und Prednisolon haben erwiesenermaßen eine fast ausschließliche Glukocorticoidwirkung, die 4- bis 5mal stärker als die des Cortisols ist, wobei Prednisolon noch wirksamer sein soll als Prednison, da dieses rascher zu unwirksamen Metaboliten abgebaut wird[10]. Der starke antiphlogistische und antiexsudative Effekt ohne die Natriumretention, die das Cortisol erzeugt, hat dem Prednisolon in der Therapie der verschiedensten Krankheiten einen hervorragenden Platz gesichert. Zu den Nebenwirkungen des Cortisols zählt man auch seinen Einfluß auf die Magenschleimhaut, und bis vor kurzem glaubte man, daß Cortisol auch die Gallensekretion fördere. Dies wurde in letzter Zeit auf Grund experimenteller Untersuchungen bestritten, und man nimmt heute nicht ohne Berechtigung an, daß der günstige Einfluß von Prednisolon auf den Verlauf einer Hepatitis lediglich auf die antiexsudative Wirkung dieses Steroids und nicht auf eine gallentreibende Wirkung zurückzuführen sei[11]. Die Wirkung von Cortisol auf die Magenschleimhaut soll nach Labhart in einer Vermehrung der Salzsäure- und Pepsinogenproduktion bestehen. Die Salzsäuresekretion, nicht aber die Produktion von Pepsinogen soll durch Prednisolon relativ noch mehr gefördert werden als durch Cortisol. Für diese sekretionsfördernde Wirkung spricht auch der klinische Eindruck, den die Internisten haben, und ihre Berichte, daß unter Prednisolonmedikation Gastritissymptome auftreten, die nach Absetzen des Präparates ebenso

sistierten wie nach Umstellung von der oralen auf die intramuskuläre Applikation oder wenn man statt Tabletten
Enterodragées verabreichte. Im Kindesalter dagegen wird in der Literatur nur sehr
selten über diesbezügliche Beschwerden oder das Auftreten
von Ulcera unter Prednisolon berichtet. L a n g e r beschreibt
2 Fälle, bei denen während einer Prednisolonmedikation
Ulcera des Duodenums aufgetreten waren, und einen weiteren
Fall, bei dem es zu einer Gastritis gekommen war. Die Beschwerden dieses Patienten verschwanden nach Umstellung
von Tabletten auf die intramuskulär zu verabreichende Suspension. Wir selbst konnten dagegen bei den zahlreichen
Kindern, die in den letzten Jahren an unserer Klinik
Prednisolon, zum Teil auch in sehr hoher Dosierung, erhalten
hatten, niemals gastritische Symptome, geschweige denn ein
Ulkus beobachten.

Von diesen Ueberlegungen ausgehend, wollten wir den
Einfluß von Prednisolon auf die Magensäureproduktion experimentell untersuchen. Wir verwendeten dazu ein p_H-Meß-
gerät der Firma Metrohm, Typ E 300, das mit einer Gastral-
Antimon-Elektrode ausgestattet ist. Die Meßgenauigkeit beträgt $0^.1\ p_H/10\ mV$. Die Kinder bekamen die sehr dünne
Sondenelektrode zu schlucken, und diese blieb während der
ganzen Versuchszeit an einem Vormittag liegen, die Bezugs-
elektrode dagegen wurde zu jeder Messung an die Wangen-
schleimhaut angesetzt. Die so erhaltenen Werte sind sehr verläßlich, wie wir uns in Vorversuchen, in denen wir parallele
p_H-Messungen mit der Gastralelektrode und im ausgeheberten
Magensaft durchführten, überzeugen konnten. Sicherlich ist
diese Art der p_H-Messung jener anderen an Genauigkeit überlegen, bei der die Meßelektroden nur wenige Millimeter voneinander entfernt sind, da dabei die Gefahr besteht, daß
durch Schleimauflagerungen falsche Werte entstehen[3].

Nach Bestimmung des Nüchternwertes erhielten die
Kinder bei liegender Elektrode eine Tasse Tee zu trinken.
Weitere Messungen wurden nach 30 Min., sowie nach einer nach
2 und nach 3 Stunden vorgenommen. Die Nüchternwerte von
8 Kontrollkindern, die noch keinerlei Medikation erhalten
hatten, betrugen im Durchschnitt $2^.25$, der Mittelwert von
allen Messungen, also auch von denen nach dem Teefrühstück, betrug $2^.48$. Die einzelnen Werte sind recht homogen.

Die Werte wurden mittels der Methode der Varianz-
analyse statistisch überprüft. Hierbei zeigt sich, daß weder
zwischen den einzelnen Probanden noch zwischen den Meß-
zeiten signifikante Unterschiede waren. Die Nichtsignifikanz
zwischen den Messungen bedeutet, daß zwischen dem
Nüchternwert und den einzelnen Stundenwerten nur zufällige
Unterschiede bestehen. Die Nichtsignifikanz zwischen den

Messungen	Nüchtern	$\frac{1}{2}$ Stunde	1 Stunde	2 Stunden	3 Stunden
Probanden					
5 Jahre, weiblich	2·3	2·5	2·4	3·2	3·0
9 Jahre, weiblich	2·3	3·2	2·9	2·6	2·5
14 Jahre, männlich	2·5	2·7	2·3	2·2	2·0
12 Jahre, weiblich	2·3	2·1	2·7	3·4	3·1
13 Jahre, weiblich	2·0	3·2	3·2	2·6	2·7
10 Jahre, männlich	2·2	2·7	2·4	2·3	2·2
8 Jahre, männlich	2·2	2·2	2·2	2·2	2·1
12 Jahre, männlich	2·2	2·0	2·2	2·6	2·4
Mittelwert	2·25	2·58	2·54	2·53	2·50

Probanden beweist die Homogenität der Stichprobe; diese
stellt aber die Grundlage für die Aufstellung der Normwerte
dar. Bei Anwendung von 1°/$_{00}$igen Vertrauensgrenzen liegen
die Normwerte für den Nüchternwert zwischen 1·98 und 2·52,
also praktisch zwischen einem p_H von 2 und 2·5, für alle
anderen Messungen zwischen 2·03 und 2·93, d. h. zwischen
2 und 3. Zwei weitere untersuchte Kinder lagen außerhalb der
Norm. Ihr Magensaft war völlig anazid mit einem p_H von
7·0 bzw. 7·2. Bei 5 Fällen prüften wir das Verhalten des
Magensaftes unmittelbar nach dem Teefrühstück durch
p_H-Messungen in Minutenabständen. Der Nüchternwert wurde
nach 6 bis 12 Min. wieder erreicht und blieb dann konstant.

Im weiteren wurden kindliche Patienten, die Prednisolon
erhielten, laufend auf ihre Magen-p_H-Werte untersucht. Die
Tagesdosis betrug je nach Schwere des Falles 1 bis 2 mg/kg
Körpergewicht. Wenn es möglich war, wurde eine Verlaufskurve noch vor Beginn der Medikation gemacht. Gleichzeitig
mit dem Tee wurden 2 Prednisolontabletten verabreicht, um
eine etwaige kurzfristige Wirkung erfassen zu können, um
also zu sehen, ob es kurz nach Verabreichung von Prednisolon
zu einer Hyperazidität kommt. Um auch eine etwaige lang-
fristige Wirkung zu erfassen, wurden die Kinder unter laufender Medikation in gewissen Abständen weiter untersucht und
dann auch von Tabletten auf die intramuskulär zu verabreichende Suspension und auf Enterodragées umgestellt. Verwendet wurde in allen drei Applikationsformen Deltacortril.
So wurden von insgesamt 22 Kindern unter verschiedenen
Bedingungen 53 Verlaufskurven mit insgesamt 265 p_H-Werten
gemessen. Alle Ergebnisse wurden statistisch überprüft. Es
erlauben sich insofern allgemeine Schlußfolgerungen, als die
durch die Versuchsperson bedingte Homogenität eine große
Quantität inhomogener Daten ersetzt, d. h. die durchgeführten Längsschnittsuntersuchungen ersetzen eine weitaus größere
Zahl von Querschnittsmessungen.

Es zeigte sich, daß die Verabreichung von Prednisolontabletten bei normaziden Patienten weder kurzzeitig noch langfristig eine Hyperazidität erzeugt. Verständlicherweise konnte eine solche auch nicht nur durch die intramuskulär verabreichte Suspension oder durch Enterodragées beobachtet werden, da diese beiden Applikationsformen nur allgemein wirken und die lokale Wirkung auf die Magenschleimhaut fortfällt. Bei 5 Patienten, die anazid waren, wurden die Säurewerte in verschieden rascher Zeit während der Prednisolontherapie normalisiert und blieben weiterhin normazid, auch wenn statt Tabletten Enterodragées oder Suspensionsinjektionen gegeben wurden. Da alle diese Patienten — es handelte sich um zwei Leukämien und um drei frische Karditiden — bei der Aufnahme in einem schlechten Allgemeinzustand waren, dürfte die Normalisierung der Magenazidität nicht durch eine direkte Wirkung des Prednisolons bedingt gewesen sein, sondern wird mit der durch die Steroidtherapie bewirkten Hebung des Allgemeinzustandes einhergegangen sein.

Es konnte also durch experimentell gewonnene, statistisch signifikante Werte gezeigt werden, daß Prednisolon im Kindesalter keine Hyperazidität erzeugt, was ganz unseren klinischen Beobachtungen entspricht.

Selbstverständlich sagen diese Säuremessungen bei Kindern nichts aus über die Verhältnisse bei Erwachsenen, die sicherlich anders sind, und auch nichts darüber, ob im Kindesalter durch Prednisolon eine vermehrte Pepsinogenproduktion ausgelöst wird. Vermehrt gebildetes Pepsinogen wäre eine Erklärung für die Fälle, bei denen es unter Prednisolon zu Ulcera des Magens oder des Duodenums gekommen ist. Weiters wäre denkbar, daß die beschriebenen Ulcera nicht durch Prednisolon, sondern durch die gleichzeitig verabreichten Antibiotika entstanden sind. Dies glauben wir ablehnen zu dürfen, da in der Literatur als Antibiotikaschäden ausnahmslos nur Enterokolitiden, die zum Teil pseudomembranös und ulzerös waren, beschrieben sind[13, 14]. Man müßte also Ulcera im unteren Ileum und im Colon, aber nicht im Magen, bzw. im Duodenum finden. Dagegen wäre sehr gut möglich, daß die während der Steroidtherapie aufgetretenen und ihr kausal zugeschriebenen Ulcera schon bei Beginn der Prednisolontherapie zufällig vorhanden waren, was auch von Langer diskutiert wurde. Asperger hat erst vor kurzem eine Reihe von Kindern mit Geschwüren beschrieben. Das Ulcus pepticum ist im Kindesalter nicht so ungewöhnlich selten und wird keineswegs immer gleich entdeckt. Natürlich kann auch ein Ulkusträger einmal eine Steroidtherapie benötigen, und die bereits vorhandenen Ulcera werden unter der antiexsudativ wirkenden Prednisolon-

5

medikation praktisch symptomlos bis zur Perforation verlaufen, ehe sie entdeckt werden. In der Annahme, daß das Prednisolon eine Hyperazidität erzeugt, beschuldigte man wahrscheinlich zu Unrecht diese Therapie, für die Ulkusentstehung verantwortlich zu sein. In Anbetracht der Ergebnisse unserer Säuremessung, die in keinem einzigen Fall hyperazide Werte zeigten, und auf Grund der klinischen Beobachtungen erscheint uns diese Möglichkeit, daß nämlich die Ulcera schon vorhanden waren und nur durch die Steroidtherapie verschleiert wurden, sehr wahrscheinlich zu sein. Schließlich wäre es noch möglich, daß es sich bei diesen Ulcera oder zumindest bei manchen von ihnen um marantische Geschwüre handelt, wie sie bei Säuglingen, zerebral gestörten, atrophischen oder pylorospastischen Kindern vorkommen[9]. Auch bei Infektionskrankheiten und nach traumatischen Verletzungen wurden sie beschrieben[4]. Da Prednisolon die allgemeine Widerstandskraft senkt, kann es zu Reaktionen kommen, die sonst nur bei Dystrophikern oder bei Frühgeburten mit ihrer verminderten Abwehrkraft vorkommen. In diesem Falle wären die Ulcera durch die katabole Wirkung des Prednisolons, nicht aber durch einen direkten Einfluß auf die Magenschleimhaut hervorgerufen worden.

Diese Ausführungen wollten die experimentell untersuchte Prednisolonwirkung auf die Magenschleimhaut darstellen und weitere Untersuchungen, insbesondere solche über die Ulkusentstehung unter Prednisolon, anregen, aber keineswegs zu einer leichtfertigen Steroidtherapie verleiten. Dies würde sich schon durch die verschiedenen anderen Nebenwirkungen verbieten. Aber auch die Möglichkeit, daß ein bestehendes Ulkus verschleiert wird, darf nicht unterschätzt werden. Von diesem Standpunkt aus ist auch jede andere Applikationsform als Tabletten günstiger, da diese, wenn auch keine Hyperazidität, so doch die größte lokale Konzentration im Magen hervorrufen und dadurch einen symptomlosen Verlauf eines Ulkus am meisten begünstigen können.

Alle statistischen Berechnungen verdanken wir Herrn Konrad Siller, Innsbruck.

Zusammenfassung

Es wurden an 10 gesunden Kindern die p_H-Werte des Magensaftes im Nüchternzustand und nach einem Teefrühstück während eines Vormittags untersucht, an 5 weiteren Kindern die Wirkung des Teefrühstücks in Minutenabständen verfolgt und schließlich die Wirkung von Prednisolon auf die Wasserstoffionenkonzentration (p_H) des Magensaftes an 22 Kindern in 53 Verlaufskurven studiert.

Die Nüchternwerte von 8 Kindern waren homogen zwischen einem p_H von 2 und 2·5, die Werte während des Vor-

6

mittags lagen zwischen 2 und 3. Dies ist als normaler Schwankungsbereich anzusehen. 2 Kinder waren trotz Symptomfreiheit völlig anazid. Nach dem Teefrühstück stellte sich bei den normaziden Kindern spätestens nach 12 Min. der Ausgangswert wieder ein. Prednisolon erzeugte auch in hoher Dosierung in keinem einzigen Fall eine Hyperazidität. Anazide Patienten dagegen wurden normazid, was auf die Hebung des Allgemeinzustandes infolge Heilung oder Besserung der Grundkrankheit durch die Steroidtherapie zurückgeführt wird. Es wird darauf hingewiesen, daß bei Erwachsenen die Verhältnisse anders sein dürften, daß diese Untersuchungen nichts über den Einfluß von Prednisolon auf die Pepsinogenproduktion aussagen und schließlich, daß bei den Fällen der Literatur, bei denen während einer Prednisolonmedikation Magengeschwüre entstanden sind, diese wahrscheinlich nicht durch Prednisolon hervorgerufen wurden, sondern daß sie zufällig vorhanden waren und nur ihr Verlauf durch diese Therapie verschleiert wurde oder daß es sich um marantische Geschwüre gehandelt hat.

L i t e r a t u r : [1] A s p e r g e r , H.: N. Oest. Z. Khk., 4 (1959), S. 95—104. — [2] F i s h e r , R. A.: Statisticals methods for research workers. 12. Aufl. Edinburgh und London: Verlag Oliver and Boyd. 1954. — [3] H o l l e r , I. und S i e d e k, H.: Wien. med. Wschr., 110 (1960), S. 441—444. — [4] K a r l s t r ö m, F.: Helvet. Paed. Acta, 4 (1949), S. 455—461. — [5] L a b h a r t, A.: Klinik der inneren Sekretion, S. 299. Berlin-Göttingen-Heidelberg: Springer-Verlag. 1957. — [6] L a n g e r, G.: N. Oest. Z. Khk., 4 (1959), S. 389—396. — [7] L i n d e r, A.: Statistische Methoden. 2., erweiterte Aufl. Basel und Stuttgart: Verlag Birkhäuser. 1957. — [8] L i v a d i t i s, A.: Acta chir. scand., 18 (1959), S. 16—21. — [9] S c h ä f e r, K. H.: In Lehrbuch der Pädiatrie von Fanconi und Wallgren, S. 595. Basel und Stuttgart: Verlag Benno Schwabe. 1958. — [10] T a m m, J.: Vortrag vor der Nordwestdeutschen Gesellschaft für innere Medizin. Hamburg, Jänner 1958. — [11] T i l l i n g, W. und (T h o m a n, H.: Aerztl. Wschr., 10 (1955), S. 666 und 667. — [12] W e b e r, E.: Grundriß der biologischen Statistik. 3: Aufl. Jena: Verlag G. Fischer. 1957. — [13] W e l c h, H., L e w i s, C. N., W e i n s t e i n, H. I. und B o e c k m a n n, B. B.: Antibiot. Med., 4 (1957), S. 800; Ref. in Dtsch. med. Wschr., 83 (1958), S. 1957. — [14] Z i n z i u s, J.: Die Antibiotika und ihre Schattenseiten. Stuttgart: Hippokrates-Verlag. 1954. — Ausführliche Literatur über Ulzera unter Prednisolon im Kindesalter bei G. Langer, Literaturverzeichnis [6].

Aus der Neurologischen Abteilung des Altersheimes Lainz
(Vorstand: Doz. Dr. W. B i r k m a y e r)

Die Sprachstimme als Maß des Biotonus
(Physikalische Analysen)

Von W. Birkmayer und E. Neumayer

Mit 1 Abbildung

Die aktuelle ärztliche Aufgabe am Krankenbett besteht
in der Klärung der Diagnose und in der Stellung einer Prognose. Zur Abklärung diagnostischer Erwägungen stehen eine
große Summe von Laboratoriumsuntersuchungen zur Verfügung. Dagegen ist der Arzt bei der Prognosestellung noch
immer auf seine Erfahrung und Intuition angewiesen. Das
vor Jahren von B i r k m a y e r bei der Diagnosestellung ge-
forderte „kritische Detail" hat hier seine besondere Aktualität.

Grundsätzlich ist zu betonen, daß der entscheidende
Faktor bei der Abwehr bzw. Kompensation einer den Organismus schädigenden Noxe in der vegetativen Kapazität des
Kranken liegt. Diese vegetative Abwehrleistung ist einerseits
konstitutionell, andererseits konditionell durch die jeweilige
vegetative Reaktionslage determiniert. Der Begriff des Biotonus nach E w a l d umfaßt als Integration sämtliche
humorale, hormonale und vegetativ-nervale Komponenten.

Der erfahrene Arzt kann aus vielen Kriterien, z. B. der
Beschaffenheit der Haut, des Muskeltonus, der affektiven
Stimmungslage, einen prognostischen Schluß ziehen. Ein
wesentliches Kriterium im Sinne des oben zitierten „kritischen
Details" ist die Sprachstimme des Patienten. Sie wird von
jedem Arzt bewußt oder unbewußt verwertet.

Bei unseren Visiten an einer Abteilung von chronischen
neurologischen Kranken fiel uns immer wieder auf, daß die

Sprachstimme im Gespräch mit dem Patienten häufig spannungslos, affektlos, aphonisch war, was immer mit einem schlechten klinischen Allgemeinzustand korrelierte. Besserungen im klinischen Befinden gingen stets mit einer Zunahme der Stimmkraft und des affektiv-sprachlichen Kontaktes einher.

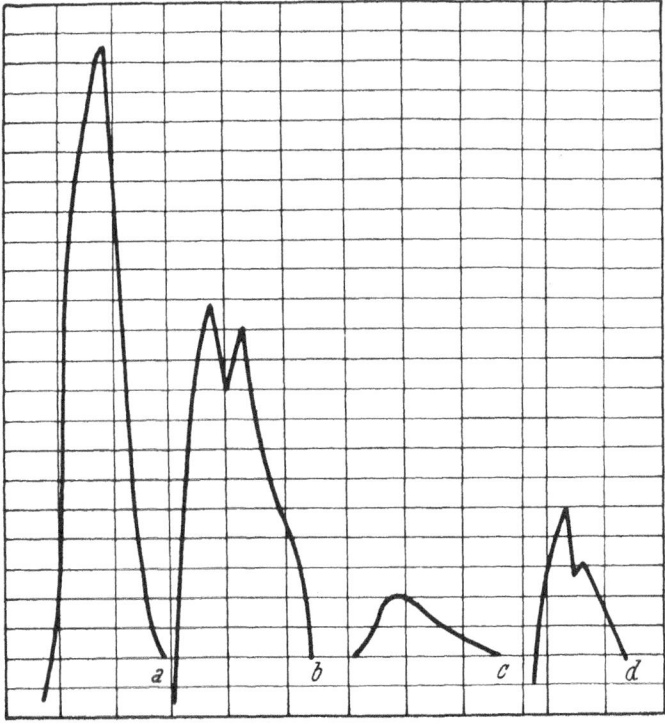

Abb. 1a—d. a = Normale Kraftstimme (900 Mikrovolt). — b = Normale Schonstimme (425 Mikrovolt). — c = Sprache einer 70jährigen Patientin, nach Insult ohne Aphasie (75 Mikrovolt). — d = Gleiche Patientin nach dreiwöchiger Strophanthin-Therapie (250 Mikrovolt)

Beim Versuch, diese Empirie zu objektivieren, verwendeten wir ein Tonbandgerät. Die mit einem Tauchspulenmikrophon aufgenommenen sprachlichen Aeußerungen der Patienten wurden stets aus gleicher Entfernung und mit dem gleichen Wortauftrag (Guten Tag) durchgeführt. Die elektromagnetischen Schwankungen des Tonbandeffektes wurden mit einem Drehspuleninstrument, einem Linienschreiber

kurvenmäßig dargestellt. Um eine genaue Charakteristik der
Registrierfähigkeit des Linienschreibers zu erhalten, haben
wir Kontrollbefunde mit einem Oszillographen aufgenommen
und die dabei registrierten Oszillogramme kurvenmäßig aus-
gewertet. Es zeigte sich dabei, daß die Kurve des Linienschreibers, welche in Mikrovolt ausgemessen wurde, einen
Summationseffekt als Maß der Stimmintensität wiedergibt.
Abb. 1 zeigt nun die Stimmintensität des Phonetikers
Prof. Dr. Trojan, und zwar seine energiegeladene Kraftstimme. Die Spannungshöhe beträgt 900 Mikrovolt. Daneben
ist seine Schonstimme sichtbar, welche die gleichen Worte
mit einer Spannungshöhe von 425 Mikrovolt zum Ausdruck
bringt. Abb. 1 c, d demonstriert zwei Kurven, welche vor und
nach einer Strophanthintherapie bei einer 70jährigen Patientin
mit einem 2 Monate zurückliegenden zerebralen Insult mit
rechtsseitiger Hemiparese ohne Aphasie aufgenommen wurden. Während vor der Behandlung die Spannungsintensität
75 Mikrovolt zeigt, steigt sie nach der Therapie auf 250 Mikrovolt an.

Diese Zunahme der Spannungsintenistät der Sprachstimme kann immer als prognostisch günstiges Zeichen gewertet werden. Bei dieser Patientin erfolgt erst jetzt der gesamte Einsatz der therapeutischen Batterie in Form der
gestuften Rehabilitation (Birkmayer-Neumayer). Unterwassergymnastik, Heilgymnastik und Massage stellen energie-
verbrauchende Maßnahmen dar, welche bei Patienten mit insuffizientem Biotonus zu einer Verschlechterung des klinischen Bildes führen. Ihre Anwendung ist daher nur indiziert,
wenn der Patient in seinem Biotonus über die entsprechenden
Energiereserven verfügt, die zu jeder Rehabilitation Voraus
setzung sind.

Die Messung der Sprachstimme als physikalische Regi-
strierung des kritischen Details der Prognosestellung gibt uns
ein praktisch verläßliches Maß für die Erfassung der Kapazität des Biotonus. Wertvolle Anhaltspunkte für unsere therapeutischen Bemühungen lassen sich daraus gewinnen.

Literatur: Birkmayer, W.: Das kritische Detail in
der ärztlichen Diagnose. Wien. klin. Wschr., 66 (1954), S. 493. —
Birkmayer, W. und Neumayer, E.: Die gestufte Rehabilitation vaskulärer Hirngeschädigter. Med. Klin., 55 (1960),
S. 1278. — Ewald. G.: Temperament und Charakter. Berlin:
Springer-Verlag 1924. — Trojan, F.: Die Ausdruckstheorie
der Sprechstimme. Phonetica, 4 (1959), S. 121—150.

Einige Hinweise zur Diagnostik und Therapie rheumatischer Erkrankungen

Von K. Fellinger

Jede Diskussion des großen Themas „Gelenkrheumatismus" müßte eigentlich mit dem Begriff bzw. Nomenklatur, Einteilung beginnen. Deswegen, weil daraus am besten und einsichtigsten die Tatsache der noch reichlich unklaren Begriffsbildung überhaupt hervorgeht. War doch ursprünglich der Ausdruck „rheumatisch" ein sehr unbestimmter und eigentlich nur durch seine Bezogenheit auf den Bewegungsapparat begrenzt. Erst allmählich begannen sich einzelne Gebiete klarer abzugrenzen und, wenigstens zum Teil, auch einer klareren Definition zugänglich zu werden. Aber jede kurze Uebersicht über eines der heute gängigen Einteilungsschemen (ich nenne etwa die der Deutschen Rheumatischen Gesellschaft, der American rheum. Association, der WHO, das Schema der Schweizer Rheumagesellschaft) zeigt eindringlichst, wie vielgestaltige Zustandsbilder auch heute noch unter dem großen Sammelbegriff „Rheumatisches Krankheitsbild" zusammengeworfen werden.

Diese Vielfalt und Unübersichtlichkeit ist offenbar in erster Linie dadurch bedingt, daß uns eben eine klare pathogenetische Begriffsbestimmung, noch mehr klare ätiologische Konzepte über die meisten Formen dieses so vielgestaltigen Erscheinungsbildes fehlen, wir daher nach wie vor auf die klinisch faßlichen und abtrennbaren Erscheinungsformen als Einteilungsgrundlage angewiesen sind. Einzig das Gebiet des r h e u m a t i s c h e n F i e b e r s — der akuten Polyarthritis — kann heute bis zu einem gewissen Grade davon ausgenommen werden: sowohl histologisch — das rheumati-

sche Granulom — wie auch pathogenetisch und ätiologisch
herrscht wenigstens eine gewisse Klarheit: Wir nehmen mit
gutem Grund und zureichender Wahrscheinlichkeit heute an,
daß es sich dabei um eine „Zweitkrankheit", um eine Sensi-
bilisierungskrankheit des Körpers — ähnlich etwa der akuten
Nephritis — handelt, die auf wiederholten Befall mit Streptokokken der sogenannten A 11-Gruppe nach der Einteilung
von Lancefield entsteht (neuerdings werden auch andere
Streptokokkentypen, etwa die Gruppe F und 6 diskutiert).
Warum allerdings beim einen die Gelenke, beim anderen
etwa die Nieren die vorwiegende Lokalisation dieses Geschehens sind, bleibt noch eine offene Frage, wie überhaupt
die sogenannte Organwahl bei den Sensibiliserungskrank-
heiten einschließlich der klassischen Allergie — es bestehen
darüber höchstens Arbeitshypothesen, die aber hier zu weit
führen würden.

So darf ich gleich kurz einiges über den akuten Gelenkrheumatismus erörtern, richtiger ausgedrückt, über das
rheumatische Fieber (RF). Wie ja schon oft genug dar-
getan, soll der Ausdruck RF zunehmend den Ausdruck akute
Polyarthritis ersetzen. Es soll damit bewußt gemacht werden,
daß die Gelenkerkrankung ja nur eine Manifestation des
rheumatischen Geschehens ist, zwar wohl die häufigste und
klinisch meist auffälligste, aber keineswegs die bedeutsamste.
Denn die Prognose des akuten Rheumatismus ist, wie wir ja
alle wissen, bezüglich der Gelenke im allgemeinen als günstig
zu bezeichnen, nur selten kommt es zu einer dauernden
Gelenkschädigung; die Gefahr des RF liegt vor allem in der
Endokarditis mit nachfolgendem Vitium valvulare. Und
das RF kann neben der Polyarthritis nicht nur die ja alt-
bekannten Formen etwa der Chorea minor, der Peliosis rheumatica zeigen, sie kann auch nur in diesen Formen oder
aber auch in anderen mesenchymalen Gebieten lokalisiert
sein — etwa als rheumatische Pleuritis, ja Pneumonitis, Vasculitis usw., ja sie kann klinisch erscheinungsarm als
leichteres oder schwereres Fieber oder auch nur als Subfebrilität verlaufen und daher unschwer übersehen werden.
Wir müssen leider sagen, sie wird meist oder doch sehr sehr
oft übersehen. Zum Beweis dessen die einfache Tatsache, daß
wir bei mindestens der Hälfte der Kranken mit rheumatisch
entstandenen Vitien keine Anamnese bezüglich eines RF
finden. Diese Vitiumkranken hatten offenbar in ihrer Kind-
heit einige schleichende Subfebrilitäten durchgemacht, die als
„verschleppte Grippe", früher noch lieber als „Lungenspitzen-
katarrh" und unter ähnlichen Verlegenheitsdiagnosen liefen
und in Wirklichkeit eben ein RF waren, das dann von einer
schleichenden rheumatischen Endokarditis begleitet war, die
ihrerseits — vielleicht in oft sehr lange dauerndem Verlauf,

wir wissen darüber noch recht wenig Bescheid — zur Vitienentwicklung führte.

Es soll daher jeder Praktiker und Kinderarzt mit der Grundregel vertraut sein, daß man bei jeder unklaren und (besonders im Anschluß an Racheninfekten) etwas länger anhaltenden Febrilität oder Subfebrilität auch dann, wenn keinerlei Gelenksymptome vorliegen, an das RF denken muß. Daran denken ist ja meist schon die halbe Diagnose. Die moderne Medizin gibt uns auch einige d i a g n o s t i s c h e H i l f e n zur Hand, obwohl gerade auf diesem Gebiete noch keineswegs einfache Methoden zur Verfügung stehen, die routinemäßig eindeutige Resultate — etwa wie bei Typhus abdominalis — ergeben würden.

Als erstes ist selbstverständlich die Senkungsbeschleunigung zu nennen. Das RF hat gewöhnlich eine sehr hohe, oft im Verhältnis zum Fieber und sonstigen Verlauf sogar ungewöhnlich hohe Senkung, weiters meist ein unspezifische leichtere oder deutlichere L e u k o z y t o s e. (Gegensatz grippeartige Infekte: meist Leukopenie!)

S e r o l o g i s c h stehen uns vor allem Reaktionen auf Streptokokkenantigene zur Verfügung: von den verschiedenen serologischen Möglichkeiten nenne ich als für die Praxis hauptsächlich in Frage kommend vor allem den sogenannten A n t i s t r e p t o l y s i n t i t e r.

Die Methodik dient dem Nachweis eines Antikörpers im Blute des Patienten, des sogenannten Antistreptolysin-O. Wie der Name sagt, ist der Antikörper gegen ein spezifisches Antigen, das Streptolysin-O gerichtet, das von Streptokokken der Gruppen A, C und G (nach L a n c e f i e l d) produziert bzw. gewonnen wird. Die Reaktion wird in der Weise ausgeführt, daß ein hämolytisches System (Hammelblutkörperchen plus Streptolysin-O) mit Serum in steigender Verdünnung versetzt wird. Im Falle der Anwesenheit von Antikörpern wird die sonst auftretende Hämolyse in entsprechender Verdünnung gehemmt.

Normalerweise ist der sogenannte Antistreptolysintiter sehr niedrig (etwa zwischen 20—50), er steigt bei RF auf Werte zwischen 200, 400, ja 1000 und höher an. — Selbstverständlich zeigt er nicht das RF als solches an, sondern nur die Tatsache der Sensibilisierung des Körpers gegen Streptokokkentoxine, eben durch den Nachweis des Vorhandenseins von Antikörpern. Daher beeinflussen auch Antibiotika, frühzeitig bei Streptokokkenbefall gegeben, die Entwicklung der Antikörper bzw. des Titers. — Für die Praxis gesehen: nach allen Literaturberichten ist die ASR bei RF in etwa 90% positiv; man kann also vor allem sagen, daß fehlender Titer mit hoher Wahrscheinlichkeit gegen das Bestehen eines RF spricht, umgekehrt vor allem das Ansteigen des Titers in den ersten Wochen doch ein gewichtiges Argument für die Diagnose bedeutet. Angemerkt sei noch, daß bei der primärchronischen PA die ASR negativ ist, und daher der Test (zusammen mit dem Latextest, siehe unten) zur Differenzierung akuter Schübe primär-chronischer PA gegenüber echter akuter Polyarthritis im Rahmen eines RF dienen kann.

Es gibt noch eine Reihe anderer serologischer Reaktionen (Verhalten des Serumkomplements, Serum-Antihyaluronidasebestimmung usw.) die zur Abklärung der Diagnose RF empfohlen wurden, doch ist teils ihr diagnostischer Wert noch umstritten, teils sind sie methodisch umständlich und eignen sich mehr für klinische Zwecke denn für die Praxis.

Die Differentialdiagnose wird sich bei manchen Fällen natürlich noch weiter erstrecken müssen — etwa in Richtung der Abgrenzung des RF gegenüber Rheumatoiden bei bzw. nach Infektionskrankheiten (etwa Mb. Bang bazilläre Ruhr, Gonorrhoe, um nur einige bekannteste zu nennen, ebenso gegenüber spezifischen Arthritiden, Infektarthritiden verschiedener Art. Wobei ich gleich auf die oft verwechselten Begriffe Rheumatoid und Infektarthritis mit einigen Worten eingehen kann: Als „Rheumatoid" bezeichnen wir eine im Rahmen (also auch noch in der Nachphase) einer Infektionskrankheit — eben etwa Ruhr, Bruzellosen usw. — auftretende Arthritis, die auf Basis einer Hypersensibilitätsreaktion entsteht, also etwa auf Basis allergischer, hyperergischer Reaktionen, als deren klassisches Beispiel wir ja die Gelenkschwellungen und Schmerzen nach bzw. bei Serumkrankheit kennen: Ruhrrheumatoid, Scharlachrheumatoid, Bruzellosenrheumatoide. — Demgegenüber bezeichnen wir als „Infektarthritis" jene Gelenkentzündungen, die nach gängiger Auffassung von einem Infektherd durch direkte bakterielle Streuung hervorgerufen werden, wobei allerdings — und das macht eine sichere klinische Abgrenzung oft genug schwierig — bei schwacher Virulenz der gestreuten Keime dann Gelenkpunktat, Biopsie u. dgl. kulturell steril sein können. — Jedenfalls müssen wir aber wenigstens versuchen, diese beiden Begriffe diagnostisch so weit wie möglich klar auseinander zu halten, da natürlich auch therapeutisch ein verschiedener Ansatz gegeben ist: im ersteren Fall wird man das Schwergewicht auf die Verminderung der hyperergischen Komponente legen, im zweiten Fall auf die direkte Herd- und antibakterielle Therapie.

Nun nur noch wenige Worte über den heutigen Stand der Therapiefrage und Prophylaxe bei RF: Wir wissen ja, daß jahrelange auch und gerade in wissenschaftlichen Kreisen viel diskutiert wurde über die Frage, ob die klassische Salizyltherapie oder die Therapie mit Corticoiden günstigere Resultate ergäbe, wobei der Begriff „Resultat" sich immer wieder auf Entstehung von Endokarditis bzw. valvulären Vitien bezieht — die Heilungstendenz der Gelenkmanifestationen ist ja, wie schon wiederholt erwähnt, beim RF (im Gegensatz zur P. A. chronica!!) durchaus günstig. — Ohne mit Einzelheiten hier ermüden zu wollen, möchte ich nur kurz summieren, daß heute wohl als gesichert gelten kann, daß die

Cortisontherapie (Cortison hier als Summenbegriff für die verschiedensten modernen einschlägigen Steroide, etwa Prednisolon, Dekahexamethason usw.) zweifellos der Salizyltherapie im angedeuteten Sinne als überlegen anzusehen ist. Wohl führen beide Therapien zu raschem Abfiebern und Schmerzfreiheit, aber darauf kommt es eben nicht in erster Linie an, sondern auf das Geschehen in den Herzklappen. Nach allen bisherigen Untersuchungen dürfte es wohl nun so sein, daß nicht einmal die Myoendokarditis selbst als solche unter Cortison geringer bzw. seltener auftritt, sondern so, daß die Folgen dieser, also die fibroplastischen Prozesse, die Verklebung und Schrumpfung der Klappen, durch die antifibroplastische und allgemein antientzündliche Wirkung des Cortison stark gehemmt werden, daher ein deutlich geringerer Prozentsatz schließlich in ein wirkliches Vitium mündet. Die endokarditischen Wärzchen, die leichten Fibrinauflagerungen an den Klappen führen unter Cortison offenbar weniger zu Schrumpfung und Verklebung dieser, ganz ähnlich, wie etwa heute unter Cortison auch bei anderen Prozessen die Narbenbildung vermindert wird — ich weise nur auf die ausgezeichneten Erfolge bei der Pleuritis tbc. (Behinderung von Adhäsionen!) und auch bei spezifischen Lungenprozessen hin.

Die Durchführung einer wirklich wirksamen Cortisonoder ACTH-Therapie setzt Erfahrung und vor allem auch laboratoriumsmäßige Kontrollmöglichkeiten (etwa Blutzucker, Serumeiweißkörper usw.) voraus, um den Kranken zwischen der Gefahr einer Unterdosierung und den Komplikationen des ja wie alle hochwirksamen Medikamente nicht ungefährlichen Cortisons durchzusteuern. Sie ist daher in erster Linie eine Angelegenheit der stationären Behandlung, nicht so sehr der Praxis, und wo sie in der Heimpraxis durchgeführt wird, soll sie zumindest unter konsiliarer Ueberwachung eines auf diesem Gebiete Erfahrenen geschehen, daher sich hier ein Eingehen auf technische Details erübrigt.

Mit ein paar Sätzen möchte ich noch die so bedeutsame Frage der Prophylaxe streifen, die in anderen Ländern (besonders USA) seit einer Anzahl von Jahren bereits in vollem Gange ist, bei uns sich aber trotz aller einschlägiger Aufklärung der Aerzte nur sehr langsam durchsetzt. Wenn wir bedenken, daß zwischen 50 und 80% der an RF Erkrankten innerhalb einiger Jahre Rezidive entwickeln, meist sogar mehrere Rezidive, und daß jedes Rezidiv wieder mit einer 30 bis 40%igen Wahrscheinlichkeit einer Vitiumentwicklung behaftet ist, so wird die Bedeutung der Prophylaxe wohl unmittelbar klar. Sie sollte zu allermindest im Sinne einer Rezidivprophylaxe, d. h. zum Schutze aller jener, die bereits einmal an RF erkrankt waren und das Glück hatten, ohne Vitium auszuheilen, realisiert werden. Die Prophylaxe

stützt sich bekanntlich auf die schon erwähnte weitgehend
gesichert ätiologische Bedeutung der A 12-Gruppe der
β-hämolysierenden Streptokokken, die glücklicherweise besonders penicillin- und sulfonamidempfindlich sind. Sie kann
demgemäß als Sulfonamidprophylaxe oder als
Penicillinprophylaxe durchgeführt werden, wobei bei
ersterer mit Vorteil die langsam ausgeschiedenen Sulfonamide
(etwa Madribon, Orisul, Lederkyn usw., täglich 1 Tablette),
bei letzterer Depotpenicilline besonders langer Wirkung
(Benzitinpenicilline, bei denen eine Injektion etwa in 2 bis
3 Wochen genügt) in Verwendung kommen. Die Erfolge sind
auf Grund gans ausgedehnter Statistiken (etwa von Hol-
brock und Coburn), ganz eindeutig und ausgezeichnet; sie
vermindern die Rezidivhäufigkeit auf einen Bruchteil der
Normalinzidenz. Zumindest in den kritischsten Jahren — bei
Kindern und Jugendlichen bis etwa 19. Lebensjahr — sollte
endlich einmal mit der Durchführung dieser einfachen und
billigen Prophylaxe Ernst gemacht werden. Man mag dabei
durch Beschränkung der Medikation auf die besonders
gefährdeten Zeiten (etwa die Monate des Herbst- und Früh-
jahrsgipfels). sowie nach anderen Gesichtspunkten, die hier
nicht im einzelnen erörtert werden können (Schulen, Pen-
sionate usw.), die systematische Langzeitprophylaxe noch
ohne allzu großen Verlust noch einigermaßen beschränken
können.

Damit sei dem RF für hier Genüge getan, und wir
wollen uns der zweiten großen, die Praxis neben den Arthrosen beherrschenden Gruppe zuwenden, der chronischen
rheumatischen Arthritis, der primär-chronischen Polyarthritis (PCP), wie sie im deutschen Sprachtum gewöhnlich genannt wird.

Es sei gleich vorausgeschickt, daß wir hier in jeder
Beziehung vor einer wesentlich schwierigeren Situation stehen,
als wir beim RF, eben aus dem Grunde, den ich eingangs
skizzierte, daß, trotz aller ganz außerordentlich intensiv und
extensiv betriebenen Forschungsarbeit, besonders des letzten
Jahrzehntes, noch immer die wesentlichsten Fragen der Aetiologie und die Pathogenese offenstehen, sich daher Diagnose
und Therapie im wesentlichen auf die klinische Empirie
stützen muß. Alle Hoffnungen, die sich auf die Erforschung
der Bedeutung der sogenannten β-hämolysierenden Streptokokken für die Aetiologie des RF knüpfen, daß nämlich in
ähnlicher Weise das Problem der PCP aufzulösen wäre, haben
sich nicht erfüllt. Aber eine Erkenntnis gilt für beide Formen:
daß nämlich auch die PCP keine Gelenkerkrankung im lokalisierten Sinne ist, sondern ebenfalls eine Allgemeinerkrankung
mit Lokalisation in den verschiedensten Gebieten des
Mesenchyms, und daß daher das Suchen nach pathogeneti-

schen und ätiologischen Mechanismen nicht nur auf die
Gelenke beschränkt werden darf, sondern in tiefer gelagerten
Regulationsmechanismus münden muß.

Daß die Kliniker so sehr die Allgemeinerkrankung
bei der PCP unterstreichen, gründet sich vor allem auf zwei
Momente:

1. Auf die bekannte starke klinische Allgemeinbeteili-
gung (Abmagerung, Appetitlosigkeit, Subfebrilität, Schwäche)
und die auch anatomisch zunehmend häufiger nachgewiesene
Beteiligung anderer Organe (rheumatische Arteriitis, Pul-
monitis usw.) Ein so bedeutsamer Rheumatologe, wie etwa
Charles Ragan, sprach in seiner Heberden-Ansprache 1958
geradezu davon, daß eine Vasculitis die primäre Läsion der
PCP sei, in deren Gefolge es eben zur Granulombildung
komme, die dann wieder in Schwielenbildung übergehe.

2. Auf der klinisch-pathologischen Erfahrung einerseits,
daß die Arthritis öfters auch in größeren Syndromen auftritt
(etwa Sjögren-Syndrom, Felty-Syndrom, psoriatische PA.
usw.), die schon deutlich die Mitbeteiligung entfernterer
Ogane bzw. mesenchymaler Systeme zeigen. Die andere auf
ein allgemein-pathologisches Prinzip hindeutende Ueber-
legung gründet auf laboratoriumsmäßigen Befunden;
zum mindesten in erster Sicht: schon lange sind die aus-
giebigen Veränderungen gewisser Serumkonstanten bekannt
— etwa Senkung, γ-Globuline, Ce-reaktives Protein, um nur
die bekanntesten zu nennen. Den entscheidenden Anstoß
erhielten diese Ueberlegungen aber durch den Nachweis des
sogenannten „Rheumafaktors", der aber inzwischen auch
bereits eminente praktische Bedeutung als Diagnostikum
gewonnen hat, also unmittelbar in das vorliegende Thema
gehört.

Schon vor Jahren waren eine Reihe serologischer Teste
entwickelt worden, mit denen nachgewiesen wurde, daß bei
chronischen Polyarthritikern im Serum Antikörper gegen γ-Globu-
line des Normalserums vorkommen. Bekannt wurden vor allem
der Whaler-Rose-Test (1948) und der Test nach Svarts
und Schlossmann (1950): werden Schaferythrozyten mit
γ-Globulin beladen, so werden sie vom Rheumatikerserum agglu-
tiniert. Diese Methodik wurde neuerdings wesentlich verein-
facht durch die Einführung des sogenannten Latextestes nach
Singer und Plotz (1950). Latexpartikel bestimmter Größe
reagieren ähnlich wie Schaferythrozyten, wenn sie mit γ-Globu-
lin beladen werden. Dieser in einfachster Weise durchführbare
einem Widal ähnliche Latex-Fixationstest (LFT), wie er kurz genannt wird, ist heute zum Standardtest für den laboratoriumsmäßigen Nachweis der PCP geworden. Er ist mit zirka 90%
positiv und hat kaum positive Fehlreaktionen bzw. die positiv
reagierenden Fälle gehören in Gebiete, die wahrscheinlich dem
PCP nahe verwandt sind.

Neben den Testen, die die Faktoren aufzeigen, die mit
den γ-Globulinen des Serums reagieren, sind weiters von
größtem Interesse solche, die Organ-Antikörper im
Serum nachweisen. Wir nennen hier den Steffen-Test, der
hier in Wien entwickelt wird: es werden dabei als Antigene
Gelenkskapsel, Herzmuskel oder Mischsubstrate verwendet.
Auch hier wird im Wesen nachgewiesen, daß in Seren von
Rheumatikern ein Faktor mit Humanglobulineigenschaften
vorliegt, welcher sich an Zellen einer Mischsuspension (siehe
oben) von fibromuskulären Gewebsarten anheftet, was dadurch nachgewiesen wird, daß diese Zellen mit einem
Coombs-Serum bekannter Titerstärke in Reaktion gebracht
werden: sind an den Gewebszellen sessile Antikörper angelagert worden, so werden diese vermöge ihrer Humanglobulineigenschaften eine bestimmte Menge des Antihuman-
globulinkörpers des Coombs-Serums binden, was sich durch
nachfolgende Testung des wieder abzentrifugierten Coombs-
Serums nachweisen läßt: Antihumanglobulinablenkungs-Test.
Nach den Untersuchungen Steffens handelt es sich dabei
wohl um einen Antikörper, der gegen fibromuskuläre Gewebe
eingestellt ist. Wir stehen also vor der wesentlichen Tatsache,
daß im Blute der meisten Rheumatiker Faktoren existieren,
die mit dem körpereigenen γ-Globulin reagieren. Die Tatsache, daß sie als Autoantikörper bezeichnet werden müssen.
eine gewisse Aehnlichkeit mit dem Lupus E-Faktor, weiterhin
aber ganz allgemein der negative Ausfall aller bisherigen so
angestrengten und vielfältigen Versuche einen konkreten Erreger zu finden, lassen bei dem chronisch entzündlichen Verlauf der Krankheit und auf Grund manch anderer Erwägungen (vor allem der starken Bindegewebsbeteiligung, wie schon
erwähnt) zweifellos die Möglichkeit einer Autoimmunisierung.
eine Autoaggressionskrankheit erwägen, und tatsächlich
wurde diese Möglichkeit oft diskutiert.
Wir dürfen uns aber nicht unklar sein über die gewichtigen Momente, die einem solchen Konzept entgegen-
stehen: Zunächst ist es überhaupt schwer vorzustellen, was
ein geschlossener Antigenantikörperkomplex (gerichtet gegen
Globuline) an den Gelenken Schaden anrichten soll. Außerdem sind alle bisherigen Versuche, konkrete Beweise für die
Bedeutung des Rheumafaktors zu erbringen, negativ verlaufen. Es wurde sogar versucht, Freiwilligen den Rheumafaktor in hoher Konzentration einzuspritzen (Vaugan und
Harris) ohne jegliche klinische Manifestationen eines krankhaften Geschehens; es wurde Rheumatikern der Rheumafaktor eingespritzt, wiederum ohne klinische oder serologische
Veränderungen. Umgekehrt muß darauf hingewiesen werden.
daß Individuen mit A-γ-Globulinämie beschrieben wurden.
die rheumatoide Veränderungen aufweisen, was jedenfalls da-

gegen spricht, wenn auch nicht absolut ein Gegenbeweis ist;
endlich gibt es Patienten, bei denen der Rheumafaktor vorhanden ist, ohne daß es zu einer Krankheit kommt. Anderseits muß allerdings darauf hingewiesen werden, daß sicherlich Möglichkeiten einer Auswirkung eines solchen AA-Kom-
plexes bestünden: Gelenkveränderungen und Gefäßverände-
rungen bei der Serumkrankheit sind altbekannt. Seit den
Arbeiten von D i x o n wissen wir, daß es dabei zu starken
lokalen Depots von AA-Komplexen in den Blutgefäßen
kommt, und manches· andere ließe sich hier anführen. Auch
im Bindegewebe chronischer Rheumatiker wurden der
Rheumafaktor/γ-Globulinkomplex nachgewiesen u. a. m.
Alles Argumente für und wider, ohne daß eine schlüssige
Beweisführung dafür, daß der Rheumafaktor tatsächlich Ursache und nicht Folge- oder Begleiterscheinung des unbekannten rheumatischen Geschehens ist, gelungen wäre.

Natürlich wäre es von höchstem Wert, wenn sich herausstellen würde, daß der Rheumafaktor tatsächlich ein
pathogenetisch entscheidendes Geschehen darstellt. Es bestünde dann die Möglichkeit, in irgend einer Weise zu einer
Desensibilisierung zu kommen und auf diese Weise eine, wenn
schon nicht ursächliche, aber doch tief in die Pathogenese
hinreichende Therapie der Polyarthritis zu entwickeln, nicht
sich mit rein symptomatischen Therapien begnügen zu
müssen.

Wenn ich sage, tief in die Pathogenese eingreifende, aber
nicht ätiologisch wirkende Therapie zu entwickeln, so komme
ich zu einem weiteren entscheidenden Punkt der ganzen
Problematik des Rheumafaktors: Selbst wenn sich heraus-
stellt, daß der Rheumafaktor eine wesentliche pathogenetische
Rolle spielt (was nach unseren heutigen Erkenntnissen nicht
sehr wahrscheinlich ist), würde ja immerhin dann wiederum
die neue Frage auftreten, wieso er denn entstanden ist, wieso
es denn dazu gekommen ist, was die letzte Ursache dieses
Auftretens dieses speziellen Globulins sei. Der erste Gedanke
wäre natürlich, daß es sich wiederum um exogene Schädigungen handelt, die sich, wie es bei autoimmunbiologischen
Vorgängen geschieht, in irgend einer uns noch unbekannten
Weise mit Zellen oder Gewebsteilen des Wirtes binden
und auf diese Weise ein kombiniertes Antigen erzeugt, oder,
die dann als eine Art Freundsches Adjuvans wirken, so daß
körpereigene Zellen Antigencharakter bekommen, oder, daß
exogene Schäden direkt zur Antikörperbildung führen.

Fragen wir uns nur, rein hypothetisch, welche Möglichkeiten einer derartigen A u ß e n s c h ä d i g u n g in Frage kommen
(rein stoffwechselmäßige, im Körper 'selbst entstandene Schäden
sind natürlich auch möglich, scheinen aber rein klinisch in An-
sehung des doch oft recht plötzlichen leicht fiebernden und ent-

zündlichen Beginns der Erkrankung eher unwahrscheinlich), so kommt natürlich nach wie vor, da alle bakteriologischen Untersuchungen bisher negativ verlaufen, doch irgend ein Virusbefall doch wieder in engere Erwägung, nicht in dem Sinne natürlich, daß der Virus selbst die Krankheit erzeugt, sondern daß er ähnlich wie etwa der Virusbefall von Erythrozyten zur Entwicklung von Autoantikörpern gegen Erythrozyten und daher zur Entstehung hämolytischer Anämien führen kann, ein ähnlicher Mechanismus zur Entwicklung von Autoantikörpern gegen Bindeanteile führen könnte. Es wird auf jeden Fall notwendig sein, eben der rein serologischen Forschung auch die Virusforschung auf dem Gebiete der primär chronischen PA weiterzutreiben, wobei allerdings jeder sich klar genug ist, welche enormen Schwierigkeiten bei der Chronizität dieser Krankheit einem solchen Tun gegenüberstehen. Auf Grund neuer Tierversuche denkt N. S v a r t s übrigens doch auch wieder an die Möglichkeit, daß gewisse B-Streptokokken (Str. agalactiae) eine wesentliche Rolle in der Pathogenese spielen könnten.

Momentan ist ein Hauptteil der wissenschaftlichen Arbeit auf der ganzen Welt, besonders in den theoretischen Rheumainstituten, darauf konzentriert, Antigene zu suchen, die möglicherweise zur Entwicklung des Rheumafaktors führen können, wobei sich bei der besonderen Lokalisation der Veränderungen das Interesse besonders auf Stoffwechselfraktionen des Bindegewebe konzentriert.

Es sei auch ganz kurz darauf hingewiesen, daß man sich mehr und mehr mit der Möglichkeit einer Allergie oder Immunisierungsreaktion vom verzögerten Typ beschäftigt, wie er ja gerade nach bakteriellem oder viralem Befall befunden wird, wobei ja dann keine serologischen Antikörper zu erwarten wären. Die heute so viel diskutierte allergische Encephalitis, die nach neuesten Versuchen von P a t e r s o n durch Antikörper produzierende Zellen — also nicht durch serologische Antikörper — übertragen werden kann, eröffnen hier wesentliche neue Aspekte für künftige Forscherarbeit. Alle experimentellen Untersuchungen werden aber dabei dadurch erschwert, daß es beim Tier keine echte rheumatische Arthritis gibt.

Bis zur Klärung aller dieser vielen Fragen und Probleme bleibt also die T h e r a p i e nach wie vor Erfahrungstherapie, und dabei ist es vor allem die Frage der Bedeutung der C o r t i s o n t h e r a p i e, die noch immer die Gemüter bewegt, und die auch hier kurz diskutiert werden soll. Es sind jetzt über 10 Jahre, daß Cortison, bzw. seine Abkömmlinge in der klinischen Verwendung stehen und trotzdem sind die Meinungen und die Ansichten über die Indikationsbegrenzung noch recht unterschiedlich.

Der Grund dafür liegt wohl vor allem darin, daß die verschiedenen Untersucher keineswegs immer unter gleichen Voraussetzungen an die Durchführung ihrer Therapie heran-

gegangen sind und vielfach durchaus unterschiedilches
Material in den großen Sammelstatistiken nebeneinander-
gestellt wird. Wobei wir uns alle klar darüber sind, daß jede
wirkliche „Langzeittherapie", die, wie hier über Jahre beurteilt werden soll, an die ärztliche Kontrolle größte, meist
fast unlösbare Anforderungen stellt, da ja nicht einmal die
einfache Frage, ob der Patient tatsächlich das Mittel regelmäßig nahm, objektiv beurteilt werden kann. Es sei nicht
vergessen, daß, zummindesten in Ländern, die im Punkt
„sozialer Schutz" hoch entwickelt sind, das Interesse des
Patienten keineswegs immer eindeutig auf auffällige Heilung
gerichtet ist, die dann natürlich automatisch das Ende einer
Berentung und anderer Benefizien bedeuten würde. Dies nur
als einzelnes Beispiel, um die großen Beurteilungsschwierig-
keiten aufzuzeigen.

An unserer Klinik ist die Glukocorticoidtherapie in
allen Entwicklungsphasen und Applikationsarten seit 1950 in
Anwendung. Wir haben seit dieser Zeit ein stationäres
Material von zirka 800 Patienten sammeln können, von denen
wir einen großen Teil nun schon seit Jahren verfolgen.
Unsere Erfahrungen beschränken sich bei diesen Patienten
nicht allein auf die Corticoidtherapie, sondern vielfach vergleichend auf andere gebräuchliche Therapiearten, wie z. B.
Salizylate, Pyramidon, Butazolidin und andere Arten von
Lokaltherapien und physikalische Maßnahmen. Vor allem
hatten wir aber auch während dieser Zeit Gelegenheit, mit
dem gewissermaßen natürlichen Ablauf der primär-chronischen Polyarthritis an einer großen Patientenzahl vertraut zu
werden und somit die Therapie, herausgelöst aus ihrem
momentanen Erfolg, in jahrelanger Sicht zu beurteilen.

Es hat sich aus diesem großen Betrachtungsmaterial
immer klarer ergeben, daß die Beurteilung des Therapie-
erfolges auf Grund der wochen- oder selbst monatelangen
stationären Behandlung in keinem Einklang steht mit der
Frage nach einem wirklich ausschlaggebenden (= dauernden)
Erfolg, der sich nur in langen Beobachtungsperioden ermessen
läßt. Wir wissen heute, daß wir mit der Corticoidtherapie
ein Mittel in den Händen haben, das einen augenblick-
lichen Therapieerfolg in bisher ungeahntem Ausmaße
zu erzielen gestattet. Ebenso klar aber erscheint uns bei
Durchsicht unseres Materials, daß bei der bei uns derzeit
gebräuchlichen Behandlungsmethode dieser Erfolg recht
passager ist und keineswegs in irgend einer Weise zu einer
echten Heilung oder zu einer dauernden Beschwerdefreiheit führt.

Um diesen Problemen näherzutreten bzw. um sie Ihnen
einigermaßen geordnet darzustellen, möchte ich Ihnen unsere
Ergebnisse summarisch etwa wie folgt gruppieren:

Unser wohl nicht zeitlich, aber entwicklungsmäßig wichtigster Versuch schien uns die Frage, inwieweit möglichst frühe Fälle von Polyarthritis eventuell noch einer wirklichen Heilung unter Cortison zugänglich wären. Ich habe schon seinerzeit in meinem Referat auf der Rheumatagung in Graz, 1958, darauf hingewiesen, daß zu diesem Zeitpunkt eventuell noch die Hoffnung bestünde, Mechanismen, die noch nicht endgültig fixiert seien, durch Cortison zum Erlöschen zu bringen und dadurch eine wirkliche Heilung zu erzielen. Wir haben es dem Entgegenkommen der Wiener Gebietskrankenkasse sowie den Firmen Merck, Ciba und Organon zu danken, daß wir in der Lage waren, eine Anzahl von Frühfällen ausreichend und langfristig mit Cortison bzw. ACTH-Präparaten zu behandeln.

Die Hauptschwierigkeit bestand allerdings schon in dem Begriff „Frühfall". Der Idealfall, das sub- oder präklinische Stadium, ist eben kaum mit Sicherheit als solcher zu erfassen bzw. man kann sich mit Behandlung unbedeutender Arthralgien in eine falsche Erfolgsquote hineinarbeiten. Auf Grund langzeitlicher (fast zweijähriger) Beobachtung solcher Fälle, müssen wir zunächst gestehen, daß eine sichere Erkennung solcher Frühstadien heute noch nicht möglich ist, auch nicht mit Hilfe des Latextestes und ähnlicher Proben. Immerhin waren die Resultate solcher scheinbar frühester Fälle günstig gelagert, doch aus eben diesen Gründen — unklare Diagnose — sind diese Resultate kaum verwertbar.

In zweiter Linie konzentrieren wir nus auf eindeutige, frühe Fälle, bei denen die Diagnose klinisch und labormäßig gesichert erschien. Diese relativen Frühfälle scheinen uns bisher die beste Indikation für eine Langzeittherapie zu bieten: sie geben bisher gute Dauerresultate (natürlich bleiben echte langjährige Resultate noch abzuwarten) und die Besserung führt tatsächlich zur Wiederherstellung der Arbeitsfähigkeit.

Wir verfügen über 20 langbeobachtete und langbehandelte frühe Fälle mit einer Krankheitsdauer von 6 Monaten bis zu höchstens 2 Jahren, mit deutlichen klinischen Erscheinungen und Laborbefunden (Senkung, Latextest). — Die Dosierung betrug einleitend 15—20 mg Prednisolon täglich, die Dauerdosis zwischen 7·5 und 15 mg, im Mittel 10 mg. Die Beobachtungs- und Behandlungsdauer dieser Serie beträgt nunmehr 2—4 Jahre. — Von diesen 20 Patienten sind 19 voll arbeitsfähig (vor der Behandlung war keiner voll arbeitsfähig), 3 teilweise und die Besserung ist bei 11 Fällen als sehr gut, bei 6 Fällen als gut und bei 3 als befriedigend zu bezeichnen. Nennenswerte Nebenwirkungen sahen wir, neben unschwer beherrschbaren Gastritiszeichen, eigentlich nicht. Doch sei betont, daß wir auf die Dauer nie über 10 mg Prednisolon im Tag hinausgegangen sind und Patienten, bei denen diese Dosis auf die Dauer nicht ausreichte, von der Langzeittherapie ausgeschlossen haben.

Wir glauben also, daß die Langzeittherapie jener frühen
Fälle Gutes verspricht, bei denen noch keine zu schweren
Deformationen usw. eingetreten sind und bei denen man mit
maximal 10 mg Prednisolon im Tag auskommt. Durch zusätzliche Medikation von Resochin läßt sich in einer Anzahl
von Fällen bekanntlich die benötigte Cortisondosis öfters verringern. Bei den anderen Fällen, also schon gröber entwickelten und älteren Fällen, hat man zu unterscheiden zwischen Kurzzeittherapie und Langzeittherapie.
Langzeittherapie, um es in kürzester Form zu fassen, erscheint uns bei diesen Fällen dort berechtigt, wo man mit
kleinen Dosen — maximal 10 mg im Tag —erhebliche Besserung des Zustandes ohne nennenswerte Nebenerscheinungen
erzielen kann bzw. wo nicht etwa von vornherein (Diabetes,
Ulcus ventriculi usw.) Gegenindikationen bestehen. Die Frage,
ob bei diesen Fällen die wirtschaftliche Belastung für einen
relativ bescheidenen Erfolg in Kauf genommen werden soll,
ist nicht allgemein, sondern aus der medizinischen und
menschlichen Lage des Einzelfalles zu entscheiden.

Besondere Beachtung ist natürlich der Kombination
von Allgemeintherapie mit orthopädisch-physikalischen Maßnahmen zu widmen. Wir sahen immer wieder — was aus der
zeitlichen Ueberarbeitung und besonderen Struktur der All-
gemeinpraxis ja ohne weiteres verständlich ist —, daß
Patienten die längste Zeit hindurch (monate-, ja jahrelang) mit
den verschiedensten, auch teuersten Medikamenten behandelt
werden, aber den entstehenden, im Anfang ja so oft noch
leicht zu beherrschenden Deformierungen überhaupt
kein Augenmerk geschenkt wird, nur die Schmerzsituation
wird beachtet. Nun ist aber z. B. beim Kniegelenk eine auch
nur geringe Streckhemmung eine schwerst störende Situation.
Sie wäre sofort durch Uebungen, entsprechende Lagerung
während der Nacht, eventuell sogar Extension usw. anzugehen
und damit meist in kurzer Zeit zu beseitigen. Wir sehen aber
die Patienten immer wieder mit schweren, weitgehend
fixierten, nach Anamnese langfristig bestehenden Beuge-
fixationen zu uns kommen, dann meist völlig gehunfähig
Nun werfe ich dem Praktiker keineswegs vor, daß er nicht
Extension und andere zeitraubende Maßnahmen zu Hause
durchgeführt hat — er und der Patient haben meist die Zeit
nicht dazu. Aber daran denken hätte man sollen, wenigstens
das eine oder andere Mal den Patienten aufmerksam machen,
daß er immer wieder üben und versuchen müsse, das Knie zu
strecken, und man hätte den Patienten rechtzeitig zum
Spezialisten oder zur stationären Therapie einweisen sollen.

Wir haben die ausgezeichnetsten Erfahrungen (in Zusammenarbeit mit den Orthopäden) mit der Kombination

einer ACTH-/Cortison-Therapie mit mechanischen Maßnahmen, wie Dauerextension und eventuell intraartikulären
Injektionen, gemacht. Die intraartikuläre Cortisonanwendung,
auf die wir selbst 1950 als erste hingewiesen haben, ist
überhaupt eine große Hilfe in der Therapie, wenn sie im
rechten Moment eingesetzt wird. Wir ziehen hier übrigens
noch immer Hydrocortison den neueren Steroiden vor, da wir
den Eindruck haben, daß bei gleichem Erfolg seltener Reaktionen an den injizierten Gelenken vorkommen.
Eines möchte ich zur Therapiefrage abschließend
nochmals unterstreichen und hervorheben: Sicher haben wir
noch keine Therapia Magna. Keine große Therapie, die schlag-
artig ein für allemal oder definitiv den Rheumatismus beseitigt. Wohl aber haben wir heute viele Möglichkeiten, den
einzelnen Schub, die einzelne frische Entwicklung des
rheumatischen Geschehens, abzufangen, zu kupieren und
wieder zu beruhigen. Die große Chance in der Behandlung
des Rheumatikers besteht darin, daß im unermüdlichen
Kampf gegen das Krankheitsgeschehen — was viel Geduld
und Arbeitsfreude von Seite des Arztes, aber auch von Seite
des Patienten verlangt —, jeder immer wieder neu auftretende
Schub bekämpft wird, jede aufgetretene Schädigung durch
zusätzliche Maßnahmen bis zur gröberen orthopädischen
Korrektur, soweit als möglich normalisiert wird. Wenn ein
Patient von Anfang an — und das ist das Wesentlichste —
seines rheumatischen Geschehens in dieser Weise ärztlich
betreut wird, so läßt es sich in der großen Mehrzahl der
Fälle verhindern, daß es zum schweren rheumatischen Bild,
zum Stadium des rheumatischen Krüppels, kommt. Einzelfälle, besonders maligne Verlaufsarten, mögen davon ausgenommen sein, doch wird das höchstens einer unter einem
Dutzend sein. Die Frühbehandlung des rheumatischen Geschehens erscheint uns ein besonders dringliches Erfordernis,
solange wir noch nicht in der Lage sind, die schweren Fälle
entsprechend zu bessern. Gerade darin · liegt vielleicht ein
Fehler unserer heutigen Behandlungsrichtung. Die großen
Ausgaben, die Spitalsaufenthalte, Kuren usw. werden alle
konzentriert auf die schweren Fälle des primären chronischen
Rheumatismus, der eben so schlecht ist, daß er zu Hause
nicht mehr behandelt werden kann. Worauf man hinzielen
sollte (was natürlich viele Organisationen und auch gedank-
liche Umstellung von Aerzten, auch nicht zuletzt von Sozial-
versicherungsinstituten verlangen würde) wäre, daß der
frühe Rheumatiker entsprechend versorgt wird. Unsere
heutigen diagnostischen Methoden erlauben es uns, mit einer
ziemlich großen Wahrscheinlichkeit festzustellen, ob so eine
gelegentlich aufgetretene Gelenkschwellung oder Gelenk-
schmerz nur ein zufälliges einmaliges Geschehen ist, oder ob

es einen wirklichen frühen Rheumatiker im Sinne des Anfangs einer Entwicklungsdynamik handelt, die wir dann später in so schweren Formen vor uns sehen werden. Hier wäre der organisatorisch therapeutische Ansatz zu machen, der Vieles später ersparen könnte, vor allem dem Patienten, aber — last not least — auch dem Kostenträger und damit der Oeffentlichkeit.

Anschrift des Verfassers: Prof. Dr. K. F e l l i n g e r, Wien IX, Garnisongasse 13, II. Medizinische Universitätsklinik.

Der röntgendiagnostische Beitrag zur Diagnose der Periarthrose und unspezifischen Periarthritis

Von A. Leb

Die übliche und routinemäßige Röntgenuntersuchung bei Gelenkserkrankungen beschränkt sich meist auf den engeren Gelenksbereich, auf die Darstellung der gelenksnahen Skelettabschnitte, die Region des Gelenksknorpels und der Gelenkskapsel und trifft damit nur einen Teil des pathologischen Geschehens. In Wirklichkeit umfaßt ein entzündlicher oder degenerativer Gelenksprozeß auch das periartikuläre Gewebe. Besonders der Zustand der Verschiebeschichten und Gleitschichten zwischen den einzelnen Muskeln, der Zustand des Peritenons und der Schleimbeutel ist für die Gelenksfunktion von Bedeutung. Diese Zwischenschichten bestehen normalerweise aus lockerem, weitmaschigem, fetthaltigem und flüssigkeitsreichem Bindegewebe; sie bilden eine Art von Weichteilgelenken, die eine gewisse Verschieblichkeit, eine Verlängerung oder Verkürzung der Muskulatur zulassen. Die Gleitfähigkeit in diesem Zwischengewebe hängt vom Feuchtigkeitsgehalt und damit auch von der peripheren Durchblutung ab.

Als pathologische Prozesse kommen in Betracht:

1. Eine primäre Periarthritis oder Periarthrose, die im periartikulären Bindegewebe beginnt bei zunächst noch normalem anatomischem Befund am regionären Gelenk;

2. eine kombinierte periartikuläre und intraartikuläre Erkrankung, wobei hauptsächlich durch die Veränderungen in den paraartikulären Weichteilen die Gelenksbeschwerden verursacht sind.

Um diese Zustände röntgendiagnostisch erfassen zu können, ist es notwendig, den Umfang der Röntgenaufnahme eines Gelenkes auf die periartikuläre Weichteilzone auszudehnen.

Physikalisch besitzen die Weichteile im Durchschnitt das spezifische Gewicht 1, also die Dichte des Wassers; es bestehen aber doch geringe Dichteunterschiede zwischen Muskeln und Sehnen, zwischen Fettgewebe und Faszien als Grundlage einer röntgenologischen Weichteildiagnostik. Nach Z u p p i n g e r beträgt das spezifische Gewicht für Fett 0˙92, für Sehnen 1˙1 und für Muskeln 1˙06. Die Aufgabe besteht nun darin, diese geringen Unterschiede der Dichte und damit der Röntgenstrahlenabsorption durch eine geeignete Aufnahmetechnik auf dem nativen Röntgenbild sichtbar werden zu lassen.

In unserem Institut verwendeten wir eine harte, kurzzeitig exponierte und nicht voll ausentwickelte Röntgenaufnahme. Die erhöhte Strahlenhärte ermöglichte noch eine zur Beurteilung hinreichende Durchzeichnung der gelenksbildenden Skeletteile. Die Entwicklung des Röntgenbildes muß unterbrochen werden, bevor eine zu intensive Schwärzung der Weichteilzone eintritt. Schon mit dieser einfachen Aufnahmetechnik gelingt es, eine ganze Stufenleiter verschiedener Dichteunterschiede, z. B. aus der Weichteilzone, über dem Kniegelenk zu differenzieren.

Auf dem seitlichen Röntgenogramm ist suprapatellär der dichtere Schatten der Sehne und der einzelnen Muskelbündel des Musculus quadriceps vom durchlässigen subkutanen Fett und der durchlässigen Zone des suprapatellären Rezessus der Kniegelenkshöhle gut abgrenzbar. Der infrapatellär gelegene Hoffasche Fettkörper erscheint normalerweise als aufgehelltes Areal unter der dichteren Sehne des Ligamentum patellae proprium. In der Kniekehle und hinter dem distalen Drittel des Femur ist der Muskelschatten des Vastus externus und die Ueberschneidung des Musculus semimembranosus und des Musculus gastrocnemius röntgenologisch darstellbar.

Auf dem a. p. Kniegelenksröntgenogramm ist medial vom Femur der vertikal verlaufende aufgehellte Streifen des Muskelinterstitiums zwischen dem Musculus semitendinosus und gracilis zu erkennen.

In pathologischen Fällen und bei der diffusen periartikulären Fibrose der Kniegelenksregion, wie sie bei primär chronischer Polyarthritis auftritt, geht diese Differenzierung der Weichteilschichten verloren. Die sonst durchlässigen interstitiellen Gleitschichten zwischen den Muskeln sind pathologisch verdichtet und die einzelnen Muskelschatten nicht mehr voneinander abgrenzbar. Operative Kontrollen bei der Exstirpation von Schleimbeuteln aus der Kniekehle ergaben eine fibröse Umwandlung des interstitiellen Zwischengewebes zwischen Muskeln und Sehnen.

Durch die Röntgenarthrographie mit intraartikulärer Injektion von · 30%igem Joduron war eine Ausziehung der Schleimbeutel der Kniekehle, sowie auch des suprapatellären Rezessus der Kniegelenkshöhle festzustellen, als Ausdruck der Distraktion und Schrumpfung der benachbarten Weichteile. Die Resorptionsprüfung mit einer intraartikulären Injektion einer gleichbleibenden Menge von 10 ccm wasserlöslichem Joduron, die im normalen Gelenk innerhalb 2 Stunden resorbiert wird, war im gleichen Falle noch über 11 Stunden nachweisbar. Es handelte sich um eine verzögerte Resorptionsfähigkeit des Lymph- und Gefäßapparates.

Die Serienangiographie bei dem gleichen Patienten ergab eine deutliche Verschmälerung und Rarefikation der arteriellen Gefäße eine verminderte arterielle Blutversorgung im periartikulären Raum, offenbar als Grundlage der periartikulären Fibrose und Austrocknung der intermuskulären und intertendinösen Gleitschichten.

Diese periartikulären Bindegewebsveränderungen sind es, die den Kranken vor allem Gelenksschmerzen und Bewegungsbehinderungen verursachen; dabei können die gelenksnahen Skelettabschnitte und der Gelenksknorpel anatomisch noch lange intakt sein. Der peripheren Blutversorgung kommt pathogenetisch für das Zustandekommen einer Periarthritis, aber auch einer Periarthrosis eine dominierende Bedeutung zu. Bei älteren Menschen mit bereits bestehender Atherosklerose genügt eine länger dauernde Bettruhe, um durch eine Einschränkung der peripheren Durchblutung eine Versteifung der Gelenke hervorzurufen. Am Röntgenbild finden sich dann die Zeichen einer Unschärfe und ungleichmäßigen Verdichtung der Weichteilstruktur, eine periartikuläre Fibrose mit Verschwinden der Gleitschichten, also die Zeichen einer degenerativen Periarthrose. Auch umschriebene periarthrotische Veränderungen sind mit der angeführten Röntgenaufnahmetechnik darstellbar. In der Kniekehle spielen sie sich meist im Peritoneum, in den Schleimbeuteln und im Bereich des Musculus semimembranosus und Gastrocnemius ab und verursachen eine Verkürzung der Weichteile mit eingeschränkter Streckfähigkeit des Kniegelenkes. Das native Röntgenbild zeigt dann den vergrößerten und dichteren Schatten der Bursa gastrocnemio-semimembranosa; dieser überlagert die Konturen und den Ueberschneidungswinkel dieser beiden Muskel.

Die Kontrastfüllung der Schleimbeutel ergibt eine Ausweitung, Distraktion und unregelmäßige Begrenzung derselben. Bei der nachfolgenden Exstirpation bestanden Adhäsionen mit den regionären Muskeln und 'eine breite Obliteration der Muskelinterstitien.

Eine Fibrose und Degeneration des präartikulären Gleitfettes am Kniegelenk läßt sich im Weichteilröntgenogramm als eine Vermehrung des Bindegewebsgerüstes und Einschattung des infrapatellären Hoffaschen Fettkörpers erkennen. Die gleichen Möglichkeiten wie am Kniegelenk bestehen für die röntgenologische Weichteildiagnostik auch am Schultergelenk. Die normalerweise große Beweglichkeit im Schultergürtel hängt nicht nur ab vom Zustand des Schultergelenkes, des Acromio- und Sternoklavikulargelenkes, sondern vor allem von der erhaltenen Gleitfähigkeit im intermuskulären und peritendinösen interstitiellen Zwischengewebe des Schultergürtels.

Auf einem nativen Weichteilröntgenogramm der Schulter lassen sich über dem Schultergelenkskopf und über dem Tub. majus 5 Schattenstufen in der Weichteilzone unterscheiden. Unter der dichteren Oberhaut (Cutislinie) liegt der durchlässige Bereich des subkutanen Fettes, darunter der dichtere Schatten des Musc. deltoides und unter diesem Muskel folgt ein bogenförmiger aufgehellter Streifen, der einer Gleitschichte und anatomisch dem Spatium subdeltoideum entspricht. Darunter liegt der Schleimbeutel der Bursa subacromialis und die dichtere Zone der Sehne des Musc. supraspinatus, der am Tub. majus humeri ansetzt.

Nach eigenen Untersuchungen im anatomischen Institut von Hafferl und auch von Pfuhl konnte durch anatomische Präparation eine Fascia subdeltoidea mit parafaszialem, lockerem, verschieblichem Binde- und Fettgewebe nachgewiesen werden. Diese Gleitschicht reicht, wie durch Kontrastfüllung mit Joduron zur Ansicht gebracht werden konnte, von der Ansatzstelle des Musc. deltoides, vom Acromiom unter dem Muskel bis an seine distale Ansatzstelle an der Tuberositas humeri. Die Verschieblichkeit der Weichteile in diesem Raum ist eine der Voraussetzungen für eine volle Beweglichkeit im Schultergelenk. Bei schmerzhafter Schultersteife sind es zunächst nicht die pathologischen Veränderungen im Schultergelenk selbst, als vielmehr periarthritische und periarthrotische Prozesse, periartikuläre Fibrosen im Bereich des Gleit- und Verschiebeapparates zwischen den Muskeln, Sehnen und Fascien, die die Gelenksfunktion beeinträchtigen.

Bei der Periomarthrosis zeigt das Röntgenbild regelmäßig eine unscharfe Konturierung und eine pathologische Homogenisierung der Weichteilstruktur; die sonst durchlässige Gleitschicht unter dem Musc. deltoides ist eingeschattet und nicht mehr abgrenzbar. Der röntgenologisch durchlässige Fettgehalt des Interstitiums ist geschwunden und durch eine periartikuläre Fibrose ersetzt. Bei längerer Krankheitsdauer bestehen Reaktionen am regionären Knochen, ein erhöhter Kalkgehalt der Corticalis und Verknöcherungen der Bandansatzstelle des Tub. majus. Eine Kontrastfüllung des Schultergelenkes kann dann oft auch ein Uebergreifen des ursprünglich periartikulären Prozesses auf das Humeroskapulargelenk, eine Schrumpfung der Gelenkskapsel, eine Obliteration der Sehnenscheide des langen Bizepsmuskels aufdecken.

Bei der bekannten Bursitis subacromialis calcarea zeigt die Weichteilröntgenaufnahme immer auch pathologische Veränderungen in den Gleitschichten, insbesondere eine Unschärfe der Struktur der regionären Weichteile und eine Einengung und Deformation der Zwischengewebsschicht unter dem Musc. subdeltoideus und über dem Bereich des Musc. supraspinatus. Die parafasziale Gleitschicht kann auch durch Schrumpfungsvorgänge und Degeneration der Muskulatur selbst pathologisch verbreitert und distrahiert sein.

Im Beginn einer Periomarthritis oder einer Periarthrose und bei akuten Fällen bei schmerzhafter Schultersteife ist der Röntgenbefund in den gelenksbildenden Skelettabschnitten und im Gelenksknorpel normal. Nur die Weichteilröntgenaufnahme ergibt als objektives Krankheitssymptom eine pathologische Gleichmäßigkeit und eine Verdichtung der Weichteilzone über dem Tub. majus humeri. Die Gleitschicht im Spatium subdeltoideum wird von der Arteria circumflexa humeri volaris durchblutet. Durch Arteriographie konnten wir bei Periomarthrosis eine Einengung der terminalen Gefäßverzweigungen nachweisen, so daß eine Verminderung der peripheren Durchblutung und eine Verminderung des Flüssigkeitsgehaltes als Ursache der pathologischen Verdichtungen und Fibrosen in der Weichteilstruktur anzunehmen sind.

Vor etwa 10 Jahren konnte ich einen peripheren Durchblutungsschaden bei der rheumatischen Polyarthrose der Hände in den periartikulären Weichteilen nachweisen. Am nativen Röntgenbild der Polyarthrose fanden sich Achsenabweichungen in der Stellung der Phalangen als Ausdruck der Schrumpfung in der Umgebung der Gelenke mit sekundären deformierenden Randextosen an den Gelenkskanten und eine Verschmälerung des Gelenksspaltes, der Ausdruck einer Knorpelatrophie als empfindliche Reaktion auf eine Einschränkung des terminalen Kreislaufes. Normalerweise sind — im Röntgenarteriogramm darstellbar — die einzelnen Finger durch eine mediale und eine laterale Arterie und durch ein reiches Gefäßnetz über den Endphalangen gut durchblutet. Bei der vorgeschrittenen Periarthritis kann die Kontrastfüllung der Fingerarterien vollkommen fehlen; der pathologische Prozeß betrifft hauptsächlich den periartikulären Gefäßbindegewebsapparat mit knotigen Verdickungen; das regionäre Skelett zeigt durch Weichteilschrumpfung bedingte Verziehungen der Phalangen. Lange bevor der gelenksnahe Knochen pathologisch verändert ist, beginnt das pathologische Geschehen im periartikulären Bindegewebe mit

6

regionären peripheren Durchblutungsstörungen, fibröser Degeneration und eventuellen Kalkeinlagerungen.

Aus den vorangegangenen Ausführungen ergibt sich, daß breite Zusammenhänge der Gelenkpathologie mit dem periartikulären Bindegewebe und dem periartikulären Gefäßapparat bestehen. Obliterationen der intermuskulären Gleit- und Verschiebeschichten, Fibrosen im peritendinösen Gewebe, Adhäsionsbildungen an den Schleimbeuteln und Verschlüsse peripherer Arterien treten schon als Frühsymptom auf. Durch die vorgeführte besondere Röntgenuntersuchungstechnik der periartikulären Weichteile können diese periarthrotischen und periarthritischen Veränderungen erfaßt werden, bevor es zu irreparablen Knochen- und Knorpelschäden gekommen ist und können dann noch einer erfolgversprechenden Therapie zugeführt werden.

Zusammenfassung: Durch eine besondere Röntgenuntersuchungstechnik der periartikulären Weichteile können Fibrosen in den intermuskulären Gleit- und Verschiebeschichten, Adhäsionsbildungen an den Schleimbeuteln und arterielle Verschlüsse peripherer Arterien aufgedeckt werden, bevor es zu irreparablen Knochen- und Knorpelschäden in den Gelenken gekommen ist. Diese periarthritischen und periarthrotischen Veränderungen können dann noch einer erfolgversprechenden Behandlung zugeführt werden.

Anschrift des Verfassers: Prof. Dr. A. L e b , Graz/Stmk., Auenbruggerplatz 9, Zentral-Röntgen- und Radiologische Universitätsklinik, Landeskrankenhaus.

Aus der Universitätsrheumaklinik
und dem Institut für physikalische Therapie der Universität Zürich
(Direktion: Prof. Dr. A. B ö n i)

Frühdiagnose und Therapie des beginnenden Morbus Bechterew

Von A. Böni

Die Spondylitis oder Spondylarthritis ankylopoetica = S t r ü m p l, Bechterewsche Krankheit, ist keine moderne, durch Zivilisationsschäden hervorgerufene Erkrankung. An Hand von Knochenbefunden kann sie bis in die prähistorische Zeit verfolgt werden. Wir konnten zusammen mit U e h l i n g e r aus der La Tène-Zeit der Schweiz Skeletteile finden, deren Träger Bechterew-Kranke waren. Ebenso fanden wir bei Ausgrabungen in Jütland und Seeland mit dänischen Rheumatologen zusammen eine Anzahl von Bechterew-Skeletten, die auf die Wikingerzeit zurückgehen. Dies sei vor allem deshalb bemerkt, weil heute als Krankheitsursache ganz kritiklos die radioaktive Strahlung herangezogen wird.

Die erste klinische Beschreibung über die Spondylitis ankylopoetica stammt wohl von C o n n o r, der in seiner Dissertation über einen Krankheitsfall berichtet, bei dem eine völlige Ankylose der Rippen, Wirbelsäule und Iliosakralgelenke bestand. Vor B e c h t e r e w hat S t r ü m p l in seinem Lehrbuch die Spondylitis ankylopoetica kurz und treffend erwähnt. Eine meisterhafte klinische Schilderung stammt von Pierre M a r i e, während B e c h t e r e w in seiner ersten Mitteilung Wirbelsäulensteifen verschiedenster Aetiologie zusammenstellte.

In den letzten Jahren sind zahlreiche Publikationen über die Spondylitis ankylopoetica erschienen, ohne jedoch die

Ursache dieser Krankheit wesentlich zu klären. Die meisten Arbeiten befassen sich mit diagnostischen und therapeutischen Problemen. Diese Mitteilungen haben dazu beigetragen, die Krankheit frühzeitig zu diagnostizieren und sie zu behandeln, bevor es zu den schweren Ossifikationen der Wirbelsäule kommt, die wir unter dem Begriff des Bambusstabes kennen. Trotzdem sind auch auf dem klinischen Sektor noch Schwierigkeiten genug zu überwinden. Wir können unter anderem den Krankheitsbeginn nur in den seltensten Fällen exakt fassen. Die Spondylitis ankylopoetica beginnt fast nie dramatisch. Die Patienten beklagen sich über irgendwelche Unbehagen — Schmerz ist beinahe zu viel gesagt — im Rücken oder in den Gelenken. Sie glauben, etwas „Gsüchti" zu haben, die nicht weiter ernst zu nehmen seien. Röntgenbefunde und Laboratoriumsteste sind in der Mehrzahl der Fälle negativ. Es ist deshalb auch für den gewiegtesten Diagnostiker unmöglich, in diesem so unbestimmten und undefinierbaren Prodromalstadium eine sichere Diagnose zu stellen. Wir müssen aber bei diesen banalen und belanglos klingenden Klagen an eine Spondylitis ankylopoetica denken,

1. wenn es junge Leute zwischen dem 15. und 25. Altersjahr sind,

2. wenn es sich um vorwiegend leptosome Männer handelt,

3. wenn die Infektanamnese stumm ist, und

4. wenn die sogenannten rheumatischen Sensationen nachts und frühmorgens vorhanden sind.

Solche jugendliche „rheumatische" Kranke darf man nicht aus der Kontrolle verlieren.

Die im Prodromalstadium oft diffusen, nicht lokalisierbaren Beschwerden werden nun im Frühstadium vor allem durch vier Lokalisationszentren gekennzeichnet: 1. durch Lumbalgie, 2. Ischialgie, 3. Arthralgie und 4. durch Interkostalneuralgie. Diese Schmerzlokalisationen können einzeln oder auch gemischt mit anderen vorkommen. So besonders dann, wenn die Beschwerden durch die multiplen periostalen Reizungen ausgelöst werden, wie z. B. bei der Periostitis des Os ischii oder des Os pubis, oder bei der Periostitis der Darmbeinkämme, des Calcaneus, usw. Aber auch diese vier Symptomenkomplexe haben wieder ihre Besonderheiten. Ich muß besonders darauf hinweisen, daß die Labor- und die Röntgenbefunde in der ersten Zeit negativ und die klinischen Symptome wenig faßbar sind. Den Schilderungen des Patienten muß daher ein viel größeres Gewicht beigemessen werden, als es uns im Zeitalter der Labormedizin lieb ist. Die jungen Leute schildern vor allem die nächtlichen Schmerzexazerbationen, sie wachen nach Mitternacht auf und müssen oft sogar etwas umhergehen, um die Schmerzen zu verlieren. Sie beklagen sich über morgendliche Steifigkeit, so daß sie nur mühsam auf die Straßenbahn steigen können, abends aber fahren sie beschwingt zum Tanze. Häufig treten auch Gelenkschmerzen auf, vor allem im Hüftgelenk, weniger in Finger- und Zehengelenken. Diese Arthralgien kommen und gehen, gelegentlich ist eine sichtbare Schwellung festzustellen. Die Ischiasschmerzen sind beidseits, abwechselnd im rechten und im linken Gesäß lokalisiert. Die Periostitiden treten besonders am Calcaneus auf und können schwere Fußaffektionen vortäuschen. Tendoperiostitiden am Beckenbeinkamm können so schmerzhaft sein, daß sie Diskushernien imitieren. In etwa 10% aller Fälle tritt eine Iridozyklitis auf.

Nach einigen Monaten, selten erst nach 1 oder 2 Jahren, können die ersten sicheren Symptome festgestellt werden. Es sind dies 1. die Steifigkeit der Lendenwirbelsäule, eventuell auch der Halswirbelsäule, 2. die röntgenologische Veränderung an den Iliosakralgelenken und 3. die erhöhte Senkungsreaktion. Diese drei faßbaren Kriterien gestatten uns mit einiger Sicherheit, eine Spondylitis ankylopoetica zu diagnostizieren. Im Gegensatz zu den meisten vertebralen Prozessen ist die Steifhaltung der Lendenwirbelsäule in allen Richtungen, trotz dem Fehlen neurologischer Symptome, feststellbar. Gelegentlich geht mit der Versteifung der Lendenwirbelsäule parallel eine solche der zervikalen einher. Diese ist allerdings vorerst nur angedeutet, was bei den übrigen vertebralen Affektionen, die im Prinzip nur einen abgegrenzten Wirbelsäulenabschnitt erfassen, fehlt. Die röntgenologischen Veränderungen der Iliosakralgelenke sind unser wichtigstes Argument für die Diagnose einer Spondylitis ankylopoetica. Die doppelseitigen oder abwechslungsweise links und rechts auftretenden Ischialgien stellen den subjektiven Ausdruck der beginnenden doppelseitigen Arthritis der Iliosakralgelenke dar. Zur röntgenologischen Manifestation braucht es eine gewisse Zeit, die zwischen 2 Monaten, in seltenen Fällen zwischen 3 bis 4 Jahren liegen kann. Für die doppelseitige Arthritis der Iliosakralgelenke bei der Spondylitis ankylopoetica gelten folgende typische Merkmale: 1. die Begrenzung der Iliosakralgelenkfugen ist unscharf, wie verwaschen, oft gezähnelt wie ein Briefmarkenrand (De Sèze); 2. in der Umgebung des Gelenkspaltes treten in einem osteoporotischen Bezirk — der meistens später dann verschwindet — wolkige, unscharf begrenzte Knochenverdickungen auf.

Auf der üblichen a. p.-Aufnahme des Beckens können durch Ueberlagerung Knochenverdickungen im Bereich des Iliosakralgelenksspaltes in Erscheinung treten, die an einen Bechterew erinnern. Im Gegensatz zu Ott und anderen

Autoren halte ich deshalb die Barsony-Aufnahme (Stein-
schnittlage mit schrägem Strahlengang) für aufschlußreicher
und sicherer. Im Zweifelsfalle bringen Schnittaufnahmen der
Iliosakralgelenke die nötige Klärung. Bei der röntgenologisch
manifesten Arthritis der Iliosakralgelenke ist die Senkungsreaktion meistens leicht erhöht und schwankt zwischen 15
bis 30 mm in der ersten Stunde. Senkungswerte über 50 mm
sind in diesem Frühstadium selten, können aber vorkommen.
Die klinische Prüfung zur Feststellung der Iliosakral-
gelenksarthritis, z. B. nach Menell, ist leider häufig negativ.
Hingegen ist fast immer eine Druckempfindlichkeit der Iliosakralgelenkfugen vorhanden, weniger häufig der Stauchungs-
schmerz. Parallel mit den röntgenologischen Veränderungen
der Iliosakralgelenke — in rund 40% aller Fälle allerdings
erst einige Monate später — bilden sich die Syndesmophyten
am Uebergang der Thorakal-Lendenwirbelsäule aus, während
die Wirbelsäulensteife, wie bereits erwähnt, schon im Stadium
der Iliosakralgelenkarthritis vorhanden ist. Es handelt sich
um die Verknöcherung des latero-ventralen Leistenannulus.
Die von früheren Autoren angenommene Verknöcherung der
Längsbilder findet erst im Endstadium statt. Auf der gezielten
a. p.-Aufnahme am Uebergang thorakal-lumbal, findet man
zarte, zirka 1 mm breite, homogene, kalkdichte Schatten, die
gleichsam dem Wirbelkörper angeschmiegt erscheinen, im
Gegensatz zur Spondylosis, bei der die Randzacken aus der
Wirbelkörperkante breitbasig herauswachsen. Mit Auftreten
der Syndesmophyten, in seltenen Fällen auch früher, findet
man entzündliche Veränderungen im Bereich der Intervertebralgelenke. Auf den Halbschrägaufnahmen der Lendenwirbelsäule sind die betroffenen Intervertebralgelenke verschmälert und zeigen eine unscharfe Begrenzung.

Außer der erhöhten Senkungsreaktion finden wir häufig
eine Erhöhung der γ-Globuline, und in eng begrenzten Entwicklungsphasen eine flache Blutzuckerkurve und erhöhte
Serumeisenwerte. Werden auch die peripheren Gelenke nach
Art einer primär chronischen Polyarthritis ergriffen, so
sinken die Serumeisenwerte. Auffallend ist vor allem das
Fehlen des Rheumafaktors in der Mehrzahl der Fälle. Aus
dem Gesagten können wir im Frühstadium zwei Phasen
unterscheiden, nämlich das Stadium der Iliosakralgelenkarthritis und dasjenige der Syndesmophytenbildung.

Im Vollstadium bilden die Syndesmophyten knöcherne
Brücken, und zwar in den meisten Fällen vorerst lumbal,
dann zervikal und zuletzt thorakal. Die Iliosakralgelenke
ankylosieren. Zugleich tritt eine massive Osteoporose der
Wirbelkörper auf, deren Bedeutung noch umstritten ist. Ein
Teil der Forscher glaubt, daß es sich lediglich um eine In-

aktivitätsosteoporose infolge der ossären Schienung handelt, andere fassen sie als Folge der entzündlichen Vorgänge auf. Im Endstadium ist das Achsenskelett durch die perispondyläre Ossifikation in einen starren Stab umgewandelt, wobei meistens noch eine starke thorakale Kyphose auftritt. Durch die Ossifikation verschiedenster Längsbänder zeigt die Wirbelsäule röntgenologisch eine vertikale Längsstreifung. Die bambusartige Querstreifung kommt durch die veränderten, öfters verknöcherten Bandscheiben zustande. Histologisch handelt es sich primär um schwere degenerative Veränderungen im Bereich der Bandscheibe und um Degenerationsprozesse im Bereich des Gelenkknorpels. Im Annulus fibrosus tritt die typische Verkalkung bzw. Ossifikation auf, proliferative Vorgänge des Gelenkknorpels bis zur Bildung einer Synchondrose vervollständigen das Bild. Später kann es zur Ossifikation der Synchondrose kommen.

Obschon sich die ossifizierende Entzündung vor allem am Achsenskelett und an den Iliosakralgelenken abspielt, kann sich der entzündliche Prozeß auch auf die Gelenke ausdehnen, wobei bei einer Form lediglich Schulter- und Hüftgelenke betroffen werden, bei einer weiteren die peripheren Gelenke sich nach dem Typus der primär chronischen Polyarthritis verändern. Schließlich gibt es die fibröse Form, bei der keine ossifizierenden Prozesse zu finden sind. Bei einem Fall, den wir beobachten konnten, trat eine Mischform mit Psoriasis und Gicht auf. Dieser Mann, ein Großindustrieller, erkrankte vorerst an einem klassischen Wirbelsäulen-Bechterew, später Beteiligung der Stamm- und peripheren Gelenke im Sinne einer primär chronischen Polyarthritis, dann trat eine Psoriasis auf und seit 4 Jahren nun auch typische Gichtanfälle mit Harnsäurewerten bis zu 9 mg%.

Das Krankheitsbild der Spondylitis ankylopoetica wird gemeinhin zur rheumatisch-chronisch-entzündlichen Gruppe gerechnet, wobei vor allem die Angelsachsen es unter die rheumatoid arthritis einreihen möchten. Die europäischen Rheumatologen hingegen fordern von der rheumatoid arthritis eine selbständige spezielle Krankheit. Diese Ansicht hat viel für sich. Abgesehen vom selektiven Befallensein des Achsenskelettes, der einzigartig ossifizierenden Entzündung, die uns röntgenologisch eine einwandfreie Diagnose ermöglicht, der Bevorzugung des männlichen Geschlechtes im Gegensatz zur rhumatoid arthritis, bei der das weibliche Geschlecht häufiger betroffen wird, sprechen doch vor allem die serologischen Befunde für eine Krankheit sui generis.

Nach den Untersuchungen von Fellmann und Wagenhäuser an der Universitätsrheumaklinik Zürich beträgt der Prozentsatz der seropositiven Fälle (positiver

6

Nachweis des Rheumafaktors) nicht einmal rund 5%% und liegt bei der Norm gesunder Kontrollfälle*.

In den letzten Jahren konnten wir aber in seltenen Fällen sogenannte Bechterewformen finden, die eine Beziehung zur rheumatoid arthritis haben, wenn sie nicht sogar eine eigene Untergruppe der primär chronischen Polyarthritis darstellen. Diese Krankheitsbilder weisen folgende Charakteristika auf:

1. Es besteht eine periphere Gelenkbeteiligung, die in klinischer und röntgenologischer Hinsicht den Veränderungen der rheumatoid arthritis entspricht.

2. Bei all diesen Formen finden wir einen positiven Latextest. Wie wir aus nachträglichen Kontrollen ersehen konnten, waren auch Bentonit-, Singer- und Plotz-Test positiv. Die übrigen Laboratoriumswerte entsprechen der rhumatoid arthritis mit hoher Senkung, sekundärer Anämie, niedrigem Serumeisen, γ-Globulinvermehrung usw.

3. Die Iliosakralgelenke zeigen eine doppelseitige, oftmals ankylosierende Arthritis, wie sie für die Spondylitis ankylopoetica typisch ist.

4. Trotz jahrzehntelangem Krankheitsverlauf findet man keine ausgeprägten Syndesmophyten an der Wirbelsäule oder gar einen Bambusstab.

5. Die Veränderungen der Intervertebralgelenke, besonders im Bereich der Halswirbelsäule, sind auffallend; in extremen Fällen kommt es zur Ankylose der Intervertebralgelenke, nicht aber zur Syndesmophytenbildung.

Diese Krankheitsform konnten wir bis jetzt nur bei männlichen Patienten finden, und wir bezeichnen sie als Bechterewoide Polyarthritis. Geht man von den beiden klassischen Grundformen des Bechterews und der primär chronischen Polyarthritis aus, so findet man bei immer seltener werdenden Krankheitsbildern an der Pyramidenspitze eine Annäherung beider Formen. Für das tiefere Verständnis des Krankheitsprozesses scheinen diese Seltenheitsfälle doch von einiger Bedeutung zu sein. Sie zeigen, wenn auch nicht die Identität, so doch die Verwandtschaft des Grundvorganges bei Bechterew und primär chronischer Polyarthritis. Der Unterschied liegt vor allem darin, daß die Gewebsnoxe „X"

---

* Arthrosen und Discushernien

	AST	AGL	AGKT	LE	$F_{II}LP$	RA	SLP	BFT
Anzahl der Fälle.	75	78	50	38	29	73	23	14
Prozent der Positiven (nach Enderlin)..	5·3	2·5	12·0	0·0	0·0	4·1	0·0	7·1

der Spondylitis ankylopoetica p r i m ä r an der Bandscheibe, d. h. am Annulus fibrosus oder am K n o r p e l ansetzt und erst in späteren Stadien bestimmte Bindegewebsabschnitte befällt. Der mangelnden Gefäße wegen kann es nicht zur Entzündung, sondern im Bereich der Bandscheibe nur zu degenerativen Prozessen und schließlich zur ossifizierenden Reparation kommen. — Die Noxe Y bei der primär chronischen Polyarthritis führt — was von A l b e r t i n i mittels des Elektronenmikroskops einwandfrei nachweisen konnte — primär zu einer Schädigung der Kittsubstanz und schließlich zur Auflösung und Zerstörung der Fibrillen selbst. Was sind nun Noxe X und Y? Die Noxe X beim Bechterew scheint eine gewisse analoge Wirkung zu haben wie bei der Ochronose, wo ein Enzym, das Tyrosin und Phenylalanin spaltet, fehlt. Vergleicht man beispielsweise die beiden Krankheitsbilder, die Ochronose und die Spondylitis ankylopoetica, so findet man überraschend viele Parallelen. 1. Die Ochronose befällt, wie die Spondylitis ankylopoetica, fast ausschließlich Männer. Eine vollständige Geschlechtsgebundenheit besteht aber bei beiden Krankheiten nicht. 2. Sowohl beim Bechterew, wie bei der Ochronose ist ein familiäres Vorkommen bewiesen. 3. Das klinische Bild mit der Steifigkeit der Wirbelsäule und dem Betroffensein der Stammgelenke ist für Bechterew und Ochronose typisch. 4. Auch bei der Ochronose treten Syndesmophyten auf, die von denjenigen des Morbus Bechterew nicht zu unterscheiden sind. Die Veränderungen an den Intervertebralgelenken bei Ochronose und bei Bechterew sind röntgenologisch beinahe identisch. Hingegen ist die Verkalkung des Nucleus pulposus bei der Ochronose fast obligat, beim Bechterew gehört sie zu den Seltenheiten.

Der Hauptunterschied neben anderen Symptomen liegt darin, daß bei der Ochronose keine wesentlich entzündliche Reaktion besteht. Dies scheint ein unüberbrückbarer Gegensatz zu sein. Bei der Ochronose erstreckt sich der Gewebsschaden lediglich auf Gelenkknorpel und Bandscheibe (Nucleus pulposus), beim Bechterew hingegen wird neben dem Knorpel auch das Bindegewebe etwas tangiert. Nur das Bindegewebe enthält Gefäße und kann deshalb entzündlich reagieren. Im Knorpelgewebe können — wie ich das bereits ausgeführt habe — der mangelnden Gefäße wegen, keine entzündlichen Reaktionen auftreten. Die einzige Form der Gewebsreaktion ist die degenerative, infolgedessen fehlen auch die allgemein entzündlichen Erscheinungen. Der Hauptunterschied zwischen der Ochronose und dem Bechterew würde im wesentlichen wohl darin bestehen, daß die hypotetische Noxe beim Bechterew sowohl auf Knorpel wie auf Bindegewebe, bei der Ochronose hingegen nur auf den

Gelenkknorpel einwirkt. Wir vermuten, daß auch bei der primär chronischen Polyarthritis primär eine Gewebsnoxe wirksam ist, die selektiv an der Kittsubstanz der Kollagenfibrillen ansetzt und sekundär die Kollagenfibrillen schädigt. Erst sekundär kommt es dann zu entzündlichen Erscheinungen und zu diesen immunbiologischen Veränderungen. Die Gewebsnoxe X des Bechterew scheint verwandt, jedoch nicht identisch mit der Gewebsnoxe Y der primär chronischen Polyarthritis zu sein. Die Noxe X kann selektiv auftreten, Y kann dazukommen und schließlich dominieren und so die seltsame Form der Bechterewoiden Polyarthritis bilden. Leider sind dies alles nur Arbeitshypothesen, sie können aber immerhin viel Gemeinsames und Trennendes beim entzündlichen Rheumatismus erklären.

Aus dem Gesagten geht nun klar hervor, daß die Therapie ebenfalls etwas Hypothetisches, etwas Unsicheres, etwas Tastendes an sich hat. Dies ist in der Tat so, vor allem wenn wir eine streng kausal wirkende Therapie begründen wollten. Nehmen wir aber zum Vergleich die übrigen rheumatischen Krankheitsbilder, inklusive die Kollagenosen, so sind wir auch dort keinen Schritt weiter. Wir behandeln gewisse sekundäre Folgeerscheinungen einer entzündlichen Gewebsreaktionen, aber noch nicht das Grundleiden und die Grundursache. So müssen wir uns bei der Spondylitis ankylopoetica von vornherein damit abfinden, nur Folgeerscheinungen, sei es eine entzündliche Reaktion, seien es die proliferierenden, ossifizierenden Gewebsprozesse, zu unterdrücken und zu verhindern.

Damit ist auch das Stichwort für die drei großen Gruppen therapeutischer Maßnahmen gegeben, nämlich

1. antiphlogistische Maßnahmen mit Medikamenten,
2. die auf die Gewebsproliferation einwirkenden Röntgenstrahlen,
3. die auf die versteifte Wirbelsäule einwirkenden mobilisierenden Therapien.

Der histologisch enttäuschend magere Ausfall entzündlicher Gewebsveränderungen liegt vor allem darin, daß wir sehr selten einen Bechterew zur Obduktion bekommen, bei dem die Wirbelsäulenarthritis noch aktiv ist. In den ersten drei Stadien des Krankheitsprozesses können wir klinisch aber eindeutig eine entzündliche Reaktion feststellen. Deshalb sind auch die antiphlogistischen Pharmaka in den drei ersten Stadien wirksam und entfalten durch die Supression besonders der exsudativen Phase einen analgetischen Effekt. Sie verhindern aber die Versteifung und die ossifizierenden Prozesse nicht. Besonders bewährt hat sich das Butazolidin, das neben seiner antiphlogistischen Wirkung auch auf die Muskulatur einen relaxierenden Einfluß ausübt (B ö n i, B r ü g g e r). Bis zum Abklingen der starken Schmerzen verabfolgen wir täglich 3mal 200 mg, dann 2mal 200 mg Butazolidin. Blut- und Urinkontrollen sollten vorerst alle Wochen, dann alle Monate vorgenommen werden. Wir verwenden das Butazolidin vor allem im Prodromalstadium der Krankheit und in der Phase der doppelseitigen Iliosakralgelenkarthritis, um die Röntgenbestrahlung möglichst hinauszuschieben. Corticosteroide geben wir während der Röntgenbestrahlung, um einen eventuellen Schmerzschub rasch abzustoppen und die Leukopenie möglichst zu vermindern. Wir wenden die Corticosteroide aber immer nur ganz kurzfristig an, kaum länger als 10 Tage. Sie leisten ferner sehr gute Dienste im Sinne der Stoßtherapie bei peripherer Gelenkbeteiligung. Trotz den zahlreichen neuen synthetischen Corticosteroiden sind wir dem Cortison (Hydrocortison) treu geblieben. Die Wirkung setzt prompt ein und Nebenwirkungen sind, bei kurzfristiger Verwendung, praktisch nicht zu beobachten. Wir beginnen je nach Körpergewicht des Patienten, meistens mit 150 bis 120 mg täglich. Nach 3 Tagen reduzieren wir auf 120 bis 100 mg, um nach 10 Tagen — möglichst ohne ACTH zur Stimulierung — gänzlich aufzuhören. Die Goldbehandlung ist beim Bechterew im Gegensatz zur primär chronischen Polyarthritis praktisch unwirksam. Bei starker peripherer Gelenkbeteiligung kann man nach einer Röntgenbestrahlung eine Goldkur einleiten. Wir ziehen aber, wie bereits betont, die kurzfristige Corticosteroidbehandlung oder die intraartikuläre Corticosteroidinjektionen der stets unsicher wirkenden Goldbehandlung vor.

Entscheidend für das Schicksal des Patienten ist aber nicht die symptomatische Unterdrückung gewisser entzündlicher Phänomene, sondern möglichst die Verhütung der ossifizierenden Entzündung. Die ist nach den zahlreichen Erfahrungen aus der ganzen Welt nur durch die Röntgenbestrahlung möglich. Nach einer Zusammenstellung aus der Universitäts-Rheumaklinik Zürich (D a n z e i s e n, A l b r e c h t, G r o s s) ist bei 11 von 17 Fällen mit röntgenologischen Veränderungen der Iliosakralgelenke und der Lendenwirbelsäule nach einer mittleren Beobachtungsdauer von 5 Jahren (1 bis 15) keine Progredienz zu verzeichnen. Zwei von den 6 progredienten Fällen wiesen nur an den Iliosakralgelenken eine Verschlimmerung auf. Bei einer röntgenologischen Veränderung der Iliosakralgelenke, der Lenden- und der Brustwirbelsäule erfolgt bei einer mittleren Beobachtungsdauer von 7 Jahren (1 bis 15) in 50% eine gewisse Progredienz, und schließlich ist bei einer Beteiligung der gesamten Wirbelsäule und einer mittleren Beobachtungsdauer von 8 Jahren (2 bis 20) nur in einem einzigen Fall eine eindeutige Progredienz festzustellen.

Pro Feld wurden durchschnittlich 900 r appliziert, verteilt auf 6 Sitzungen. Die Gesamtbestrahlung der Wirbelsäule ergibt somit eine Gesamtdosis von 4500 bis zirka 5400 r.

In der letzten Zeit sind betreffend der Röntgenbestrahlung beim Morbus Bechterew alarmierende Statistiken publiziert worden. Erstmals berichtete H. v a n S w a y über sieben Bechterew-Fälle aus Holland, von denen 5 eine akute myeloische Leukämie und 2 eine aplastische Anämie nach Röntgenbestrahlung erlitten.

A b b o t t und L e a berichten über 2026 Fälle von Bechterew, wovon 1627 mit Röntgenbestrahlungen behandelt wurden. Unter den bestrahlten Patienten traten 7 Todesfälle durch Leukämie, und 1 Todesfall durch aplastische Anämie auf.

C o u r t - B r o w n verfügt ebenfalls über eine große Statistik und konnte die zu erwartende Zahl an Todesfällen bei Leukämie mit 2·9 berechnen. Dies bedeutet einen 10mal höheren Wert als bei der sogenannten gesunden, nicht bestrahlten Population.

S i l b e r g, F r o h m a n n und D u f f haben 483 Bechterew-Patienten bestrahlt. Sie stellten 5 Fälle von Leukämie und 1 Fall von Hodgkin fest.

G r a h a m bestrahlte 146 Bechterew-Patienten und verzeichnet 4 Todesfälle durch Leukämie. Bei den unbestrahlten insgesamt 445 Fällen trat eine Leukämie auf.

Frl. L e t z i hat in meiner Klinik eine Nachuntersuchung unserer Fälle durchgeführt. Sie konnte 166 Patienten berücksichtigen, worunter sich 59 und mehr Röntgenbestrahlungen unterziehen mußten. Die kürzeste Zeit bei der Nachkontrolle beträgt zirka 2 Jahre, die längste über 10 Jahre. Bei Patienten, die mehrmals bestrahlt wurden, wurde bei 4% die Nachkontrolle innerhalb zweier Jahre durchgeführt, bei 10% nach mehr als 10 Jahren. Eine Leukämie konnte nie beobachtet werden, hingegen starb 1 Patient mit dem Vollbild eines Bechterews vor der Röntgenbestrahlung an einer Leukämie. Ebenso konnten wir weder länger dauernde Leukopenien noch eine Agranulozytose feststellen. Bei einer sorgfältigen, unter klinischer Kontrolle durchgeführten Röntgenbestrahlung, wobei wöchentlich mindestens 1mal ein Blutbild angefertigt, im Zweifelsfall eine Knochenmarkspunktion vorgenommen wird, lassen sich wahrscheinlich diese schweren Schädigungen vermeiden. Zusätzlich schicken wir nachträglich die röntgenbestrahlten Patienten für 4 Wochen ins Hochgebirge, was wahrscheinlich einen außerordentlich günstigen, stimulierenden Effekt auf das Knochenmark ausübt, und was auch von den Patienten subjektiv als äußerst günstig empfunden wird.

In der letzten Zeit sind nun auch ähnliche Resultate, wie

sie die Röntgenbestrahlung aufweist, durch die Stollen-
behandlung in Gastein publiziert worden. Doch wird darüber
ja von kompetenter Seite berichtet werden.

Antiphlogistische Maßnahmen und Röntgenbestrahlung
vermögen aber eine bereits versteifte Wirbelsäule und versteifte Gelenke nicht wesentlich zu beeinflussen, wenn nicht
gleichzeitig eine mobilisierende Therapie getrieben wird. Besonders geeignet sind das Klappsche Kriechen und sportliche
Betätigung, wie z. B. Handball. Bei Aufenthalt im Hochgebirge wird eine gezielte Unterwassergymnastik durchgeführt, was besonders in der neu erbauten Rheumaklinik im
Leukerbad auf vorbildliche Weise geschieht.

Die Spondylitis ankylopoetica gibt uns noch viele Rätsel
auf, wenn auch die Erkenntnisse über diese sonderbare Krankheit von Jahr zu Jahr zunehmen. Durch die Frühdiagnose
und eine frühzeitige zweckmäßige Behandlung ist es aber in
den meisten Fällen möglich, das traurige Bild des völlig ver-
steiften Bechterew-Patienten zu verhüten.

Literatur: Aufdermaur, M.: Zschr. Rheumaforsch.,
17 (1958), S. 177. — Böni, A., Enderlin, M., Fellmann,
N. und Gross, D.: Report to 4th European Congress of Rheuma-
tology, Istanbul 1959. — Böni, A. und Kaganas, G.:
Documenta rheumatologica Geigy, 3 (1954). — Braunsteiner,
H. F., Egghart, F. und Mitarbeiter: Dtsch. med. Wschr., 83
(1958), S. 2169. — Fellinger, K. und Schmid, J.: Klinik
und Therapie des chronischen Gelenkrheumatismus. Wien:
Maudrich-Verlag. 1954. — Fellmann, N. und Wagenhäuser, F.: Schweiz. med. Wschr., 7 (1960), S. 153. —
Forestier, J. und Rotes-Querol, J.: La spondylarthrite
ankylosante. Paris: Masson & Cie. 1951. — Hollander, J. L.
und Mitarbeiter: Arthritis and allied Conditions. 6th Edition,
1960. — Kunkel, H. G., Simon, H. J. und Fudenberg, F.:
Arthrit. Rheum., 1 (1958), S. 289. — Louyat, P.: Les aspects
radiologiques de la spondylarthrite ankylosante. Sem. Hôp. Par.,
32 (1956), S. 2296. — Lucherini, T. und Cervini, E.: La
spondilite anchilosante, Rome 1955. — Dieselben: L'impegno
centro-periferico nella spondilite anchilosante: sua frequenza,
sua valore nosologica. Riforma med., 5 (1957), S. 113. —
Miehlke, K. und Puttnius, T.: Zschr. Rheumaforsch., 18
(1959), S. 372. — Ott, V. R.: Röntgenologische Beobachtungen
bei Ochronose. Zschr. Rheumaforsch., 15 (1956), S. 65. —
Ravault, Vignon, G., Lejeune, E. und Pellet, M. V.:
Les débuts articulaires périphériques de la spondylarthrite anky-
losante. J. Méd. Lyon, 39 (1958), S. 3. — Ravelli, A.: Zur
Pathogenese der sogenannten Bechterewschen Krankheit. Med.
Klin., 51 (1956), S. 758. — Singer, I. M. und Plotz, C. M.:
J. Amer. med. Assoc., 168 (1958), S. 180. — Swezey, F. und
Mitarbeiter: Ann. Int. Med., 47 (1957). — Tichy, H.: Zschr.
Rheumaforsch., 17 (1958), S. 51. — Wurm, H. und Krebs, W.:
Die Bechterewsche Krankheit. Der Rheumatismus III. Dresden:
Verlag Steinkopff. 1938.

Aus dem Forschungsinstitut Gastein
der Oesterreichischen Akademie der Wissenschaften
(Leiter: Univ.-Prof. Dr. F. S c h e m i n z k y)
Mitteilung Nr. 212

Beitrag zur Therapie des M. Bechterew

Von O. Henn

Zu den altbewährten Kurmitteln des Gasteiner Tales ist in den letzten Jahren ein neues hinzugetreten, das vom Forschungsinstitut Gastein der Oesterreichischen Akademie der Wissenschaften und unter der Mitwirkung der Medizinischen Universitätsklinik Innsbruck entwickelt wurde, die Thermalstollenkur von Böckstein/Badgastein. Diese sogenannte Stollenkur hat sich nun bei rund 15.000 Patienten mit 200.000 Einzelbehandlungen seit einem Jahrzehnt bewährt. Sie besteht aus Radoninhalationen, die mit Hyperthermiebehandlungen kombiniert werden können. Sowohl Radiumemanation als auch die für die Hyperthermie erforderliche Wärme stehen in dem natürlichen Heißluftemanatorium des Thermalstollens mit seinen gewaltigen Raumausmaßen von rund 20.000 cbm Inhalt ausreichend zur Verfügung.

Der Bechterew-Kranke wird von allen unseren Patienten sowohl in bezug auf die Zahl der Einfahrten als auch auf die angestrebte Höhe der Hyperthermie der anstrengendsten Therapie unterzogen. Wir bekennen uns damit zur Auffassung, wonach bei der Spondylarthritis ankylopoetica balneologische Möglichkeiten mit stärkerer Reizwirkung angezeigt sind und daß nur intensive Kuren, abwägend verordnet, den Körper zur Umstimmung zwingen und die reaktive Persönlichkeit beeindrucken können. Es werden wenigstens 12 bis 15 Stolleneinfahrten in zweitägigem Abstand durchgeführt. Die Behandlung beginnt einschleichend ohne Ueberwärmung

(37° C Stollentemperatur) und wird dann allmählich gesteigert, so daß mit 4 bis 5 Einfahrten die volle Hyperthermiestufe erreicht wird (Station III und IV 41'5° C bei fast völliger Sättigung mit Wasserdampf). Eine Einfahrt in den 2'5 km langen Stollen, in dem die Temperatur nur allmählich zunimmt, so daß eine ausreichende Akklimatisation möglich ist, dauert einschließlich der einstündigen Liegezeit — der eigentlichen Hyperthermiebehandlung — rund 2 Stunden. Es konnte nun die überraschende Beobachtung gemacht werden, daß der M. B.-Kranke die kreislaufmäßige Belastung sehr gut verträgt, obwohl durch die Thoraxstarre von vornherein eine erhöhte Ruhepulsfrequenz besteht. Eine Erklärung hierfür glauben wir außer dem Befund, daß das Herz im Stollen im Schongang läuft — Radiumemanation wirkt vagotrop —, noch in einem psychologischen Faktor gefunden zu haben. Nach unseren Erfahrungen hat der M. B.-Kranke den stärksten Gesundungswillen und führt eine einmal begonnene Therapie gewissenhaft, selbst mit Ueberwindung persönlicher Beschwerden, durch. Hierin unterscheiden sich die Psyche und das Verhalten des Bechterew-Kranken vom schweren Polyarthritiker. Letzterer ist nicht nur in seinen Gesichtszügen teigig starr mit verminderter Mimik (Salbengesicht), er ist auch häufig seinem Leiden gegenüber indolent, energie- und hoffnungslos und zeigt zum Teil eine mangelnde Krankheitseinsicht. Der Bechterew-Kranke dagegen geht mit wenigen Ausnahmen gegen sein Schicksal an und es ist erstaunlich, welche körperlichen und beruflichen Leistungen noch fortgeschrittene Bechterew-Kranke vollbringen.

Während wir den Wert der Hyperthermiebehandlung in ihrer schmerzstillenden Wirkung an sich, in der verbesserten Durchblutung des Organismus, in der Ausscheidung von Stoffwechsel- und Abbauprodukten durch das intensive Schwitzen, in einem Stoß in das vegetative Geschehen mit der zwangsweisen Auslösung von Gegenregulationen sehen, wissen wir seit den Untersuchungen von Pohl-Rüling und Scheminzky, daß der menschliche Organismus bei erhöhter Körpertemperatur bis zum 7fachen mehr an Radiumemanation gegenüber bei der Normaltemperatur von 37° C aufnimmt. Da wir aber gerade in der Anregung des Hy-NNR-Systems den zentralen Angriffspunkt der Radoninhalationstherapie betrachten, so kommt den Befunden von Pohl-Rüling und Scheminzky erhöhte Bedeutung zu.

Im Mittel erreicht der Bechterew-Kranke auf den heißen Therapiestationen 38'7° C oral, es werden jedoch auch Werte von 39 und 40° C gemessen. Ein Fiebergefühl tritt hierbei nicht auf. Im Anschluß an die Stollenausfahrt wird eine 1 bis 2stündige Liegekur durchgeführt. Da der Patient nach der Stollenausfahrt im allgemeinen schmerzfrei und gelockert ist, werden in dieser Phase massive Massagen mit Bewegungstherapie angeschlossen und damit eine oft noch weitgehende Besserung der Beweglichkeit erreicht.

Nach 3 bis 4 Einfahrten treten bei der größeren Hälfte der Patienten verstärkte Schmerzen auf, die wir in Analogie zu der Badereaktion als Stollenreaktion bezeichnen. Ein leichter Anstieg der Blutsenkung, unter Umständen flüchtige Gelenkschwellungen, allgemein körperliches Unbehagen, psychische Unruhe und Reizbarkeit sowie Schlaflosigkeit können in dieser Phase der Kur auftreten. Einigemal haben wir auch leichte Schübe von Iritis rheumatica erlebt, die ohne zusätzliche Behandlung komplikationslos abheilten.

Diese Stollenreaktion dauert 1 bis 2 Wochen und ist bei den meisten Patienten bei Kurende abgeklungen.

2 bis 3 Wochen nach Kurende tritt bei einem Teil der Patienten eine neue vorübergehende Verschlechterung im Befinden ein, ähnlich der Stollenreaktion während der Kur. Zu diesem Zeitpunkt haben wir außer den oben genannten Symptomen auch mehrfach das Auftreten eines Herpes zoster gesehen, wie er auch nach therapeutischen Röntgenbestrahlungen auftreten kann. Wir nennen diese Phase, die für alle balneologischen Kuren typisch ist, Spätverschlimmerung. Sie ist 6 bis 8 Wochen nach Kurende bei positivem Kurerfolg abgeschlossen und geht je nach Erfolg in eine fortlaufende Besserung des Zustandes über. Auffallend ist hierbei das häufig schlagartige Einsetzen des Umschwunges in die positive Phase.

Mit Ausnahme von blutdrucksteigernden Mitteln, die gelegentlich erforderlich sind, sowie hohen Vitamin C-Dosen wird während der Stollenkur keine zusätzliche Therapie gegeben.

Ergebnisse

Wir haben bisher 493 M. Bechterew-Kranke behandelt. Eine Statistik kann jedoch nur über 404 Patienten vorgelegt werden, da die Ergebnisse der Kuren des Jahres 1960 noch nicht ausgearbeitet werden konnten. Die Beurteilung erfolgte sowohl nach objektiven Gesichtspunkten (Allgemeinzustand, Vitalkapazität, Thoraxverschieblichkeit, Bewegungsschema, Blutbild, BSR und Arbeitsfähigkeit) als auch nach subjektiven (Schmerzen, Stimmungslage). Für statistische Zwecke wurde eine Beurteilung sofort bei Kurende und ein zweites Mal 3 bis 9 Monate nach Kurende durchgeführt: Dabei waren die noch 3 bis 9 Monate nach Kurbeendigung bestehenden Erfolge nur unwesentlich geringer als die entsprechenden Prozentzahlen bei Kurende. Ergänzend muß noch hinzugefügt werden, daß bei rund zwei Drittel unserer Patienten mehrjährige Beobachtungen zugrunde liegen.

4

Abschließend darf ich erwähnen, daß die österreichischen Sozialversicherungsträger den M. Bechterew-Patienten die Stollenkur mehrfach, d. h. oft Jahre hintereinander genehmigen, weil sie sich von der anhaltenden Wirksamkeit dieser Therapie überzeugen konnten. Abgesehen von der schmerzlindernden Wirkung dieser Therapie, die vor allen Dingen vom Patienten wohltuend empfunden wird, kann das Fortschreiten der Erkrankung verhindert und die Arbeitsfähigkeit des Patienten erhalten bzw. die schicksalsmäßig eintretende vorzeitige Berufsunfähigkeit hinausgeschoben werden. Was gerade dieses soziale Moment für den M.-Bechterew-Patienten bedeutet, der vorwiegend in jungen Jahren erkrankt, bedarf keiner näheren Erläuterung.

Anschrift des Verfassers: Dr. O. H e n n , Innsbruck/Tirol, Physiologisches Institut, Schöpfstraße 41.

Aus dem Zentralröntgeninstitut
der Landeskrankenanstalten Salzburg
(Vorstand: Prim. Dr. F. M e l n i t z k y)

Ergebnisse der Darstellung des Gelenksraumes insbesondere des Kniegelenkes mit Hilfe der Doppelkontrastmethode

Von F. Kainberger

Mit 2 Abbildungen

Die Darstellung des Gelenkraumes mit Hilfe der Doppel-
kontrastmethode ergibt einen ausgezeichneten Einblick in das
Gelenk, da es eine Summation der negativen Kontrastfüllung
(Luft) und der positiven Kontrastfüllung (Kontrastmittel) ist.
Ich möchte vorwiegend und zunächst über unsere Ergebnisse
bei der Kniegelenkdarstellung berichten.

Die Darstellung des Kniegelenkraumes, insbesondere der
Menisci, hat seit langer Zeit die Röntgenologen und Kliniker
immer wieder intensiv beschäftigt. Die Meniskusdarstellung
im Kniegelenk gehört mit zu den schwierigsten Kapiteln der
Kontrastdarstellung. Wegen dieser Schwierigkeiten, wegen der
oft fehlenden Exaktheit und Verläßlichkeit der Methode hat
sich trotz gegebener Notwendigkeit diese Untersuchung vieler-
orts nicht recht durchsetzen können. Es ist von röntgenologischer Seite auch viel darüber veröffentlicht worden. Wenn
ich es aber trotzdem wage, hier eine Mitteilung zu machen, so
deswegen, weil wir glauben, daß die Form und die Ergebnisse
der Arthrographie, wie sie bei uns durchgeführt wird, erwähnt werden darf.

Von einer Untersuchungsmethode, die sich durchsetzen
und routinemäßig angewandt werden soll, verlangt man,
daß sie diagnostisch verläßlich, ungefährlich und komplika-

tionslos, leicht oder relativ leicht durchführbar und möglichst nicht zu kostspielig ist.

Wir glauben, daß die Kniegelenksarthrographie — das gleiche gilt auch für die übrigen Gelenke —, wie wir sie ausführen und deren Ergebnisse wir Ihnen kurz mitteilen möchten, diesen Forderungen entspricht. Die Methode der Darstellung stammt von Rüttimann (Zentralröntgeninstitut der Universität Zürich). Wir haben die Methode genau

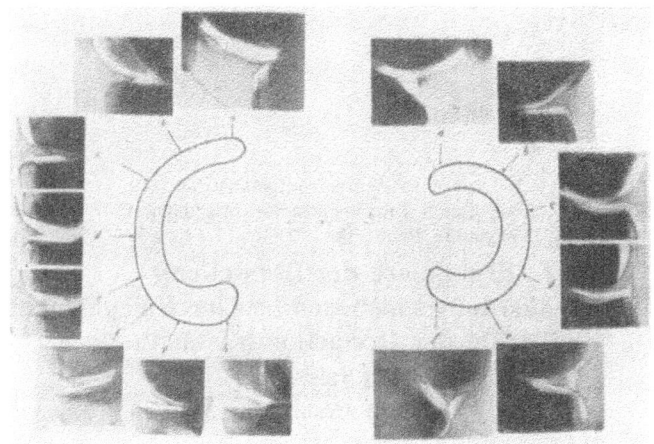

Abb. 1. Darstellung eines normalen Meniskus: links der mediale, rechts der laterale Meniskus vom Vorderhorn bis zum Hinterhorn dargestellt. (Orig. Rüttimann, Zürich)

so übernommen, wie sie von Rüttimann angegeben und durchgeführt wird.

Die Untersuchung wird am Durchleuchtungsgerät (Untertischröhre) durchgeführt. Der Meniskus wird in seiner ganzen Ausdehnung in verschiedene Sektoren sozusagen zerschnitten und vom Vorderhorn bis zum Hinterhorn kontinuierlich dargestellt (Abb. 1)*. Dadurch gelingt es, den Meniskus übersichtlich und kontinuierlich in allen seinen Abschnitten darzustellen. Es wird dabei das Knie vom Vorderhorn bis zum Hinterhorn gedreht und der Patient, der in Bauchlage liegt, dreht sich dabei elastisch mit dem Körper mit. Vor der Instillation von Luft und Kontrastmittel ist es ganz wesentlich, daß das Gelenk „trocken" ist. Es ist von größter Wichtig-

* Herrn Dr. A. Rüttimann sei für die freundliche Ueberlassung der zwei verwendeten Abbildungen bestens gedankt.

keit, daß Ergüsse abpunktiert werden. Auch die Synovial-
flüssigkeit wird, soweit es irgend geht, entleert.

Es gelingt hier, bei entsprechender Erfahrung — und die
braucht man bei jeder arthrographischen Untersuchungsmethode — praktisch alle Fragen bezüglich Meniskusverletzung — ob Meniskusläsion oder nicht — zu beantworten.
Wir selbst haben auch die verschiedenen Methoden der Kontrastdarstellung ausgeführt, nämlich Luft, positives Kontrastmittel und Doppelkontrastmethode. Die einwandfrei besten

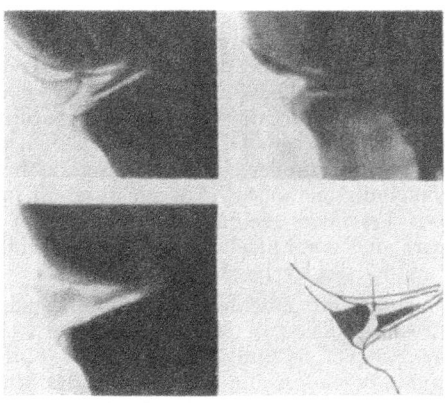

Abb. 2. Meniskusriß mit den verschiedenen gebräuchlichen Methoden dargestellt: Doppelkontrast, positives Kontrastmittel und
negatives Kontrastmittel (Luft) dargestellt. (Orig. R ü t t i m a n n,
Zürich)

Ergebnisse erhielten wir aber mit der letzteren Unter-
suchungsart.

Abb. 2 zeigt ein und denselben Meniskusriß mit den verschiedenen Methoden dargestellt. Man sieht hier ganz deutlich, daß das Bild mit alleiniger Luftfüllung unbedingt zu
Täuschungen Anlaß geben kann. Man kann nämlich bei nicht
ganz orthograder Projektion des Meniskus ganz dieselben
Bilder eines normalen Meniskus erhalten und würde so den
Meniskusriß völlig übersehen.

E g g e l i n g hat erst vor kurzem die Ergebnisse der Luftfüllung mitgeteilt. Es wurden 71 Fälle kontrolliert. Von
20 röntgenologisch negativen Fällen hatten 11 bei der Operation einen Meniskusriß. Dieser war also nicht erkannt worden.
Eine solche Methode wird sich natürlich bei Chirurgen,
Unfallchirurgen und Orthopäden nicht recht durchsetzen
können.

4

Unsere Ergebnisse: Wir haben etwa 80 Fälle nach der oben genannten Methode arthrographisch untersucht und operativ kontrolliert. An Komplikationen haben wir keine gesehen. Auch R ü t t i m a n n, der bereits ungefähr 900 Fälle auf diese Weise untersucht hat, hat keine Komplikationen erlebt. Die Untersuchung kann auch ambulant durchgeführt werden (es ist dann nur zu empfehlen, für 2 Tage diese Extremität zu schonen). Die Ausführung der Untersuchung nur in stationärer Behandlung ist daher nicht auf jeden Fall notwendig, wie z. B. S e y s s vorschlägt. Auch eine etwaige Operation kann sofort angeschlossen werden, man muß nicht mindestens 3 Wochen warten, wie derselbe Autor verlangt. Wir haben eine Reihe von Fällen, die wir arthrographierten und daran anschließend wurde sofort die Operation ausgeführt.

Für die Darstellung des Ellbogengelenkes leistet die Doppelkontrastmethode ebenfalls ausgezeichnete Hilfe. Diese Untersuchungsmethode wurde an unserem Institut eingeführt. Sie ist besonders geeignet zur Lokalisation von freien Gelenkkörpern und zur Entscheidung, ob die Veränderungen intra- oder extraartikulär liegen.

Zusammenfassend möchten wir also sagen, daß die Doppelkontrastmethode zur Darstellung des Gelenkinnenraumes sehr geeignet ist und einen guten Einblick in das Gelenk erlaubt. Besonders die Darstellung des Kniegelenkes mit der Technik nach R ü t t i m a n n glauben wir als Methode der Wahl angeben zu können. Sie ist geeignet, die fraglichen Fälle bezüglich Meniskusverletzung abzuklären. Beim Ellbogengelenk leistet die Doppelkontrastmethode zur Lokalisation freier Gelenkkörper ausgezeichnete Dienste. Die Untersuchungsmethoden sind technisch einfach und infolge der Komplikationslosigkeit (bei der Punktion selbstverständlich strenge Asepsis!) geeignet, in jedem Röntgeninstitut als Routinemethode durchgeführt zu werden.

Literatur: Eggeling, W.: Zbl. Chir., 84, S. 241 bis 247. — Fischedick, O. und Socha, P.: Chirurg, 31, S. 13. — Hasegawa, Kairyu, Nagoya: J. med. Sci., 22, S. 85—106. — Rüttimann, A.: Fschr. Röntgenstr., 87, S. 736—756. — Rüttimann, A. und Del Buono: Chir. Prax., 1 (1959), S. 107. — Schinz, Baensch, Friedl und Uehlinger: Lehrbuch der Röntgendiagnostik, Bd. II, S. 1195—1224. — Seyss, R.: Unfall-Chir., 48, S. 403—413. — Thurner, V. C., Wurtz, F. B. und Bone, Jt.: Surg., 41-A, S. 1213—1220.

Heilpädagogik. Einführung in die Psychopathologie des Kindes für Ärzte, Lehrer, Psychologen, Richter und Fürsorgerinnen. Von **Hans Asperger,** o. ö. Professor für Kinderheilkunde, Vorstand der Innsbrucker Universitäts-Kinderklinik. Dritte, neubearbeitete und erweiterte Auflage. VIII, 317 Seiten. Gr.-8⁰. 1961.
Ganzleinen S 148.—, DM 23.50, sfr. 25.30, $ 5.90

Kreislaufstörungen des Zentralnervensystems. Bericht über den Kongreß des Gesamtverbandes Deutscher Nervenärzte, Köln, 14. bis 16. September 1959. Im Auftrage des Gesamtverbandes Deutscher Nervenärzte herausgegeben von **W. Tönnis** und **F. Marguth,** beide Köln. Mit 262 Textabbildungen. VI, 571 Seiten. Gr.-8⁰. 1961. (Acta Neurochirurgica/Supplementum VII.)
Steif geheftet S 780.—, DM 124.—, sfr. 133.30, $ 31.—
Vorzugspreis für Abonnenten der „Acta Neurochirurgica" und für Kongreßteilnehmer:
Steif geheftet S 703.—, DM 111.60, sfr. 120.—, $ 27.90

Diagnose, Behandlung und Prognose der traumatischen Hämatome des Schädelinneren. Von Dr. F. Loew, Privatdozent, Leiter der Neurochirurgischen Abteilung der Chirurgisch-Neurochirurgischen Universitätsklinik Homburg/Saar, und Dr. S. Wüstner, wissenschaftlicher Assistent der Universitäts-Hals-Nasen-Ohren-Klinik, Köln. (Aus der Neurochirurgischen Klinik der Universität Köln und dem Max-Planck-Institut für Hirnforschung, Abteilung für Tumorforschung und experimentelle Pathologie. Direktor: Prof. Dr. med. W. Tönnis.) Mit 15 Textabbildungen. VII, 158 Seiten. Gr.-8⁰. 1960. (Acta Neurochirurgica/Supplementum VIII.) S 192.—, DM 32.—, sfr. 32.80, $ 7.60
Vorzugspreis für Abonnenten der „Acta Neurochirurgica":
S 172.80, DM 28.80, sfr. 29.50, $ 6.85

Dosimetrie der Strahlungen radioaktiver Stoffe. Von Dr. phil. Walter Minder, ao. Professor für medizinische Strahlenphysik an der Universität und Leiter des Radium-Institutes in Bern. Mit 137 Textabbildungen. VIII, 300 Seiten. Gr.-8⁰. 1961. Ganzleinen S 384.—, DM 64.—, sfr. 65.50, $ 15.25

Komplexometrische und andere titrimetrische Methoden des klinischen Laboratoriums. Von Dr. A. Holasek, Dozent, Medizinisch-chemisches Institut und Pregl-Laboratorium der Universität Graz und Dr. H. Flaschka, Professor, z. Z. Georgia Institute of Technology, Department of Chemistry, Atlanta/USA. Mit 11 Textabbildungen. VIII, 128 Seiten. 8⁰. 1961.
Steif geheftet S 88.—, DM 14.—, sfr. 15.10, $ 3.50

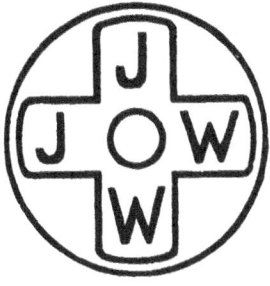

The manufacturer's authorised representative in the EU is Springer
Nature Customer Service Centre GmbH, Europaplatz 3, 69115 Heidelberg,
Germany. If you have any concerns regarding our products, please
contact ProductSafety@springernature.com

Printed and bound by CPI Group (UK) Ltd, Croydon, CR0 4YY

28/04/2026

02098468-0008